Pilates

Das große Übungsbuch

Die Gründungsmitglieder von Body Control Pilates

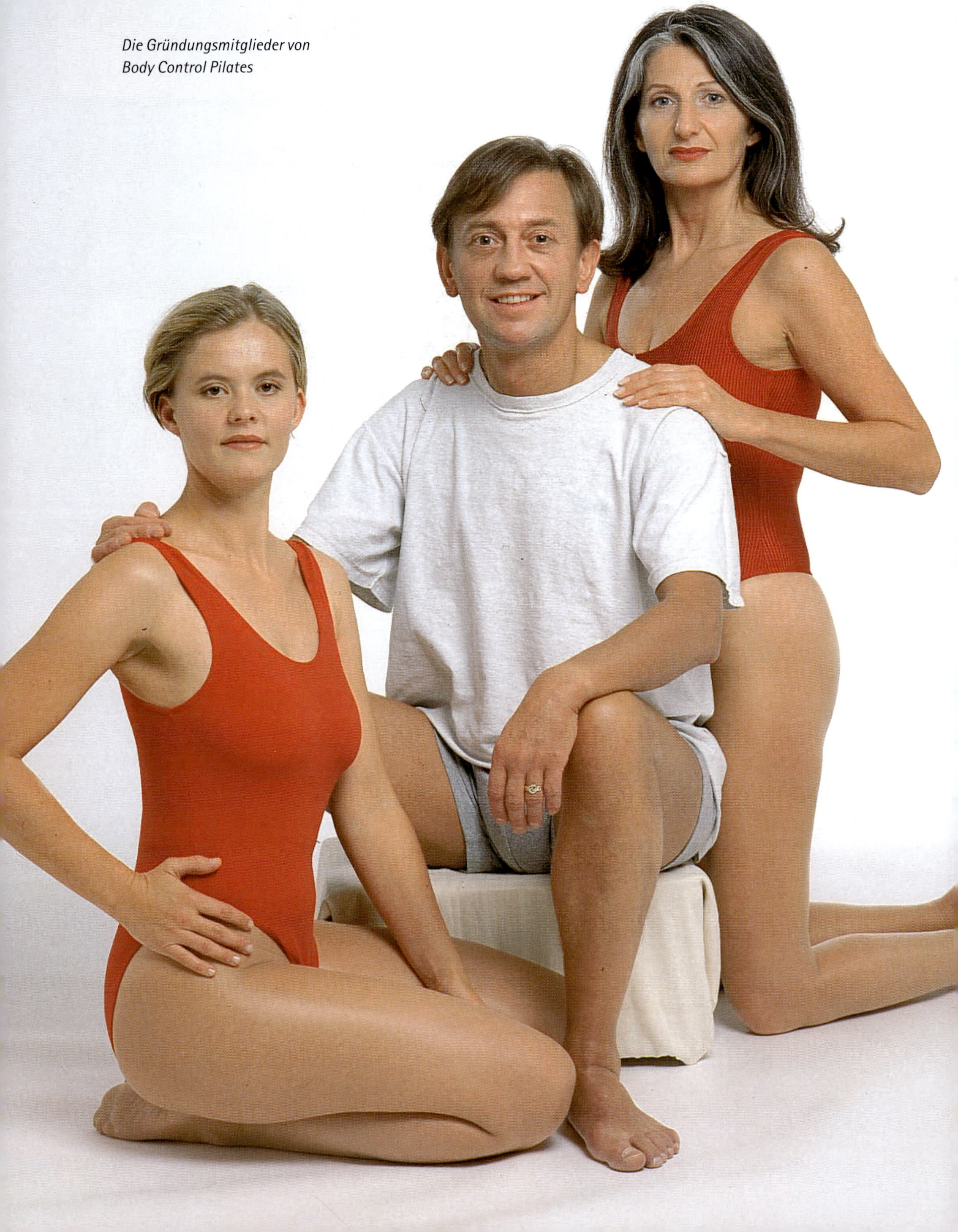

Pilates
Das große Übungsbuch

Lynne Robinson · Helge Fisher · Jacqueline Knox · Gordon Thomson

Weltbild

Hinweis

Dieses Buch wurde von Autoren und Redaktion nach bestem Wissen und Gewissen erarbeitet. Es ist ein Ratgeber, der Sie bei Ihrer Entscheidung zu einer gesunden Lebensführung unterstützen soll. Das Buch kann keinen ärztlichen Rat ersetzen. Bitte suchen Sie bei ernsthaften gesundheitlichen Beeinträchtigungen auf jeden Fall den Arzt auf.

Besuchen Sie uns im Internet: *www.weltbild.de*

Impressum

Die Originalausgabe *The Official Body Control Pilates Manual. The Ultimate Pilates Guide* erschien 2002 bei Pan Macmillan Ltd, London, Großbritannien.

Fotograf: Lesley Howling
Illustrationen (mit Ausnahme von S. 34, 36, 59, 100, 237, 260: Debby Hinks und S. 31, 83, 250 links, 259, 261: Cath Knox) von Macmillan General Books Design Department

Genehmigte Lizenzausgabe der Verlagsgruppe Weltbild GmbH, Steinerne Furt 67, D-86167 Augsburg

Producing: Twin Books, München
Satz: Twin Books, München (Knipping Werbung GmbH, München)
Übersetzung aus dem Amerikanischen: Twin Books, München (Wilma Kohler, Dagmar Mallett, Julia Nunes)
Umschlaggestaltung: Vierthaler und Braun, München
Print: The Bath Press, Lower Bristol Road, Bath, Avon BA2 3BL

Printed and bound in Great Britain by Bath Press

ISBN 3-8289-2035-7
2007 2006 2005
Die letzte Jahreszahl gibt die gültige Lizenzausgabe an.

Inhalt

DIE ÜBUNGEN

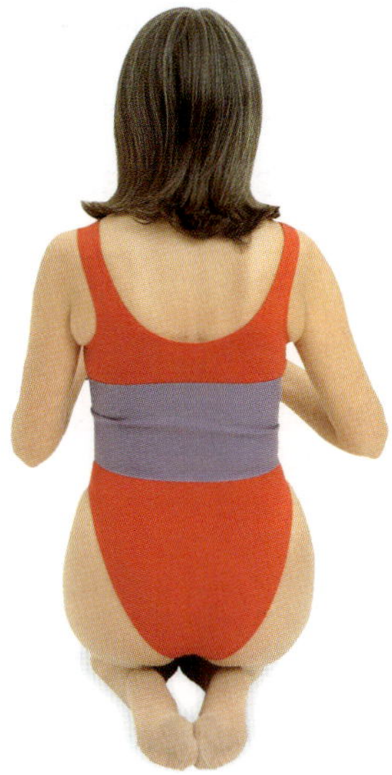

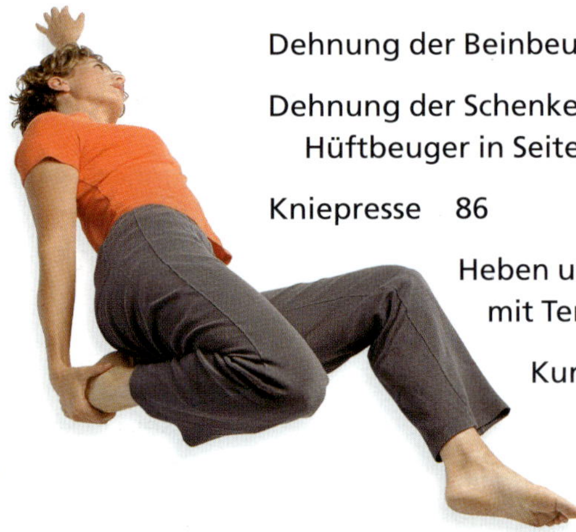

Das Programm für Fortgeschrittene 141

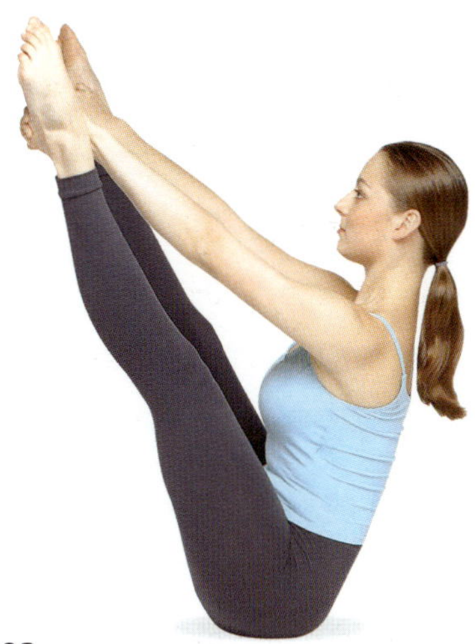

ANWENDUNGEN

Pilates-Übungen für die Arbeit 185

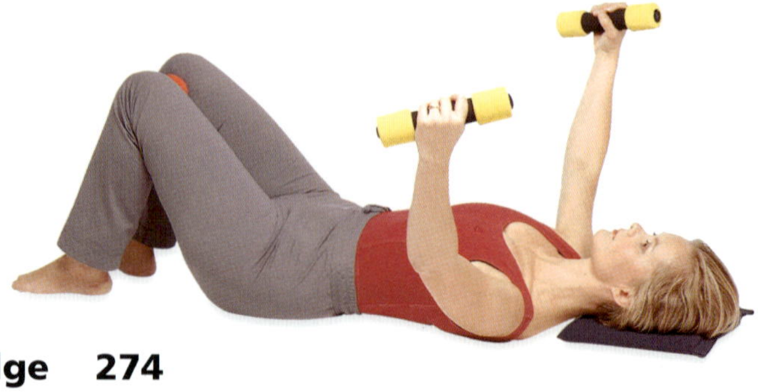

Danksagung

Ein großes Dankeschön an das ganze Team von Body Control Pilates sowie an Jenny, Margaret und Janet, die so hart hinter den Kulissen arbeiten. Mein besonderer Dank geht an Jenny und Margaret, die sogar um drei Uhr morgens noch für mich da sind. Ich werde ewig dankbar sein für das in mich gesetzte Vertrauen und die Ermutigungen, die ich von Michael Alcock (meinem Agenten), Gordon Wise (Macmillan), Gareth Watson (Telstar) und David Yates (Zen Pictures) bekommen habe. Dank auch an meine Co-Autoren, die ihre jahrelangen Erfahrungen mit mir geteilt haben und so das Buch erst zu dem gemacht haben, was es ist. Unter gar keinen Umständen will ich vergessen, meiner Familie zu danken. Ich bin dankbar, dass Leigh, Rebecca und Emily trotz meiner häufig langen Abwesenheit sich prächtig entwickeln.

Lynne Robinson

Vor allem möchte ich meinem Mann Paul für seine Unterstützung danken, sowie meinen prächtigen Kindern Naomi und Amina. Meine Familie bedeutet mir viel.

Ein besonderer Dank geht an Paul McLinden, Karen Hay und Ruth Prior, die sich während meiner Abwesenheit so gut um unsere Kunden gekümmert haben.

Auch bin ich Leigh dankbar für ihre Freundschaft, ihre Hilfe und ihre harte Arbeit. Ohne dich wären wir nicht wo wir sind!

Jenny, Andrea und Margaret sind für das ganze Team im Büro eine großartige Unterstützung.

Auch meinen Kunden möchte ich danken. Meine Arbeit mit Ihnen inspiriert mich immer wieder und hilft mir, mich weiterzuentwickeln.

Meine Freundinnen Andrea und Anja sind mir besonders wichtig.

Und nicht zu vergessen sind natürlich meine Co-Autoren, denen ich herzlich danken möchte. Besonders Lynne hat mir mit ihrer Begeisterung und ihrer unermüdlichen Energie geholfen, das Buch so werden zu lassen, wie Sie es vor sich haben.

Helge Fisher

Mein Dank geht an Mark Oliver, meinem Physiotherapeuten in Perth, Australien, der mir 1993 Pilates empfohlen hat.

Ich danke fernen den Co-Autoren dieses Buchs und den Pilates-Lehrern, die mir so viel mehr beigebracht haben als nur die Übungen dieses Buches.

Jacqueline Knox MCSP SRP

Ich werde Lynne, Helge und Jackie immer dankbar sein für die Unterstützung unserer Bücher und damit für den Erfolg von Body Control Pilates in der ganzen Welt. Ich möchte auch Mcmillan danken, besonders Gordon Wise, Liz Davis und Neil Lang, die dafür gesorgt haben, dass unser Name in den letzten Jahren zu einem Gütezeichen wurde. Auch danke ich Cheryl, Judy, Ellena, Paul, Elle und Simone für ihre Unterstützung, und mein besonderer Dank geht an Mitsi Pippa, die ihr Wissen und ihre Fachkenntnisse mit mir und dem ganzen Team geteilt hat. Alle ihre Kollegen werden sie sehr vermissen, wenn sie nach Athen zurückgeht. Bei meiner Mum, meinem Dad und all meinen treuen Kunden stehe ich in tiefer Schuld.

Gordon Thomson

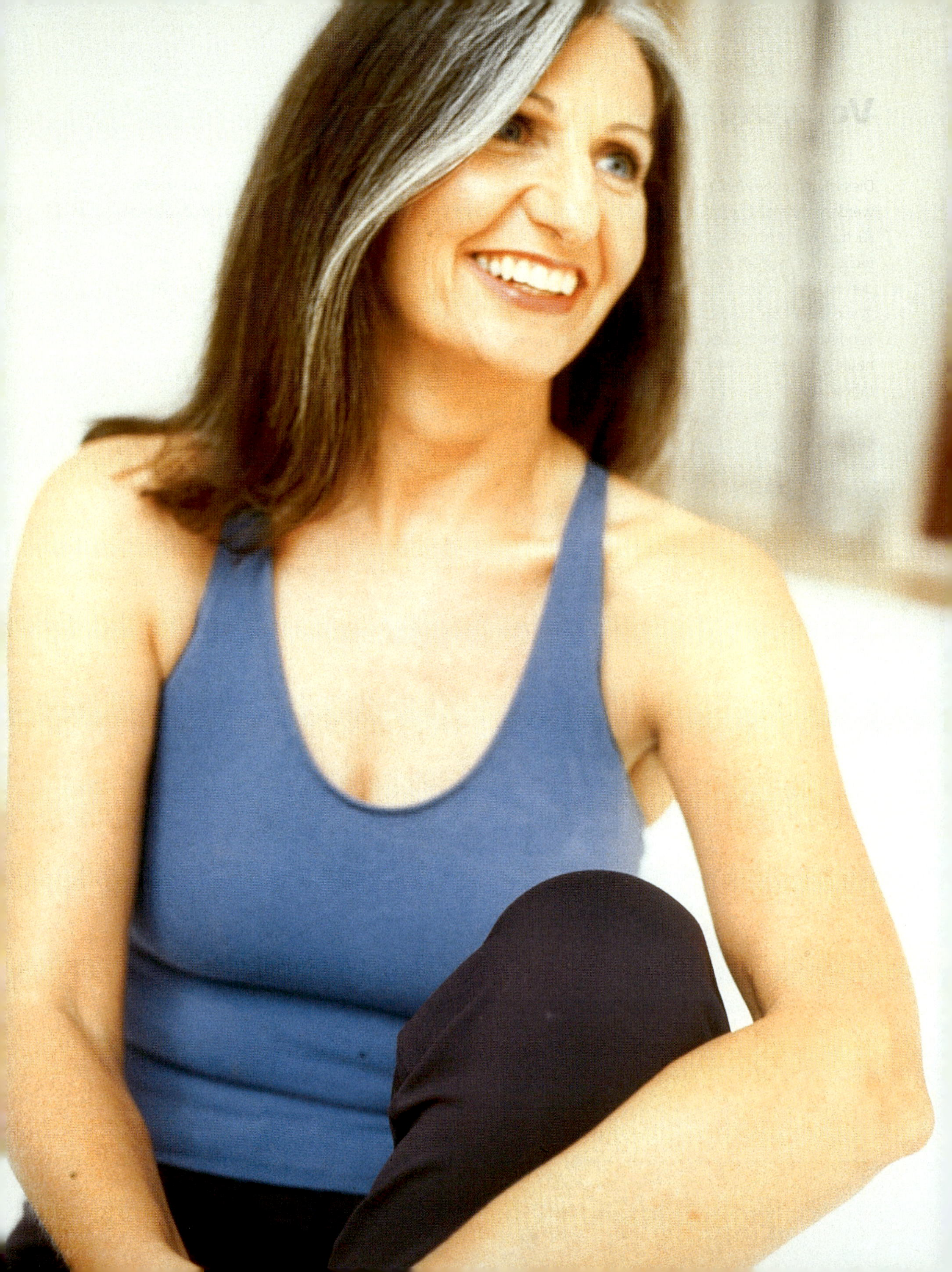

Vorwort

Dies ist genau *das* Buch, das unbedingt geschrieben werden musste, und auf das Sie hoffentlich sehnsüchtig gewartet haben. Es scheint genau jetzt der rechte Zeitpunkt, um alle Erkenntnisse und Methoden von Body Control Pilates in einem umfassenden Werk zusammenzustellen, das heißt Erfahrungen von Pilates-Lehrern aus den letzten Jahren sowie die neuesten medizinischen Erkenntnisse, die diese Erfahrungen ergänzen.

Die Pilates-Technik hat sich in den letzten Jahren enorm entwickelt. Seit der Veröffentlichung des ersten Buches im Jahr 1997 sind zahlreiche weitere Bücher erschienen, die zum Teil sogar auf den Bestsellerlisten standen. Das erste Buch wurde inzwischen in sechs Sprachen übersetzt. Es entstanden Videos und sogar eine CD mit „Pilates-Musik".

Warum hat die Pilates-Technik diesen phänomenalen Erfolg? Wie kommt es, dass der Begriff „Pilates" in so kurzer Zeit fast zu einem Gütezeichen wurde? Um ganz ehrlich zu sein – das liegt nicht an unserem literarischen Talent. Und wir sind auch keine Verkaufsgenies. Es liegt einfach daran, dass die Pilates-Übungsmethode funktioniert – sogar ganz hervorragend funktioniert und jedes ihrer Versprechen erfüllt. Außerdem werden wir von führenden Physiotherapeuten und Chiropraktikern unterstützt und arbeiten mit Spitzensportlern aus verschiedenen Nationalmannschaften und Olympia-Teams zusammen. Egal ob Sie Spitzensportler oder Anfänger, Hausfrau oder viel beschäftigter Geschäftsmann sind, sobald Sie mit dem Training Ihren eigenen „Pilates-Weg" einschlagen, können wir Ihnen versprechen, dass Sie damit Erfolg haben werden. Wir hoffen, dass Sie ebenso begeistert von diesem Buch und der Methode sein werden wie wir.

Lynne Robinson

Einführung

Ihr Aussehen, Ihr Wohlbefinden sogar Ihre Art, sich zu bewegen – all das können Sie mit der Pilates-Methode Schritt für Schritt verändern. Eine bessere Haltung, gestreckter, schlanker, geschmeidiger und ausgestattet mit einer neuen „unsichtbaren Kraft" lernen Sie ein völlig neues Körpergefühl kennen. Dieses Buch führt Sie in die von Joseph Pilates entwickelte Trainingsmethode ein.

Dieser umfassende, leicht nachvollziehbare Leitfaden ist ein von Joseph Pilates zur besseren Körperkontrolle entwickeltes Übungsprogramm. Dieses Buch fasst die Informationen der bereits erschienenen Bücher zusammen und geht noch darüber hinaus. Es ist ein universales Handbuch zur Selbsthilfe, das Sie Schritt für Schritt zunächst durch ein Anfängerprogramm führt. Darauf baut wiederum das sich anschließende Mittelstufenprogramm auf, welches seinerseits Grundlage für das Fortgeschrittenenprogramm ist, das unter anderem aus den fünf klassischen Pilates-Übungsreihen besteht.

Jeder Abschnitt des Programms wird durch die neuesten medizinischen Erkenntnisse über den Bewegungsapparat und mögliche Ursachen von Bewegungsproblemen und wie Sie sie mithilfe der Pilates-Methode lösen können, ergänzt.

Damit Sie aus diesen Übungen den größtmöglichen Nutzen ziehen können, sollten Sie diese auf Ihre ganz persönlichen Bedürfnissen anpassen. Darum finden Sie am Ende des Buches ein Kapitel, mit dessen Hilfe Sie sich selbst einschätzen und herausfinden können, welche speziellen Übungen aus dem Programm für Sie am besten geeignet sind.

Außerdem erfahren Sie, wie Sie mit körperlichen Einschränkungen umgehen können, und erhalten Ratschläge, wie Sie Verletzungen und Haltungsschäden vermeiden können.

Mit diesem Wissen sind Sie in der Lage, sich die für Sie persönlich am besten geeigneten Übungen zusammenzustellen und optimale Ergebnisse zu erzielen.

Für wen ist dieses Buch geschrieben?

Kurz gesagt: für jedermann. Denn jeder Mensch bewegt sich und bei Pilates geht es um natürliche, fließende Bewegungen. Wenn Sie die Pilates-Übungen regelmäßig und richtig ausführen, werden sich Ihre Bewegungsabläufe auf Dauer verändern. Egal ob Sie bereits Anhänger dieser Methode, einer der vielen Pilates-Fans, sind – oder ob Sie dieser Übungsweise zum ersten Mal begegnen, dieses Buch wird für Sie zu einem unschätzbaren Leitfaden für Ihr tägliches Leben.

Wenn Sie die Übungen korrekt ausführen, wird sich Ihr Leben verändern. Sie werden besser aussehen, sich besser fühlen und sich geschmeidiger bewegen. Versprochen!

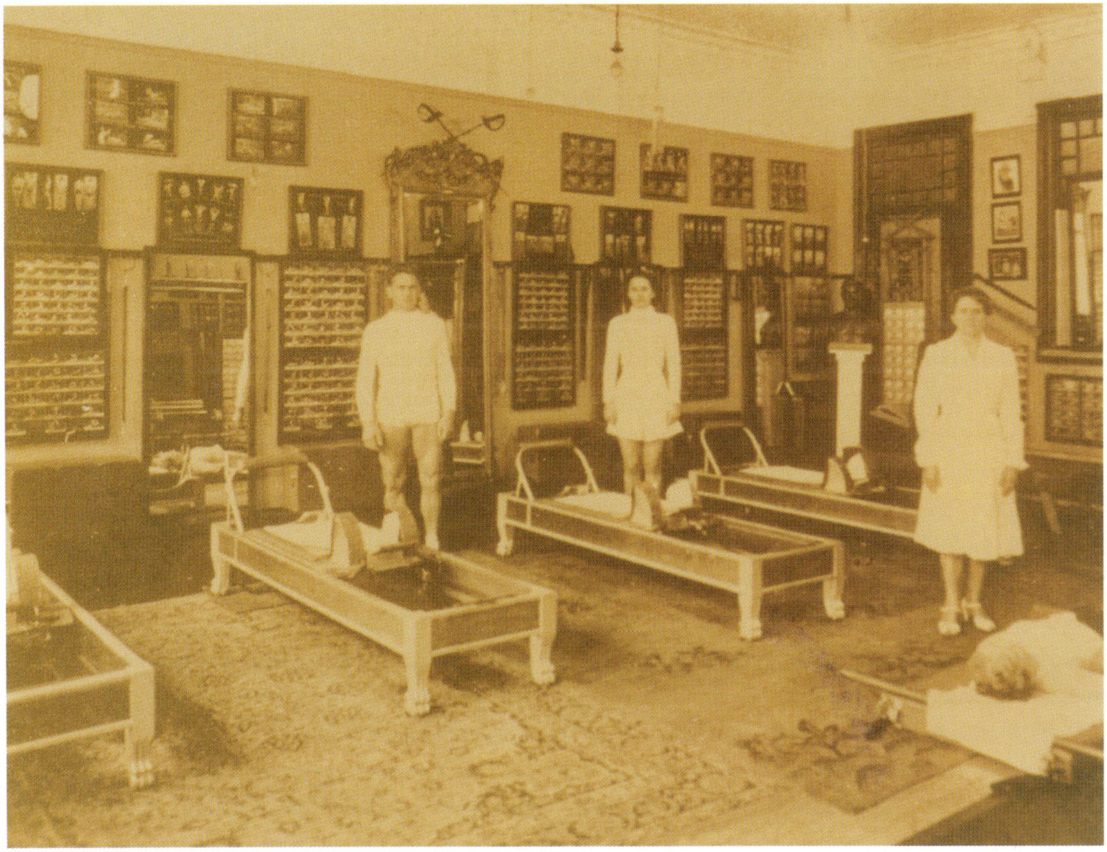

Das erste Pilates-Studio in New York

Joseph Hubertus Pilates 1880–1967

Wenn man sich auf ein Gesundheits- oder Fitnessprogramm einlässt, dann ist es gut zu wissen, dass sein Begründer das stattliche Alter von 87 Jahren erreicht hat. Joseph Pilates wurde 1880 in Düsseldorf geboren. Als Kind war er schwächlich und kränklich und litt unter Rachitis, Asthma und Gelenkrheumatismus. Er arbeitete hart daran, seine Gebrechlichkeit zu überwinden, doch statt ein damals anerkanntes Programm zu absolvieren, experimentierte er mit verschiedenen Methoden, deren Elemente man in seinen Lehren wiederfinden kann. Yoga, Gymnastik, Skilaufen, Selbstverteidigung, Tanz, Akrobatik und Gewichtheben – all diese Disziplinen haben ihn beeinflusst. Aus jeder übernahm er Elemente, um seinen Körper bestmöglich zu trainieren. Da er all diese Methoden selbst ausprobiert hat, konnte er ihre wirksamsten Bestandteile in ein eigenes System zusammenfassen, das so die körperliche Balance, Stärke und Flexibilität optimal förderte und entwickelte.

Nachdem er die Wirksamkeit seines Systems „am eigenen Körper" erfahren hatte, begann er, diese Techniken an andere weiterzugeben. Bei Ausbruch des Ersten Weltkriegs bildete Joseph Pilates englische Kriminalbeamte von Scotland Yard aus. Aufgrund seiner Nationalität wurde er jedoch bald interniert, zunächst in Lancashire, dann auf der Isle of Man.

Wann immer er die Zeit dazu fand, half er im Lagerlazarett aus. Dort hatte er Gelegenheit, seine Techniken weiterzuentwickeln, indem er seine Mitgefangenen trainierte. Dies waren meist schwerverletzte Kriegsgefangene. Ein Großteil seiner Kenntnisse über Rehabilitation stammt aus dieser Zeit.

Nach dem Krieg kehrte er nach Deutschland zurück, wo er bei der Hamburger Polizei und der deutschen Armee Selbstverteidigung unterrichtete. Im Jahr 1926 entschloss er sich, nach Amerika auszuwandern. Während der Überfahrt lernte er seine spätere Frau Clara kennen. Gemeinsam entschlossen sie sich, in New York ein Gymnastikstudio zu gründen. Zu ihrer Kundschaft gehörten schnell die damals besten Balletttänzer (viele kamen auf Empfehlung von George Balanchine und Martha Graham), Schauspieler und Schauspielerinnen, Turner und Athleten. Sie alle hatten von der neuen Methode gehört und wollten unbedingt von Pilates trainiert werden.

Joseph Pilates schrieb mehrere Bücher über Fitness. Die Übungen darin eignen sich allerdings in der Regel eher für Fortgeschrittene, zumal sie auf das Niveau seiner Schüler abgestimmt sind.

Für Joseph Pilates war ein guter allgemeiner Gesundheitszustand seiner Schüler die Grundlage seines Programms: Er empfahl zum Beispiel das Bürsten der Haut und legte großen Wert auf die Körper und Geist belebende Wirkung von frischer Luft. Pilates unterrichtete deshalb sogar oft im Badeanzug! Seine Arbeit wurde von einem Hauptgrundsatz bestimmt: Das Übungsprogramm musste ernst genommen werden. Er ließ keine Entschuldigung gelten, wenn man nicht regelmäßig und ernsthaft trainierte.

Joseph Pilates selbst hat jedoch nie ein zusammenhängendes Trainingsprogramm aufgestellt. Dies hatte zur Folge, dass viele seiner Schüler ihre eigenen Versionen seiner Methode unterrichteten. Darum ist man sich auch heute noch nicht einig, welche nun die ursprüngliche Pilates-Methode war oder ist. Doch bereits Pilates selbst ließ dieselbe Übung fast nie auf dieselbe Weise trainieren. Dass Übungen in seinen Trainingsstunden selbst innerhalb von zwei Tagen schon völlig anders aussehen konnten, lag zum Teil daran, dass er seinen Unterricht auf die Bedürfnisse jedes einzelnen Schülers abstimmte und jedem individuell zugeschnittene Übungen „verordnete".

Die Weiterentwicklung der Pilates-Methode

Obwohl nun schon seit etwa 80 Jahren weltweit nach der Pilates-Methode trainiert wird, beschäftigt sich die Schulmedizin erst seit kurzem mit ihr und versucht herauszufinden, warum dieses System so erfolgreich ist. Viele Pilates-Lehrer waren bis dahin intuitiv vorgegangen und hatten in erster Linie durch eigene Erfahrung gelernt, wie der menschliche Körper am besten auszurichten ist – oft ohne die entsprechenden medizinischen Begriffe für die Übungen zu kennen. Doch die Methode musste auch der medizinischen Beurteilung standhalten, um Ärzte von ihr zu überzeugen.

Die medizinischen Erkenntnisse waren für die Pilates-Lehre eine große Bereicherung, denn nun lernten die Trainer zum Beispiel physiotherapeutische Zusammenhänge viel besser zu verstehen und konnten sie so in ihre Methode einbauen. Auf diese Weise konnte sich die Pilates-Technik weiterentwickeln und blieb nicht in einem starren Regelsystem gefangen.

Die ursprüngliche Pilates-Methode wurde von Lynne Robinson, Gordon Thomson und Helge Fisher weiterentwickelt und verbessert. Ihre Lehre ist bahnbrechend, da sie den Körper auf die klassischen Pilates-Übungen vorbereitet. Nach ihrer Auffassung sollte

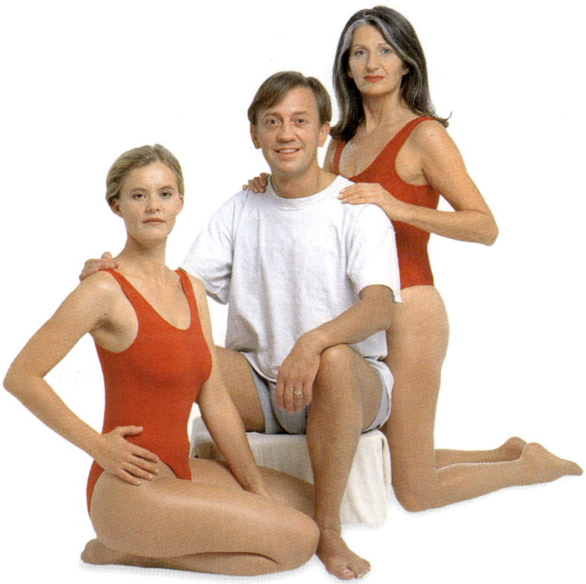

man die Übungen schrittweise angehen und sich die hierfür notwendigen Fähigkeiten nach und nach aneignen. Diese progressive Vorgehensweise wird auch von führenden medizinischen Einrichtungen und Sportorganisationen empfohlen.

Die Anfänge dieser neuen Pilates-Lehre entstanden 1996 in einem kleinen Büro über Gordon Thomsons Studio in Kensington. Drei Ziele standen im Mittelpunkt: Erstens wollte man ein Programm entwickeln und bekannt machen, mit dem neue Lehrer in der Pilates-Methode ausgebildet werden konnten. Zweitens wollte man eine organisierte Pilates-Gesellschaft gründen, die sowohl für Behörden und Wirtschaft als Ansprechpartner diente als auch das geplante internationale Netz von qualifizierten Lehrern unterstützen konnte. Drittens wollte man ein breiteres Publikum auf diese Methode und ihre Vorteile aufmerksam machen.

Als diese Grundlage gelegt war und vor allem eine ausreichend große Anzahl von qualifizierten Lehrern zur Verfügung stand, machten sich die Gründer daran, die Übungen auf spezielle sportliche und medizinische Anforderungen abzustimmen. Zu dem Zeitpunkt war noch nicht klar, dass angesichts des großen Erfolgs diese Ziele bereits drei Jahre später verwirklicht werden konnten.

Das Buch *Pilates Workout* wurde ein internationaler Bestseller und trug wesentlich zum weltweiten Pilates-Erfolg bei. Heute sehen viele Pilates-Trainer ihre Hauptaufgabe darin, die Qualität der Pilates-Methode zu erhalten und den ausgezeichneten Ruf zu bewahren. Da in letzter Zeit immer mehr Kurse für die Ausbildung zum Pilates-Trainer angeboten werden, wurden die Anforderungen der Ausbildung beträchtlich angehoben, um auch in Zukunft unser hohes Qualitätsniveau zu halten.

Sitz der Organisation Body Control Pilates ist heute Covent Garden in London. Von dort aus werden die verschiedenen Geschäftsbereiche koordiniert. Die stetig wachsende Organisation Body Control Pilates Teacher Training bietet neuerdings auch noch spezielle Kurse zur Weiterbildung bereits ausgebildeter Lehrer an und ist auch international vertreten. Im September 1999 wurde das Institut Body Control Pilates mit dem Ziel gegründet, für die Bereiche Sport und Medizin ein Spezialtraining zu entwickeln. Zu seinem Programm gehören nicht nur regelmäßige Workshops und Kurse in Krankenhäusern, das Institut arbeitet auch eng mit dem englischen Fußballbund, dem English Cricket Board, mehreren Profi-Fußballvereinen sowie Sportgrößen verschiedener Disziplinen zusammen. Außerdem betreibt die Organisation nicht nur mehrere eigene Pilates-Studios, sondern arbeitet mit dem führenden britischen Fitnessclub David Lloyd Leisure zusammen, in dessen Räumen sie Kurse anbietet.

Angesichts des ständig wachsenden internationalen Interesses sind Lynne, Gordon und Helge auf der ganzen Welt, in Südafrika, Thailand, Tunesien, Deutschland, Österreich, Jamaika und Belgien, gern gesehene Gäste und halten dort Vorträge oder Workshops und geben Kurse.

Die Body Control Pilates Association ist heute die größte Pilates-Organisation außerhalb der Vereinigten Staaten von Amerika. Sie ist eine Non-Profit-Organisation, deren Mitglieder sich durch einen Code of Practice zu festgelegten Unterrichtsstandards verpflichtet haben. Nur Lehrer, die sich qualifiziert haben und nach diesem Kodex arbeiten, dürfen die Bezeichnung Body Control Pilates für ihre Kurse benutzen. Leider sind mit der wachsenden Beliebtheit und Nachfrage überall auch Schulen entstanden, die von nicht qualifizierten Lehrern mit ungenügender oder gar keiner Ausbildung die Pilates-Technik unterrichten. Aus diesen Gründen wurden die oben erwähnten Richtlinien erarbeitet, die alle Pilates-Lehrer zu erfüllen haben, bevor sie sich als solche bezeichnen dürfen. Scheuen Sie sich nicht, bevor Sie sich in einen Kursus einschreiben oder sich einer Trainingsgruppe anschließen, den Trainer zu fragen, ob er eine anerkannte Qualifizierung besitzt, und wie lange seine Ausbildung gedauert hat. Eine gute Ausbildung folgt einem strukturierten Studienplan und besteht aus mehreren Bausteinen, einer praktischen und einer schriftlichen Prüfung sowie einer praktischen Ausbildung. Das Ganze dauert sieben Monate und nicht nur ein paar Tage.

Die Pilates-Methode ist ein ständiger Lernprozess. Aus fast jedem Workshop entwickeln sich neue Ideen, die in die entsprechenden Trainings und Lehrprogramme aufgenommen werden. So ist es auch mit allen Pilates-Büchern und -Videos. In jedes neue Buch werden die neuesten Techniken und Übungen aufgenommen sowie der neueste Stand der medizinischen Erkenntnisse.

Dieses Handbuch ist die Summe langjähriger Erfahrungen und das Ergebnis eines ständigen Lernprozesses. Es ist der offizielle Leitfaden von Body Control Pilates für die Pilates-Technik. Er ist auf dem neuesten Stand der Forschung und zeigt, wie die Pilates-Technik im täglichen Leben angewandt werden kann, sei es bei der Arbeit oder in der Freizeit.

Die Vorteile der Pilates-Methode

- Größere Gelenkigkeit
- Mehr Kraft und Muskelspannung
- Verbesserte Atmung
- Besser funktionierendes Lymphsystem und infolgedessen weniger Giftstoffe im Körper
- Bessere Durchblutung
- Weniger Stress
- Flacherer Bauch und schlankere Taille durch Aufbau des Kraftgürtels
- Bessere Haltung
- Straffere Schenkel und Pobacken
- Straffere Arme und Schultern
- Weniger haltungsbedingte Kopfschmerzen
- Weniger Rückenschmerzen
- Verbessertes Immunsystem
- Höhere Knochendichte
- Größere Beweglichkeit der Gelenke
- Bei Tänzern und Sportlern geringere Verletzungsgefahr
- Bei Tänzern und Sportlern bessere Leistungen

Wie Sie dieses Buch nutzen sollten

Dieses Buch führt Sie Schritt für Schritt durch das Pilates-Programm zu einer besseren Körperkontrolle und hilft Ihnen dabei, Ihre Kraft zu steigern, Ihre Gelenkigkeit zu verbessern und ein besseres Körperbewusstsein zu entwickeln. Sie werden alle nötigen Informationen erhalten, um Ihr ganz individuelles, speziell Ihren Bedürfnissen angepasstes Programm zusammenstellen zu können. Beachten Sie hierfür auch die verschiedenen Haltungstypen auf den Seiten 13–16 und versuchen Sie denjenigen zu finden, der am ehesten auf Sie zutrifft. Sind Sie unschlüssig, bitten Sie Ihren Arzt, Physiotherapeuten oder Chiropraktiker um Hilfe. Notieren Sie sich die für Ihren Haltungstypus empfohlenen Übungen, und schlagen Sie nach, ob eines der Spezialkapitel am Ende des Buches noch weitere Übungen für Sie bereit hält. Wenn ja, notieren Sie sich auch die dort aufgeführten Übungen. Sie können sie mit denen für Ihren Haltungstypus bestimmten Übungen kombinieren.

Mit dieser Liste können Sie sich nun an das Anfängerprogramm machen. Die „empfohlenen" Übungen sollten Sie bei jeder Trainingseinheit üben. Es kann sein, dass eine Übung aus einer höheren Stufe empfohlen wird. Dann lassen Sie die schwierige Übung einfach aus, bis Sie in Ihrem Training so weit sind. Fangen Sie erst dann mit der nächsten Stufe des Trainings, also dem Mittelstufenprogramm, an, wenn Sie das Anfängerprogramm souverän beherrschen. Seien Sie nicht zu ehrgeizig. Es dauert normalerweise mehrere Monate, bis ein Anfänger die Mittelstufe erreicht, und noch länger, um die Voraussetzungen für das Fortgeschrittenenprogramm zu erfüllen. Hierfür gibt es keinen festen Zeitrahmen. Es hängt von der Fitness, dem Alter, dem Gesundheitszustand, Haltungsschäden und vielen anderen Faktoren ab, die eine Rolle spielen können. Bedenken Sie, dass es für einen Einsteiger mehrere Jahre dauern kann, bis er die Kraft und Stärke für die Fünferserie entwickelt hat!

Sie sollten etwa drei Stunden pro Woche trainieren. Diese drei Stunden können sie beliebig aufteilen in Trainingszeiten von 30 Minuten täglich, dreimal eine Stunde oder zweimal 90 Minuten. Für den Anfang empfehlen wir täglich 30 Minuten, weil Ihr Körper sich dann besser „erinnern" kann, wie er sich bewegen sollte. Wenn Sie das Mittelstufen- oder Fortgeschrittenenprogramm erreicht haben, sind längere Trainingszeiten empfehlenswert.

Natürliche, fließende Bewegungen

Zunächst muss man eine Bewegung genau beobachten. Erst dann kann man herausfinden, was an ihr eventuell falsch und was die Ursache des Fehlers ist.

Gesunde Kinder bewegen sich beim Spielen leicht und frei, ungezwungen und ohne Einschränkung. Die Bewegungen sind fließend und natürlich. Ihr Körper hat alles, was er dazu braucht: Anmut, Kraft, Ausdauer, Geschmeidigkeit und Schnelligkeit. Und Kinder dehnen sich nicht, bevor sie auf ein Klettergerüst springen. Das brauchen sie auch nicht, denn ihre Muskeln sind nicht verspannt. Ihr Körper funktioniert mühelos und gut, weil er ständig in Bewegung ist. Wenn man alle uns möglichen Bewegungen jeweils mit einem Buchstaben des Alphabets versieht, dann beherrschen Kinder alles von A bis Z, können ganze Sätze bilden und sogar Geschichten schreiben. Stellen Sie sich nun eine Gruppe von Erwachsenen vor. Wie viele Buchstaben benutzen wir Erwachsenen für gewöhnlich? Wir kommen nur selten weiter als bis zum E, denn wir wiederholen tagein, tagaus dieselben wenigen Bewegungsmuster. Aber nur was wir von unserem Körper abrufen, ist uns auch verfügbar, oder anders ausgedrückt: Was wir nicht benutzen, verliert seine Funktionsfähigkeit, und das hat seine Gründe.

Bei jeder unserer Körperbewegungen sind beteiligt:

- das Nervensystem, das die Rolle des Telefons bzw. der Kontrollinstanz übernimmt,
- das Skelett mit seinen Knochen, Gelenken, Bändern und Knorpeln in einer eher passiven Rolle,
- die Muskulatur, die die aktive Rolle übernimmt.

Nachfolgend ein Beispiel für das Zusammenspiel dieser drei Komponenten: Wenn Sie zwanzig Minuten lang auf einem Bein stehen müssen, dann „vergisst" Ihr Gehirn das andere. Wenn Sie danach versuchen, es wieder zu belasten, fühlt es sich taub an. Das Gehirn schickt dem Körper ständig Informationen darüber, wie er reagieren und sich an Reize oder auch an deren Ausbleiben anpassen muss.

Bewegungen hängen also davon ab, was in den Regieraum Gehirn gelangt und von ihm ausgeht; ständig kommen Infos herein und gehen wieder hinaus. Man hat untersucht, wie dieser Input vom Gehirn gespeichert wird. Es legt ganze Bewegungsmuster ab, nicht die Aktionen einzelner Muskeln. Wenn wir also gute Bewegungen oft wiederholen und uns richtig bewegen, verändern wir so den Speicher im Gehirn. Und dies beeinflusst, wie wir uns künftig bewegen. Geben wir dem Gehirn die richtigen Infos, können wir diese wie aus einer Datenbank wieder abrufen. Bewegen wir uns aber falsch, schaffen wir damit die Grundlage für weitere Probleme.

„Es ist der Geist, der den Körper formt."
Das Schillerzitat war für Joseph Pilates ein Leitspruch.

Zurück zu den spielenden Kindern … was ändert sich, wenn sie älter werden? Bis zum Kindergartenalter behalten sie ihren freien Bewegungsfluss. Dann sitzen sie lange an Schultischen, wo die Bewegungsfreiheit eingeschränkt ist; wir belasten sie mit Hausaufgaben und Prüfungen, sodass ihr Stresslevel ansteigt; sie tragen schwere Taschen, meist nur über eine Schulter gehängt, was Wirbelsäule und Muskulatur verformt. Und in der Pubertät gelten krumme Haltung und schlurfender Gang als cool.

Später werden sie in ihrem Beruf wahrscheinlich den ganzen Tag an einem Schreibtisch, einer Kasse oder hinter dem Steuer sitzen, abends nach Hause fahren und wieder auf dem Sofa sitzen. Bis auf wenige sich wiederholende Aktionen sind die Reize und der Input für das Gehirn verloren gegangen. Muskeln sind aber auf Bewegungsabläufe angewiesen, die sie wiederholen können. Wenn wir sie gar nicht oder falsch benutzen, verändern sie sich entsprechend. Wenn wir sie nicht richtig einsetzen, wirkt sich das auch auf die Muskulatur aus, welche für die richtige Haltung sorgt. Diese Muskeln stabilisieren die Wirbelsäule und alle anderen Gelenke. Erschlaffen sie, übernehmen andere Muskeln ihre Aufgabe und es kommt zu einem Ungleichgewicht.

Wie können Sie nun diesen Schaden wieder beheben und die Folgen jahrelanger falscher Bewegungsabläufe rückgängig machen?

Sie sollten am besten wieder neu lernen, sich richtig zu bewegen. So erziehen Sie den Körper langsam um. Das Nervensystem ist unglaublich flexibel und anpassungsfähig und wird sich als Folge des Trainings selbst neu anpassen. Dieser Prozess vollzieht sich in drei aufeinander aufbauenden Stufen:

- Sich richtiges Bewegen bewusst machen.
- Die guten Bewegungen üben.
- Die Bewegungen werden „automatisiert" und „eingeschrieben". Die Muskeln „erinnern" sich und reagieren auf ähnliche Reize auf dieselbe Weise. Man nennt dies „Muskelgedächtnis" oder „Engramm".

Dafür hat Joseph Pilates die perfekte Lösung entwickelt. Sein Programm führt Sie schrittweise durch alle Stufen, mit denen Sie Ihre Bewegungsmuster verändern können, und ermöglicht Ihnen die korrekte Ausführung jeder Bewegung, sodass Sie Ihre natürlichen Bewegungsabläufe wiederherstellen können.

Kraft von innen

Die Muskulatur hat die aktive Rolle im Zusammenspiel der Bewegungsabläufe. Um unsere Knochen zu bewegen, arbeiten die Muskeln jeweils in Gruppen zusammen. Dabei bringt ein Muskel die Bewegung in Gang (Agonist), während der gegenüberliegende –

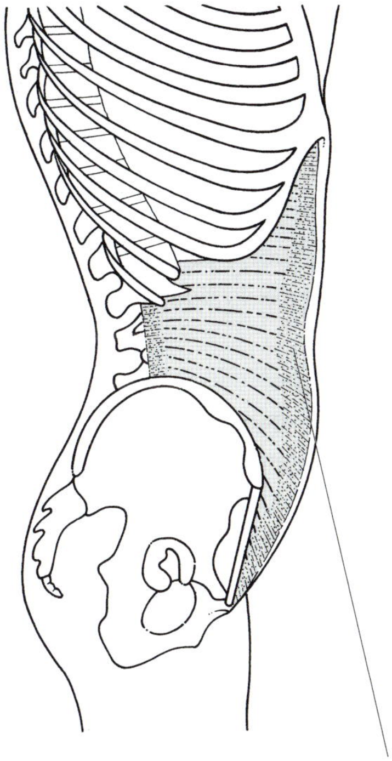

Musculus transversus abdominis (quer verlaufender Bauchmuskel bzw. Ihr „Kraftgürtel")

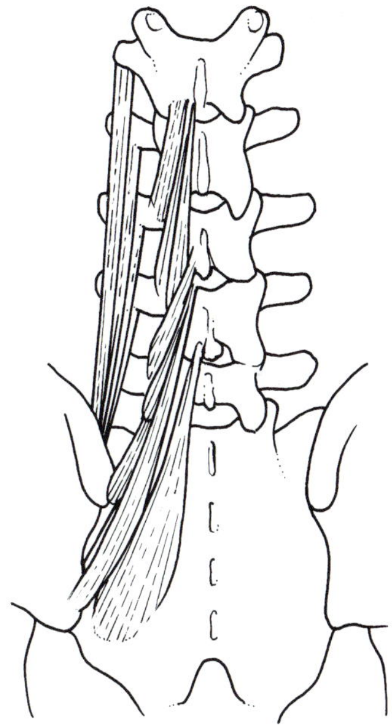

Musculi multifidi (Rückenmuskeln)

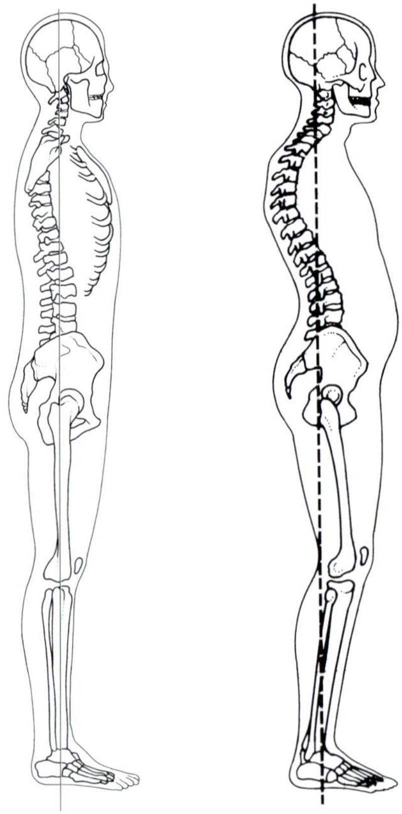

Körper 1:
ideale lotrechte
Ausrichtung

Körper 2:
hohlrunder Rücken
Hyperkyphose-Hyperlordose

Wenn diese beide Muskelarten – Stabilisatoren (Stützmuskeln) und Mobilisatoren (Bewegungsmuskeln) – perfekt funktionieren, dann ist der Körper im Gleichgewicht, alle Muskelgruppen arbeiten synergetisch zusammen. Die Gelenke werden in ihrer von Natur aus angestammten „neutralen" und damit günstigsten Position gehalten. Das ist einem Menschen mit perfekter Körperhaltung anzusehen.

Bei Körper 1 sehen Sie, dass alle Gelenke in ihrer natürlichen, optimalen Position sind. Wenn dieser Mensch sich mit seiner gesunden Muskulatur und gut funktionierenden Stützmuskeln bewegt, werden seine Gelenke nur minimal abgenutzt. Sein Gehirn speichert den bestmöglichen Bewegungsablauf.

Im Vergleich dazu haben bei Körper 2 die meisten Gelenke ihre natürliche Position verloren, weil die Muskulatur aus dem Gleichgewicht ist. Zu kurze, straffe und zu lang gedehnte, „ausgeleierte" Muskeln, kraftlose Stabilisatoren und überaktive Mobilisatoren gleichen falsche Bewegungsmuster aus, sodass die falschen Bewegungen als normal empfunden und ständig wiederholt werden. Das Nervensystem akzeptiert dieses Bewegungsmuster schließlich und gibt den entsprechenden Input an das Gehirn weiter.

Wenn Sie nun Ihre Bewegungen verändern wollen, müssen Sie zum Ausgangspunkt zurückkehren und diesen Bewegungsinput verändern. Das geschieht, indem Sie die stabilisierenden und mobilisierenden Muskeln neu ausbalancieren und sie wieder in ihrer von Natur aus zugedachten Funktion gebrauchen. Wenn Sie diese richtigen Bewegungsmuster wiederholen, erhält das Gehirn den korrekten Input und die natürlichen Bewegungen werden im Körper erneut gespeichert.

Alle Übungen in diesem Buch sind so gestaltet, dass sie genau das bewirken. Die ausführlichen Anleitungen zur richtigen Positionierung Ihres Beckens und Ihrer Schultern, zur korrekten Atmung und zum Einsatz Ihrer Bauchmuskulatur unterscheiden dieses Training von jedem anderen Fitnessprogramm. Dies bedeutet aber auch, dass Sie die nötige Geduld aufbringen müssen, um Ihre Muskelstärke ganz allmählich aufzubauen. Das Trainingsprogramm abzukürzen ist nicht möglich. Es entwickelt Schritt für Schritt Ihre Fähigkeit, den eigenen Körper wahrzunehmen sowie Ihr Gefühl für Bewegung und Muskelempfindung. Sie sollten sich immer bewusst sein, was genau Ihre Gliedmaßen im Moment gerade tun. Dafür benötigen Sie den Informationsaustausch zwischen Gehirn und Bewegungsapparat. Dieses Körperbewusstsein ist die unerlässliche Grundlage der Pilates-Methode. Nur wenn Sie jede Bewegung bewusst ausführen, werden Sie automatisch die richtigen Muskeln aktivieren. Der Rest folgt dann ganz von allein.

Erkennen Sie Ihren eigenen Haltungstyp

Viele der von Physiotherapeuten, Chiropraktikern und Orthopäden behandelten Probleme sind Folgen einer falschen Körperhaltung. Um zu verstehen, was wir in diesem Zusammenhang mit „falsch" meinen, wollen wir uns zunächst die „ideale Körperhaltung" ansehen.

Bei der idealen Körperhaltung ist das Gewicht gleichmäßig verteilt, sodass sich alle Gelenke in neutraler Stellung befinden. So ist ihre Abnutzung minimal und alle Muskeln behalten ihre natürliche Länge. Die Muskulatur ist ausbalanciert und deshalb sind alle Bewegungsmuster normal. Alle Organe befinden sich an der richtigen Stelle, werden nicht eingeengt und können optimal arbeiten.

Durch folgende Punkte geht die imaginäre Lotlinie:

- das Ohrläppchen,
- die Halswirbelsäule (Nacken),
- die Schulterspitze,
- die Mitte des Brustkorbs,
- die Lendenwirbel,
- kurz hinter dem Hüftgelenk,
- kurz vor dem Mittelpunkt des Kniegelenks,
- kurz vor dem äußeren Fußknöchel.

Diese ideale Haltung sollten Sie anstreben. Allerdings sollte man dabei immer berücksichtigen, dass jeder Mensch eine individuelle Körperform, -größe und -maße hat.

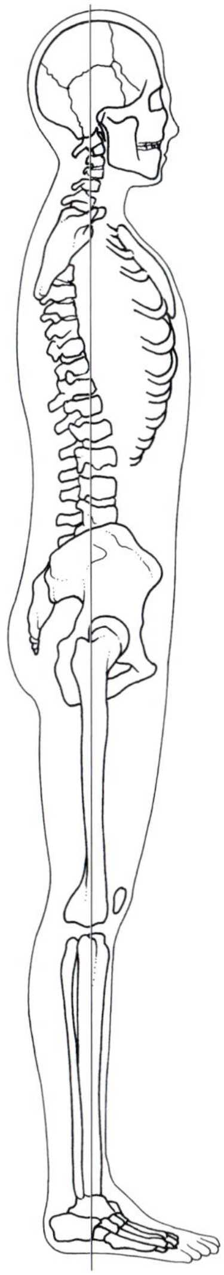

Der Kopf ist in neutraler Position, also weder nach vorn noch nach hinten gebeugt. Die Schulterblätter liegen flach auf dem Thorax.

Der Brustkorb ist nicht zusammengedrückt, die Atmung ist frei.

Die Wirbelsäule hält ihre natürliche Krümmung.

Das Becken hat eine neutrale Stellung. (Der vordere obere Darmbeinstachel liegt parallel zur Schambeinfuge.)

Die Kniegelenke liegen auf einer Linie und sind nicht überstreckt.

Der Unterschenkel steht senkrecht und im rechten Winkel zur Fußsohle.

Ideale lotrechte Haltung

Folgende Faktoren können die optimale Haltung noch beeinträchtigen:

- Verletzungen,
- Krankheiten, physische genauso wie psychische,
- arbeitsbedingte Faktoren, je nach Art der Beschäftigung,
- umweltbedingte Einflüsse,
- emotionale Probleme,
- abgestützte Haltungen,
- sich wiederholende Bewegungen,
- modische und kulturelle Einflüsse.
- Durch Hobby und/oder Sport bedingte Einflüsse können ebenfalls das Muskelgleichgewicht stören.

Für diesen Haltungstyp empfehlen wir folgende Übungen:

Aufrollen der Wirbelsäule	S. 45	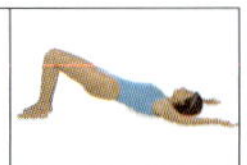
Stabilisierung des Beckens vor allem Anwinkeln der Knie	S. 38	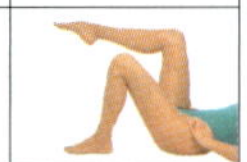
Hochrollen	S. 78	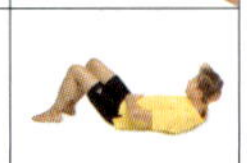
Diagonales Hochrollen	S. 79	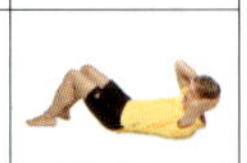
Dehnung mit einem Bein (nach Vorbereitung)	S. 108	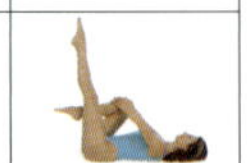
Dehnung der Beinbeuger im Liegen	S. 82	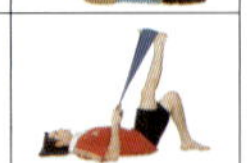
Seitliche Rumpfdehnung mit Armen	S. 64	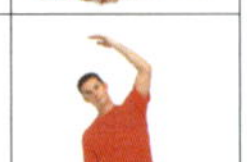
Tischplatte	S. 120	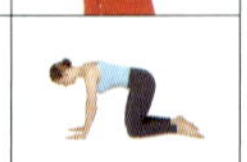
Diamant-Presse	S. 112	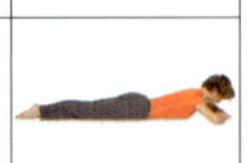
Pfeil	S. 70	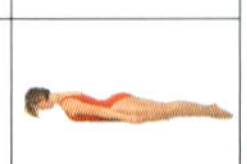
Stern	S. 116	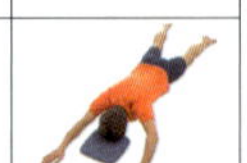
Oberschenkelpresse	S. 72	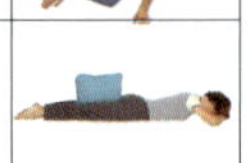
Ruheposition	S. 73	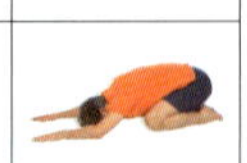
Öffnung der Arme oder Kreidekreis	S. 52 S. 138	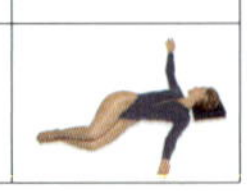

Haltungstyp III: Flachrücken

Dieser Typ ist relativ leicht zu erkennen: Der Rücken ist flach!

- Wieder liegt der Kopf vor der Lotlinie, sodass auch hier die Beugemuskeln (Flexoren) des Halses sehr schwach sind.
- Im Bereich des Brustkorbs kann der obere Teil interessanterweise abgerundet sein, während der untere Teil sehr gerade ist.
- Das Becken ist ganz offensichtlich nach hinten gekippt.
- Die Beinbeuger-Muskeln sind kurz und stramm. (Dadurch wird das Becken nach hinten unten gezogen.)
- Die Hüftbeugemuskeln sind dagegen lang und schwach.
- Die untere Bauchmuskulatur ist oft kurz.
- Für gewöhnlich sind die Kniegelenke überdehnt, werden gelegentlich aber auch gebeugt gehalten.

Flachrücken-Typ

Erkennen Sie Ihren eigenen Haltungstyp

Viele der von Physiotherapeuten, Chiropraktikern und Orthopäden behandelten Probleme sind Folgen einer falschen Körperhaltung. Um zu verstehen, was wir in diesem Zusammenhang mit „falsch" meinen, wollen wir uns zunächst die „ideale Körperhaltung" ansehen.

Bei der idealen Körperhaltung ist das Gewicht gleichmäßig verteilt, sodass sich alle Gelenke in neutraler Stellung befinden. So ist ihre Abnutzung minimal und alle Muskeln behalten ihre natürliche Länge. Die Muskulatur ist ausbalanciert und deshalb sind alle Bewegungsmuster normal. Alle Organe befinden sich an der richtigen Stelle, werden nicht eingeengt und können optimal arbeiten.

Durch folgende Punkte geht die imaginäre Lotlinie:

- das Ohrläppchen,
- die Halswirbelsäule (Nacken),
- die Schulterspitze,
- die Mitte des Brustkorbs,
- die Lendenwirbel,
- kurz hinter dem Hüftgelenk,
- kurz vor dem Mittelpunkt des Kniegelenks,
- kurz vor dem äußeren Fußknöchel.

Diese ideale Haltung sollten Sie anstreben. Allerdings sollte man dabei immer berücksichtigen, dass jeder Mensch eine individuelle Körperform, -größe und -maße hat.

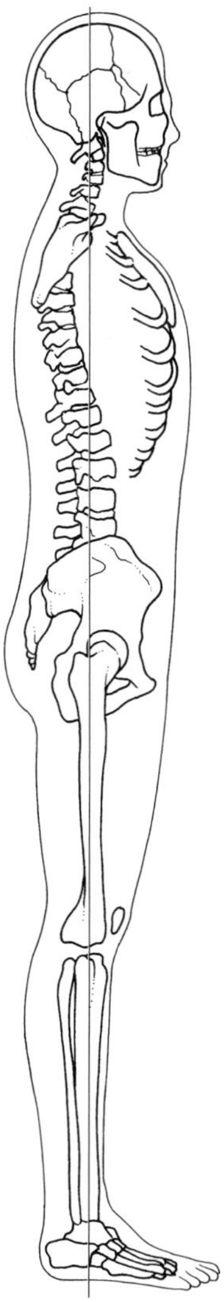

Ideale lotrechte Haltung

Folgende Faktoren können die optimale Haltung noch beeinträchtigen:

- Verletzungen,
- Krankheiten, physische genauso wie psychische,
- arbeitsbedingte Faktoren, je nach Art der Beschäftigung,
- umweltbedingte Einflüsse,
- emotionale Probleme,
- abgestützte Haltungen,
- sich wiederholende Bewegungen,
- modische und kulturelle Einflüsse.
- Durch Hobby und/oder Sport bedingte Einflüsse können ebenfalls das Muskelgleichgewicht stören.

(Interessanterweise kann Rechts- bzw. Linkshändigkeit die Bewegungsmuster und die Ausrichtung des Knochengerüsts beeinflussen, solche Abweichungen sind aber keine Haltungsfehler.)

All diese Faktoren wirken sich auf die Körperhaltung aus und können von der idealen Haltung zu einem der drei folgenden Haltungstypen führen.

Herauszufinden, zu welchem Haltungstyp man gehört, ist nicht immer ganz einfach, denn meist treten auch Mischformen auf. Um bei der Selbstanalyse möglichst sicher zu gehen, stellen Sie sich mit möglichst wenig Kleidung seitlich vor einen Spiegel und bitten jemanden, eine Lotschnur (langer Faden mit einem unten befestigten Gewicht) zu halten. Dann vergleichen Sie diese Lotlinie mit der obigen Abbildung und die Abweichungen mit den verschiedenen Haltungstypen. Sollten Sie sich dann immer noch nicht sicher sein, bitten Sie am besten einen Pilates-Lehrer oder Ihren Arzt um Hilfe.

Haltungstyp I:

Dieser Haltungstyp ist sehr verbreitet. Achten Sie wieder auf den Verlauf der Lotlinie:

- Der Kopf ist nach vorn geschoben und verkürzt so den Nacken. Das Kinn ist vorgeschoben, sodass die Beugemuskeln (Flexoren) des Halses schwach und die Streckmuskeln (Extensoren) kurz und stark geworden sind.

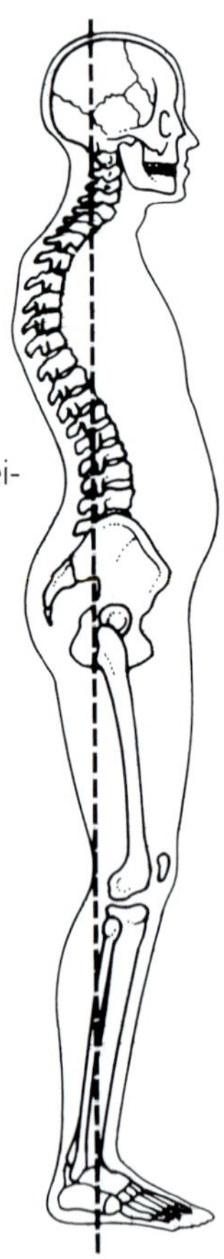

Hyperkyphose-Hyperlordose-Typ

- Der obere Rücken: Die Brustwirbelsäule ist rund gebogen. Hyperkyphose bezeichnet einen „runden Rücken", der zu einer Fehlhaltung geworden ist. Infolgedessen sind die Brustmuskeln und die vorderen Schultermuskeln (Musculus deltoideus) gespannt und verkürzt und die Rückenmuskulatur (besonders der untere Trapezmuskel) ist verlängert und darum geschwächt. Die Schulterblätter sind höchstwahrscheinlich verschoben und stehen vom Brustkorb ab. Die hinteren Strecker des Rumpfes (Thorax) sind verlängert.
- Das Becken ist nach vorn gekippt. Jede Veränderung der Beckenlage wirkt sich auf die Wirbelsäule und die Hüften aus. In diesem Fall ist die Wirbelsäule zu stark gekrümmt, bildet ein Hohlkreuz und ist überdehnt.
- Die Muskeln des unteren Rückens, genauer gesagt die oberflächlichen Streckmuskeln der Rückenmuskulatur, sind verkürzt.
- Die Hüftbeugemuskeln sind verkürzt.
- Die Bauchmuskulatur ist demzufolge schwach.
- Die Beinbeuger-Muskeln sind meist gespannt, weil sie die Funktion der schwachen Gesäßmuskeln mit übernommen haben.
- Schwache Gesäßmuskulatur.
- Die Knie sind leicht überdehnt.

Für diesen Haltungstyp empfehlen wir folgende Übungen:

Entspannungsposition	S. 28	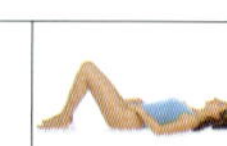
Kompass: die neutrale Stellung finden	S. 31	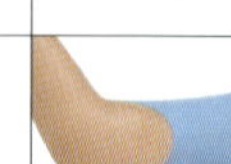
Stabilisierung des Beckens	S. 38	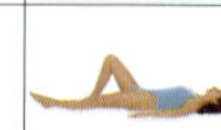
Strecken der Schultern	S. 48	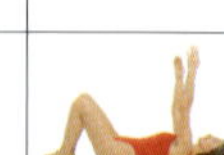

Dehnung des Nackens	S. 50	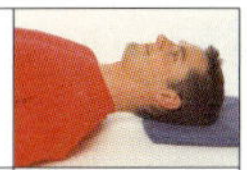
Aufrollen der Wirbelsäule	S. 45	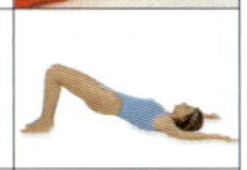
Hüftbeugerdehnung auch gut: Dehnung der Schenkelstrecker	S. 47 S. 84	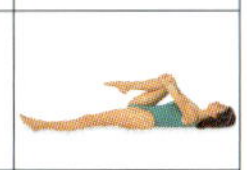
Seitenrollen	S. 54	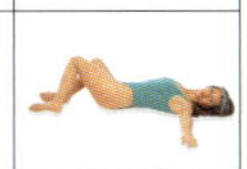
Dehnung der Beinbeuger im Liegen	S. 82	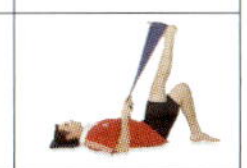
Hochrollen	S. 78	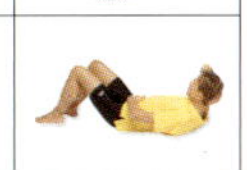
Diagonales Hochrollen	S. 79	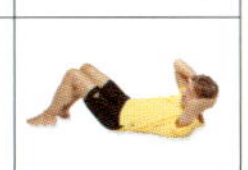
Fächer (ohne Hanteln)	S. 127	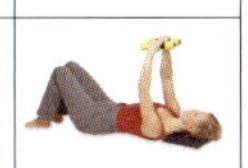
Pfeil oder Diamant-Presse	S. 70 S. 112	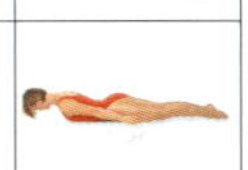
Stern	S. 116	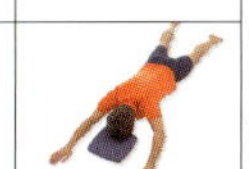
Ruheposition	S. 73	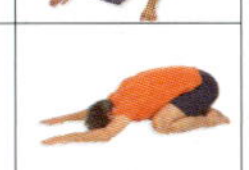
Gleiten an der Wand	S. 66	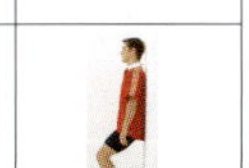
Korkenzieher	S. 98	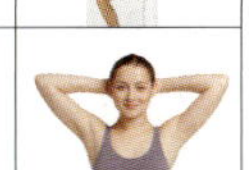
Stummer Diener	S. 56	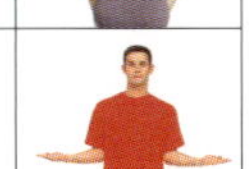
Stabheben	S. 60	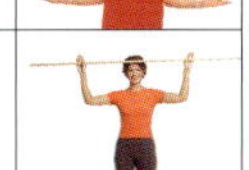
Öffnung der Arme	S. 52	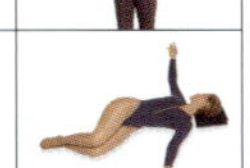
Kreidekreis	S. 138	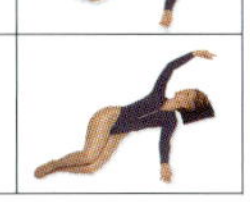

Haltungstyp II: Hohlrücken

Dieser Haltungsfehler tritt oft gemeinsam mit dem Typ I auf und ist besonders oft bei Teenagern zu beobachten, die die „Kunst des schlurfenden Gangs" beherrschen!

- Der Kopf liegt vor der Lotlinie und damit sind auch hier die Beugemuskeln (Flexoren) des Halses sehr schwach.
- Die Brustwirbelsäule ist deutlich nach hinten gebogen.
- Die obere Bauchmuskulatur kann dadurch kurz und die untere schwach sein.
- Die hinteren Streckmuskeln des Brustkorbs sind verlängert.
- Das Becken ist nach hinten gekippt und leicht nach vorn verschoben, wodurch es im Verhältnis zu den Füßen nach vorn „hängt".
- Die Krümmung der Lendenwirbelsäule ist schwach und abgeflacht.
- Die Hüftbeugemuskeln sind lang und schwach.
- Die Beinbeuger-Muskeln sind kurz und stark.
- Das an den Seiten der Beine nach unten verlaufende Muskelband, der Musculus tensor fasciae latae genannte „Schenkelbindenspanner", kann zu kurz sein.
- Die Gesäßmuskeln sind oft bemerkenswert schwach und schlaff.
- Die Hüftgelenke sind überdehnt, genauso wie die Kniegelenke, die oft nach hinten gedrückt werden.

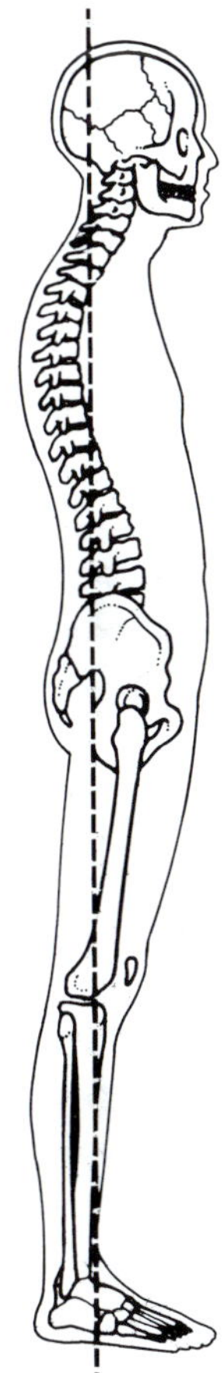

Hohlrücken-Typ

Für diesen Haltungstyp empfehlen wir folgende Übungen:

Aufrollen der Wirbelsäule	S. 45	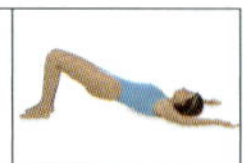
Stabilisierung des Beckens vor allem Anwinkeln der Knie	S. 38	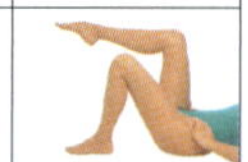
Hochrollen	S. 78	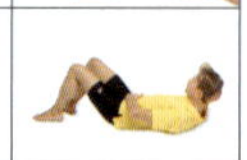
Diagonales Hochrollen	S. 79	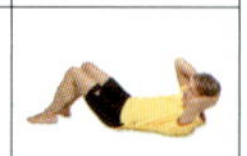
Dehnung mit einem Bein (nach Vorbereitung)	S. 108	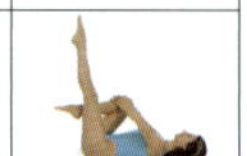
Dehnung der Beinbeuger im Liegen	S. 82	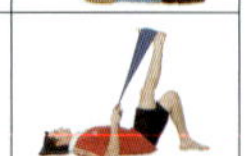
Seitliche Rumpfdehnung mit Armen	S. 64	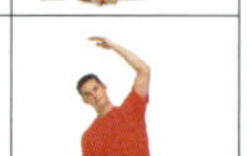
Tischplatte	S. 120	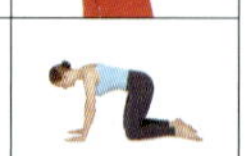
Diamant-Presse	S. 112	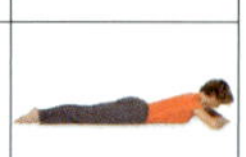
Pfeil	S. 70	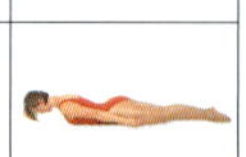
Stern	S. 116	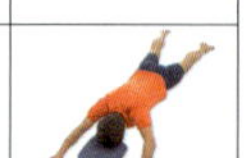
Oberschenkelpresse	S. 72	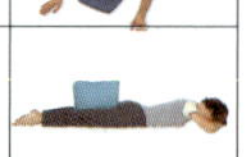
Ruheposition	S. 73	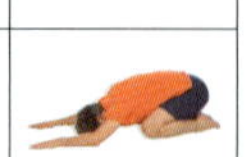
Öffnung der Arme oder Kreidekreis	S. 52 S. 138	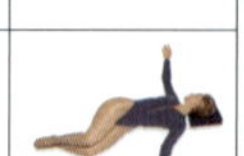

Haltungstyp III: Flachrücken

Dieser Typ ist relativ leicht zu erkennen: Der Rücken ist flach!

- Wieder liegt der Kopf vor der Lotlinie, sodass auch hier die Beugemuskeln (Flexoren) des Halses sehr schwach sind.
- Im Bereich des Brustkorbs kann der obere Teil interessanterweise abgerundet sein, während der untere Teil sehr gerade ist.
- Das Becken ist ganz offensichtlich nach hinten gekippt.
- Die Beinbeuger-Muskeln sind kurz und stramm. (Dadurch wird das Becken nach hinten unten gezogen.)
- Die Hüftbeugemuskeln sind dagegen lang und schwach.
- Die untere Bauchmuskulatur ist oft kurz.
- Für gewöhnlich sind die Kniegelenke überdehnt, werden gelegentlich aber auch gebeugt gehalten.

Flachrücken-Typ

Für diesen Haltungstyp empfehlen wir folgende Übungen:

Abrollen an der Wand	S. 68	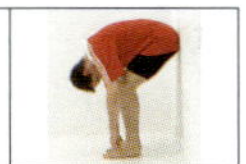
Aufrollen der Wirbelsäule	S. 45	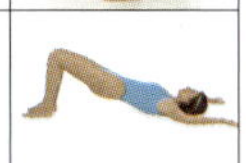
Seitenrollen	S. 54	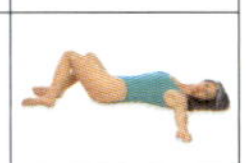
Dehnung der Beinbeuger im Liegen	S. 82	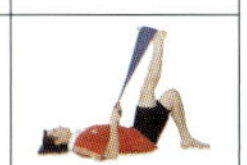
Hochrollen	S. 78	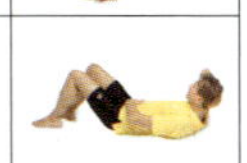
Diagonales Hochrollen	S. 79	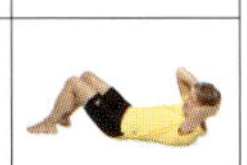
Ins Nadelöhr gleiten	S. 77	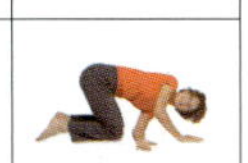
Dehnung der Beinbeuger im Sitzen	S. 125	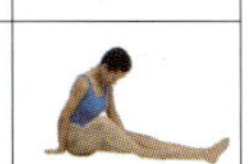
Stern	S. 116	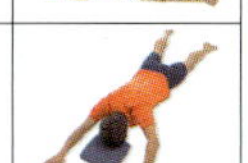
Oberschenkelpresse	S. 72	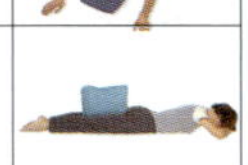
Ruheposition	S. 73	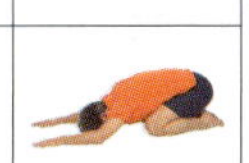
Kosak-Taillendrehung	S. 62	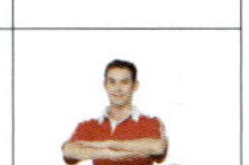
Stabheben	S. 60	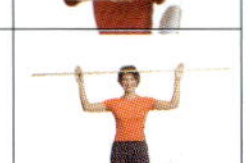
Öffnung der Arme oder Kreidekreis	S. 52 S. 138	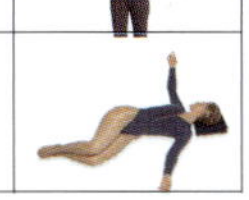

Übungskombinationen für Ihren Haltungstyp

Hier ein Vorschlag, welche Übungen Sie kombinieren können, wenn Sie beispielsweise eine Ballsportart betreiben, aber unter einem Hohlrücken leiden. Ein für Sie geeignetes einstündiges Trainingsprogramm könnte so aussehen:

Vierfüßlerstand	S. 35	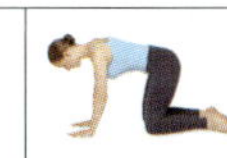
Entspannungsposition	S. 28	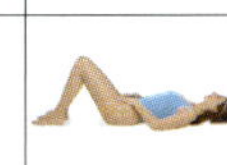
Seestern	S. 42	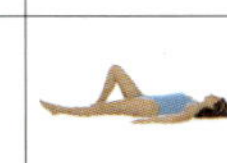
Stabilisierung des Beckens	S. 38	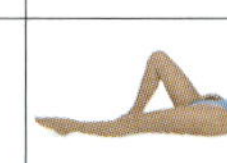
Aufrollen der Wirbelsäule	S. 45	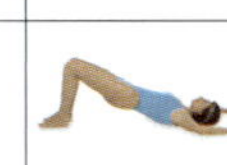
Hochrollen	S. 78	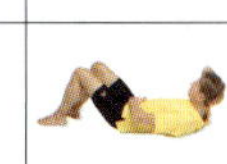
Diagonales Hochrollen	S. 79	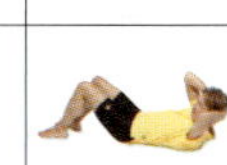
Dehnung der Beinbeuger im Liegen	S. 82	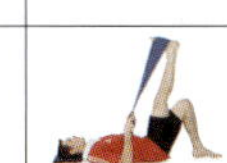
Seitenrollen (nach Stabilisierung)	S. 54	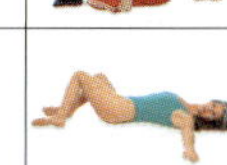
Stabheben	S. 60	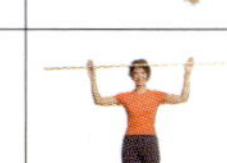
Korkenzieher	S. 98	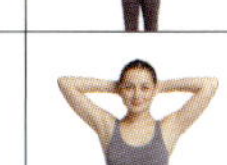
Pfeil	S. 70	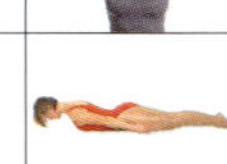
Stern	S. 116	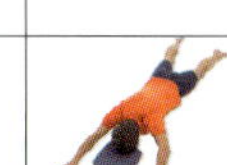
Oberschenkelpresse	S. 72	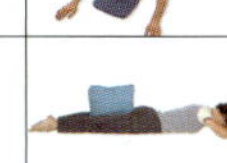

Ruheposition	S. 73	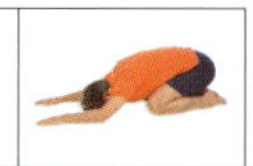
Tischplatte mit erhobenem Bein	S. 121	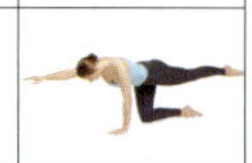
Ruheposition	S. 73	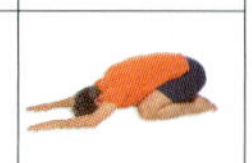
Öffnung der Arme oder Kreidekreis	S. 52 S. 138	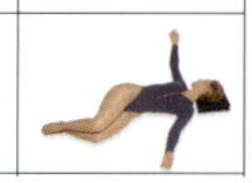

Bei einem Hohlrücken sind Ihre Hüftbeugemuskeln (Hüftflexoren) in der Regel verlängert. Deshalb können Sie die Flexorendehnübungen auslassen.

Weiteres Beispiel für Personen, die eine sitzende Tätigkeit ausüben und eine Hyperkyphose-Hyperlordose-Haltung haben:

Seestern	S. 42	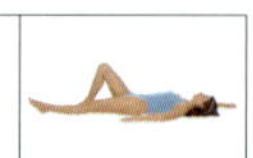
Stabilisierung des Beckens	S. 38	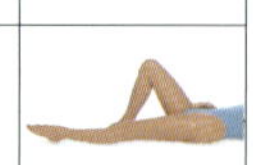
Strecken der Schultern	S. 48	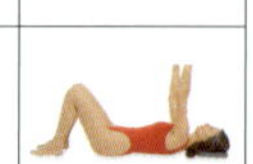
Dehnung des Nackens	S. 50	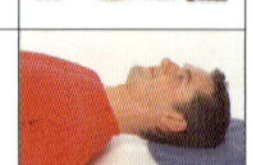
Aufrollen der Wirbelsäule	S. 45	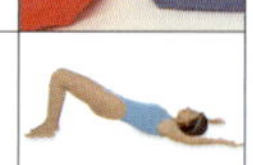
Hüftbeugerdehnung	S. 47	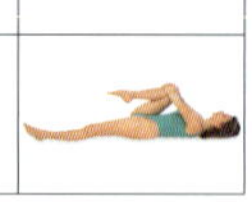

Seitenrollen	S. 54	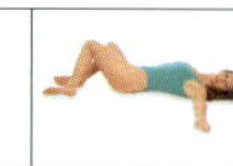
Dehnung der Beinbeuger im Liegen	S. 82	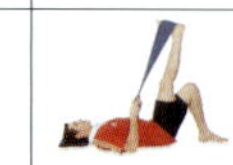
Hochrollen	S. 78	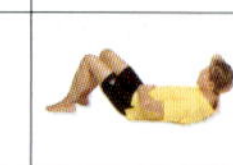
Diagonales Hochrollen	S. 79	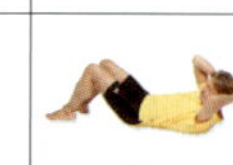
Dehnung der Schenkelstrecker und der Hüftbeuger in Seitenlage	S. 84	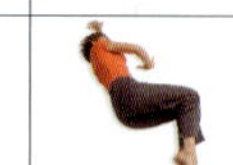
Fächer (ohne Hanteln)	S. 127	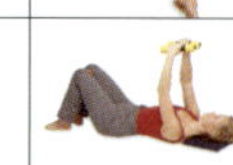
Pfeil oder Diamant-Presse	S. 70 S. 112	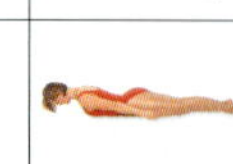
Stern	S. 116	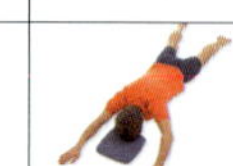
Ruheposition	S. 73	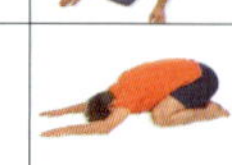
Korkenzieher	S. 98	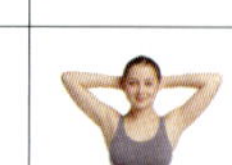
Kosak-Taillendrehung	S. 62	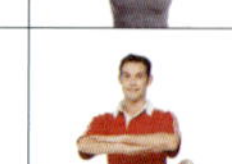
Stummer Diener	S. 56	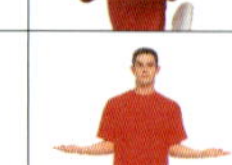
Stabheben	S. 60	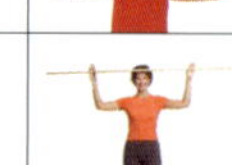
Öffnung der Arme	S. 52	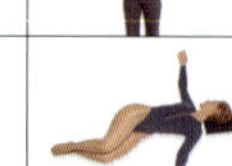

Die acht Pilates-Prinzipien

- Entspannung
- Konzentration – konzentrierte Bewegungsausführung
- Ausrichtung – bewusste Bewegungsausführung
- Atmung
- Zentrierung
- Koordination
- Fließende Bewegungen
- Ausdauer und Regelmäßigkeit

Entspannung

Damit beginnt jeder, der die Pilates-Technik erlernen möchte. Es mag eigenartig erscheinen, dass ein Übungsprogramm so beginnt, denn die meisten würden wahrscheinlich erwarten, ihr Training mit Laufen auf der Stelle oder Dehnübungen zu beginnen. Aber oberste Priorität des Pilates-Trainings ist das Abschalten jeglicher Stressfaktoren. Vor jeder Übungseinheit ist es unerlässlich, sich in den Körper einzufühlen und angespannte Bereiche zu entspannen. Sonst werden Sie immer wieder die falschen Muskeln beanspruchen und den Teufelskreis der falschen Bewegungsmuster nicht durchbrechen können.

Die Erfahrung zeigt, die meisten Verspannungen sitzen im Nacken und im oberen Schulterbereich. Wenn Sie jedoch viel sitzen, können auch die vorderen Hüftmuskeln sehr verspannt sein.

Als Erstes sollten Sie darum versuchen, sich der Verspannung bewusst zu werden und dann auch überlegen, wie sie gelöst werden kann. Mit der Entspannungsposition auf Seite 28 sollten Sie jede Übungsstunde beginnen, denn sie hilft Ihnen, den Stress des Tages „in den Boden fließen zu lassen". Sie werden feststellen, dass viele der Übungen in dieser Position beginnen. Wenn Sie jedoch im Pilates-Programm bereits weiter fortgeschritten sind, dann können Sie auch mit anderen einfachen Grundübungen dieselbe Wirkung erzielen.

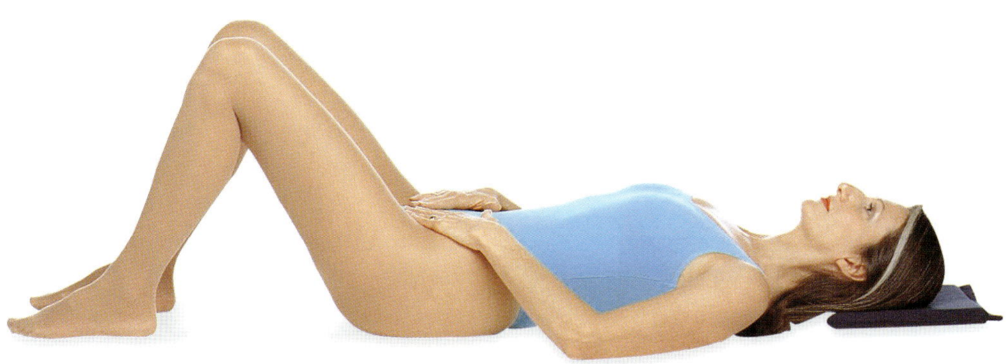

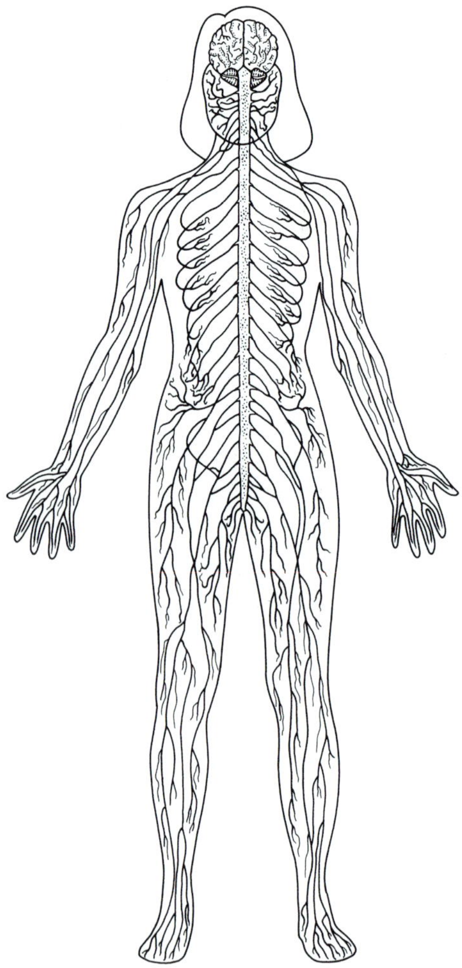

Die Bahnen des Nervensystems

Konzentration

Denken Sie daran: „Es ist der Geist, der den Körper formt." Sie sind entspannt und bereit, mit den Übungen zu beginnen. Durch Entspannung ist es auch leichter, sich zu konzentrieren. Pilates ist nicht nur ein physisches, sondern auch ein mentales Programm, das Körper und Geist trainiert. Sie haben gelernt, dass Bewegungen erst im ständigen Wechselspiel zwischen Gehirn und Muskeln möglich sind.

Das Pilates-Training basiert darauf, dass Sie sich ständig die Art und Weise Ihrer Bewegungen bewusst machen. Sie sollten sich auf jede einzelne Bewegung konzentrieren, um das sensorische Feedback Ihres Körpers zu entwickeln. Erst dadurch werden Sie sich bewusst, wo Sie sich im Raum befinden und was genau Sie mit jedem Körperteil machen. Im Laufe der Zeit werden diese Bewegungen zwar automatisiert, doch sollten Sie weiter an Ihrer Konzentration arbeiten, zumal es immer eine noch höhere Bewusstseinsstufe gibt.

Ausrichtung

Wenn Sie entspannt und konzentriert sind, geht es im nächsten Schritt darum, die Bewegungen bewusst auszuführen. Indem Sie Ihren Körper ständig daran „erinnern", wie er stehen, sitzen, liegen oder sich richtig bewegen muss, richten Sie ihn allmählich besser aus. Das ist unerlässlich, wenn Sie das Gleichgewicht der Muskeln neu herstellen wollen. Wenn Sie üben, ohne auf die richtige Position der Gelenke zu achten, laufen Sie Gefahr, diese zu überanstrengen und neue Ungleichgewichte in den beanspruchten Muskelpartien aufzubauen. Das für jeden Haltungstyp empfohlene Hilfsprogramm wird Ihnen dabei helfen, den Körper mit der Zeit immer besser auszurichten.

Der Erfolg Ihrer Übungen hängt ganz entscheidend von der bewussten Ausführung jeder einzelnen Bewegung ab. Die Knochen müssen in die richtige Position gebracht werden, um auch die richtigen Muskeln zu aktivieren. Die Muskeln sollen lernen, das Gelenk zu stützen.

Die folgende Checkliste hilft Ihnen, Ihren Körper korrekt auszurichten:

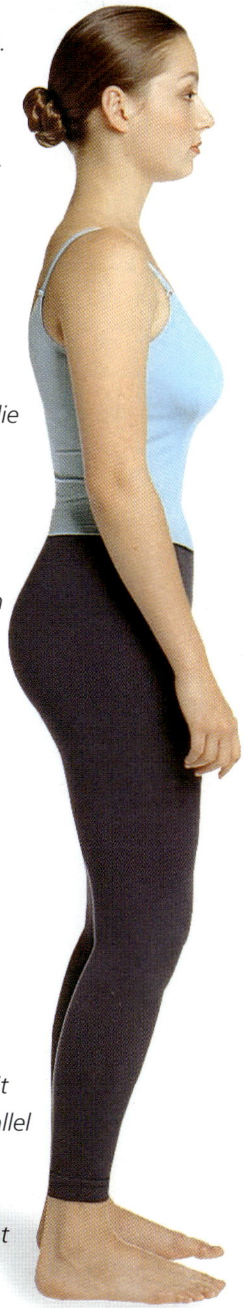

Der Kompass auf Seite 31 soll Ihnen helfen, die neutrale Position des Beckens und der Wirbelsäule zu finden. Wenn Sie sich erst einmal in der Entspannungshaltung an diese Position gewöhnt haben, wird es Ihnen leicht fallen, sie auch im Stehen, Sitzen und seitlichen Liegen einzunehmen, sodass es für Sie die normale Haltung wird. Es kann anfangs schwer sein, die neutrale Position einzunehmen und zu halten, wenn die Muskeln um das Becken stark aus der Balance sind. Dann sollten Sie einen Pilates-Lehrer aufsuchen, der gemeinsam mit Ihnen den besten Weg sucht. Meistens kommen die Muskeln spätestens nach einigen Monaten allmählich ins Gleichgewicht, die neutrale Stellung wird Ihnen dann leichter fallen.

Sie starten Ihr Auto auch nicht, wenn noch ein Gang eingelegt ist – beginnen Sie also auch Ihre Übungen in neutraler Position! Fast alle Pilates-Übungen sollten in der neutralen Position ausgeführt werden, es sei denn, es ist etwas anderes angegeben.

Atmung

Sind Sie entspannt, konzentriert und ausgerichtet, können Sie als Nächstes Ihre Atmung verbessern.

Beobachten Sie vor dem Spiegel, wie Sie atmen. Atmen Sie tief ein und achten Sie dabei auf Ihre Schulten. Heben sie sich in Richtung Ohren und – wenn Sie eine Frau sind – hebt sich gleichzeitig Ihr Busen? Oder dehnt sich beim Einatmen Ihr Unterbauch aus? In beiden Fällen ist Ihre Atmung falsch.

Wie atmet man nach der Pilates-Technik? Tief in den Rücken und in die Seiten hinein, denn genau dort, im Brustkorb, befinden sich Ihre Lungen. Wenn Sie ihn erweitern, haben die Lungen mehr Platz und können mehr Luft aufnehmen. Die Muskeln zwischen den Rippen unterstützen die Ausdehnung des Brustkorbs und machen den ganzen Oberkörper beweglicher. Diese Atemtechnik heißt Thorax- oder Brustatmung. Ihre Lungen werden so zum Blasebalg,

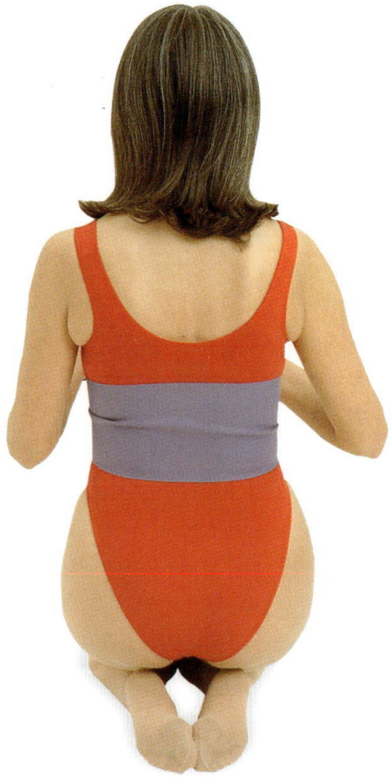

der den unteren Brustkorb beim Einatmen ausdehnt und beim Ausatmen zusammenzieht. Dadurch wird zugleich dem Zwerchfell ermöglicht, sich zu senken.

Die Übung auf Seite 29 zeigt Ihnen die richtige Atmung in die Seiten. Sie ist wichtig für die richtige Ausführung der Übungen, da diese auf die Atmung abgestimmt sind. Man kann jede Bewegung durch Ein- oder Ausatmen unterstützen. Alle Pilates-Übungen sind so gestaltet, dass sie durch die Atmung den Einsatz der richtigen Muskelpartien einleiten und unterstützen. Vielen fällt das richtige Timing anfangs schwer. Aber wenn Sie es erst einmal beherrschen, werden sie erleben, wie wirkungsvoll richtiges Atmen sein kann. In der Regel läuft eine Übung so ab:

- Einatmen zur Vorbereitung einer Bewegung,
- Ausatmen, Nabel zur Wirbelsäule ziehen und bewegen,
- Einatmen, um sich zu erholen.

Wenn man sich beim Ausatmen bewegt, kann man sich in der Dehnung entspannen und verspannt sich nicht wieder. Auch hat man auf diese Weise beim wichtigsten Teil der Übung größere Stabilität im Körperzentrum und kommt nicht in die Versuchung, den Atem anzuhalten. Dies würde nur das Herz belasten und kann zu Komplikationen führen.

Zentrierung: Aufbau eines „Kraftgürtels“

Joseph Pilates hatte etwas entdeckt: Wenn er den Bauchnabel in Richtung Wirbelsäule zurückzog, fühlte sich sein unterer Rücken geschützter an. Die Stabilisierung durch die Tiefenmuskulatur und der Begriff Musculus transversus abdominis waren ihm noch unbekannt, aber er hatte ein gutes Gespür für seinen Körper und integrierte darum die Anweisung „Nabel zur Wirbelsäule ziehen" in all seine Übungen.
Neuere medizinische Erkenntnisse besagen, dass die Stabilität und Muskelbalance am größten sind, wenn die Bewegung vom Beckenboden ausgeht und danach auf die untere Bauchmuskulatur übergeht. Da-

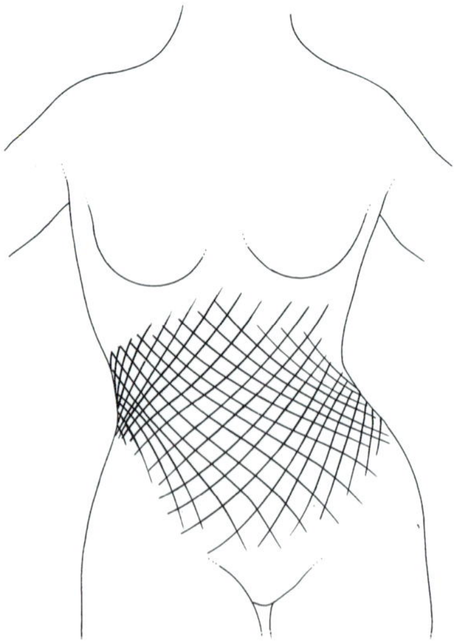

Kraftgürtel

rum wird heute meist in den Übungen die Anweisung „zip up and hollow" gegeben, was so viel bedeutet wie (einen Reißverschluss) „hochziehen und einziehen". Das heißt, beim Ausatmen sollten Sie die Beckenbodenmuskeln hoch und die unteren Bauchmuskeln zurück zur Wirbelsäule ziehen, als ob Sie einen inneren Reißverschluss schließen würden.

Das englische Wort „hollow" heißt „hohl" und macht deutlich, was mit „einziehen" gemeint ist. Es

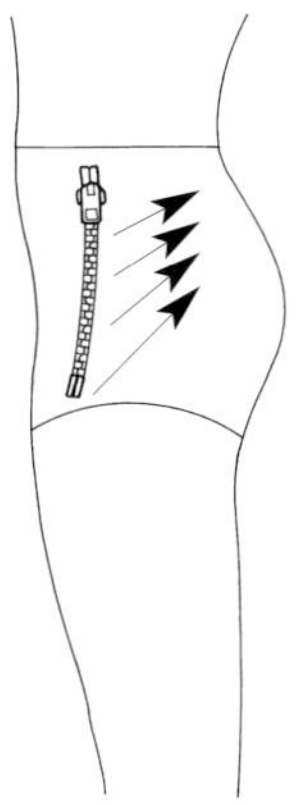

„Nabel zur Wirbelsäule ziehen."

Die Beckenbodenmuskulatur hochziehen und die untere Bauchmuskulatur nach hinten zur Wirbelsäule ziehen.

ist dabei wichtig, dass die Bauchmuskulatur nicht zu stramm angespannt wird. Das würde nur die falschen Muskeln aktivieren. Achten Sie darauf, dass die Stützmuskeln nur mit 30 Prozent ihrer maximalen Kontraktionsintensität arbeiten müssen.

Wenn Sie gelernt haben, in der Körpermitte ein Kraftzentrum aufzubauen, können Sie alle weiteren Dreh- und Dehnungsbewegungen lernen.

Koordination

Nun beherrschen Sie die Thorax- oder Brustatmung und haben gelernt, den Körper richtig auszurichten und in der Körpermitte ein Kraftzentrum aufzubauen. Jetzt geht es darum, wie Sie in dieser Haltung die Bewegung richtig ausführen, ohne dabei das Kraftzentrum zu verlieren. Dies ist anfangs gar nicht so leicht, aber wie das Autofahren wird es Ihnen bald in Fleisch und Blut übergehen und die Muskeln erinnern sich an die richtigen Bewegungsabläufe von selbst.

Bis sie das tun, ist der Lernprozess ein ausgezeichnetes mentales und körperliches Training, um die Bewegungen zu „automatisieren". Wie sie ja bereits wissen, das Gehirn erinnert sich nur an vollständige Bewegungsabläufe und muss deswegen mit den richtigen Mustern „gefüttert" werden, die es dann speichern kann. Für gewöhnlich beginnt man mit kurzen Bewegungssequenzen, auf die dann komplexere Muster aufbauen. Sie sollten stets danach streben, sich nicht auf dem Erreichten auszuruhen und sich stetig höhere Ziele stecken. Manchmal werden Sie natürlich in den Übungen auf Schwierigkeiten und Probleme stoßen. Doch egal welche Übung Sie auch machen, die Bewegungen sollten immer korrekt und vollständig ausgeführt werden. Das heißt, bei jeder Übung sollten die richtigen Muskeln eingesetzt, der Körper ausgerichtet und die Atmung genau sein. Indem Sie diese Bewegungsmuster ständig wiederholen, werden Sie Ihre Bewegungsabläufe langsam verändern.

Fließende Bewegungen

Bei der Pilates-Methode ist es wichtig, dass die natürlichen Bewegungen korrekt, anmutig und kontrolliert ausgeführt werden. Nie wird von Ihnen verlangt werden, sich zu verdrehen, zu verrenken oder zu überanstrengen. Fast alle Bewegungen werden langsam ausgeführt und beginnen immer aus dem Kraftzentrum heraus. So können Sie anfangs Ihre Körperausrichtung überprüfen und darauf achten, die für die jeweilige Übung richtigen Muskeln einzusetzen. Sie können jederzeit abbrechen, wenn Sie Beschwerden haben. Dies macht Pilates so sicher. Langsam heißt dabei nicht aber leicht – es ist sogar schwerer, eine Übung langsam auszuführen als schnell. Außerdem kann man dabei nicht mogeln.

Ausdauer

Letztendlich sollen Ihre Muskeln jederzeit die nötige Ausdauer für die entsprechenden Bewegungsmuster haben. Dies erreichen Sie aber nur, wenn Sie die Stützkraft der Muskeln langsam immer mehr fordern. Je geübter Sie werden, desto selbstverständlicher arbeiten Ihre Muskeln.

Ihre Kondition und Ausdauer werden sich deutlich bessern. Sie werden keine unnötige Energie mehr damit verschwenden, Verspannungen zu ertragen oder sich unkontrolliert zu bewegen. Viele klagen über Müdigkeit, wenn sie einen Tag auf den Beinen waren. In schlechter Haltung zu stehen ist natürlich ermüdend. Der Brustkorb ist zusammengedrückt und so können die Lungen nur eingeschränkt arbeiten. Wenn Sie lernen, sich zu öffnen und den Körper zu strecken, wird die Atmung sehr viel effizienter. Alle Pilates-Übungen sind so angelegt, dass sie die Atmung unterstützen. So können auch das Lymphsystem und der Blutkreislauf besser funktionieren. Nur Herz und Gefäße werden bei Pilates nicht trainiert. Wenn Sie die Fünferserie auf Seite 176 nacheinander absolvieren, wird sich Ihr Puls zwar erhöhen, aber für eine gute Kondition sollten Sie zusätzlich etwas Ausdauertraining in Ihr Fitnessprogramm einbauen. Walking, Radfahren und Schwimmen (vor allem Rückenschwimmen) sind ausgezeichnet dazu geeignet, die Kondition zu trainieren, aber denken Sie immer daran, auch hierbei Ihren Körper richtig zu bewegen. Sonst werden Sie die durch Pilates gespeicherten richtigen Bewegungsabläufe wieder verlieren.

Die acht Pilates-Prinzipien in Kurzform

Entspannung

Nehmen Sie sich zu Beginn jedes Trainings einige Minuten Zeit, um Ihren Körper von unerwünschten Spannungen zu befreien. Idealerweise tun Sie das in der Entspannungsposition (S. 28). Eine Alternative sind Übungen wie „Dehnung der Beinbeuger" oder Abrollübungen (fortgeschrittene Übungen), um Körper und Geist auf das Training vorzubereiten.

Konzentration

Machen Sie Ihren Kopf frei, und achten Sie ganz auf Ihren Körper, wenn Sie trainieren. Konzentrieren Sie sich auf jede einzelne Bewegung, sodass Sie ganz „in" der Übung und sich ihrer selbst völlig bewusst sind.

Ausrichtung

Nutzen Sie diese Konzentration, um vor und während der Übung richtig ausgerichtet zu sein.

Atmung

Atmen Sie tief in die Seiten und in den Rücken (Thorax- oder Brustatmung). Beim Ausatmen lassen Sie die Rippen sich wieder senken und das Brustbein nachgeben. Timing: Beim Einatmen strecken Sie sich durch die Wirbelsäule nach oben, beim Ausatmen ziehen Sie den Bauchnabel nach oben und zur Wirbelsäule und führen die Bewegung aus. Beim nächsten Einatmen entspannen Sie sich, halten aber den Nabel hoch- und eingezogen.

Zentrierung

Wenn Sie ausatmen, ziehen Sie die Muskeln vom Beckenboden nach oben (zip up) und die unteren Bauchmuskeln zurück zur Wirbelsäule (hollow). Halten Sie dieses Kraftzentrum, das Sie vor jeder Bewegung aufgebaut haben, auch beim Einatmen aufrecht.

Koordination

Koordinieren Sie Ihre Ausrichtung, Atmung und Zentrierung mit Ihren Bewegungen. Fangen Sie mit einfachen Übungen wie dem Seestern (S. 42) an, und bauen Sie die Übungen langsam aufeinander auf, bevor Sie sich an schwierigere Übungsreihen wie die Dehnung mit beiden Beinen (S. 156) wagen und schließlich bei der Fünferserie anlangen.

Fließende Bewegungen

Kontrollieren Sie Ihre Bewegungen, und achten Sie darauf, dass Sie sich von Ihrem Kraftzentrum aus dehnen oder strecken. Überanstrengen Sie sich nie, vermeiden Sie Stress und bleiben Sie immer im natürlichen Rhythmus der jeweiligen Übung.

Ausdauer

Stellen Sie Ihre Standfestigkeit immer wieder auf die Probe, um Ihre Ausdauer und Fitness zu verbessern. Wagen Sie sich nicht zu früh an schwierige Übungen heran. Hierzu wird bei jeder Übung die Trainingsstufe angegeben. Vergessen Sie bitte nicht, auch Ausdauerübungen, wie zum Beispiel Power-Walking, in Ihr wöchentliches Trainingsprogramm einzubauen.

Bevor Sie anfangen

- Setzen Sie sich nicht unter Zeitdruck.
- Schalten Sie das Telefon ab oder den Anrufbeantworter ein.
- Wenn Sie keine absolute Stille brauchen, legen Sie klassische oder meditative Hintergrundmusik auf.
- Alle Übungen sollten auf einer gepolsterten Matte durchgeführt werden.
- Ihre Kleidung sollte bequem sein, Ihnen Bewegungsfreiheit geben und Sie warm halten.
- Am besten trainieren Sie barfuss oder in Socken.
- Trainieren Sie möglichst am späten Nachmittag oder wann immer Ihre Muskeln durch die tägliche Bewegung aufgewärmt sind. Sie können natürlich auch am Morgen üben, aber nehmen Sie sich dann die Zeit, sich aufzuwärmen.
- Sie brauchen Platz. Sie sollten nicht unterbrechen müssen, um Möbel zu verschieben. Auch bei Übungen an der Wand brauchen Sie Platz um sich herum.
- Bei manchen Übungen brauchen Sie ein kleines, flaches, aber festes Kissen, um es unter den Kopf zu legen, oder ein gefaltetes Handtuch oder größeres Kissen, einen langen Schal oder einen Tennisball.

Bitte trainieren Sie nicht, wenn

- Sie sich nicht wohl fühlen.
- Sie gerade gegessen haben.
- Sie Alkohol getrunken haben.
- Sie nach einer Verletzung Schmerzen haben. (Konsultieren Sie immer Ihren Arzt. Sie müssen sich vielleicht erst erholen, bevor Sie wieder trainieren können.)
- Sie Schmerzmittel eingenommen haben. (Sie nehmen dann keine Warnsignale des Körpers mehr wahr.)
- Sie in ärztlicher Behandlung sind oder Medikamente einnehmen. (Konsultieren Sie auch dann erst Ihren Arzt.)

Suchen Sie – bevor Sie mit Pilates-Übungen beginnen – immer Ihren Arzt auf, wenn Sie Rückenprobleme haben oder andere medizinische Hilfe in Anspruch nehmen. Viele der Übungen können bei Rückenproblemen helfen, aber Sie sollten sich von Fachleuten beaufsichtigen lassen.

Bitte beachten Sie, dass Sie während einer Schwangerschaft nicht alle Übungen machen sollten (s. S. 237).

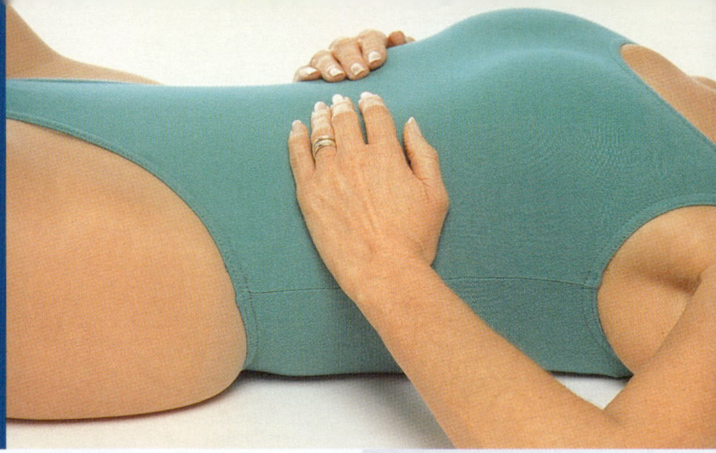

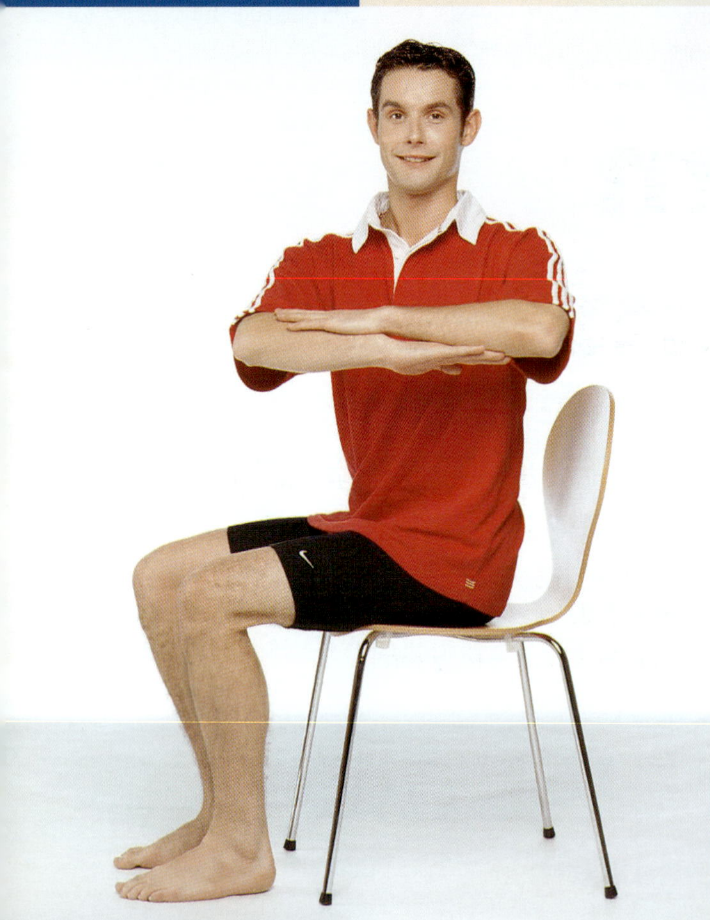

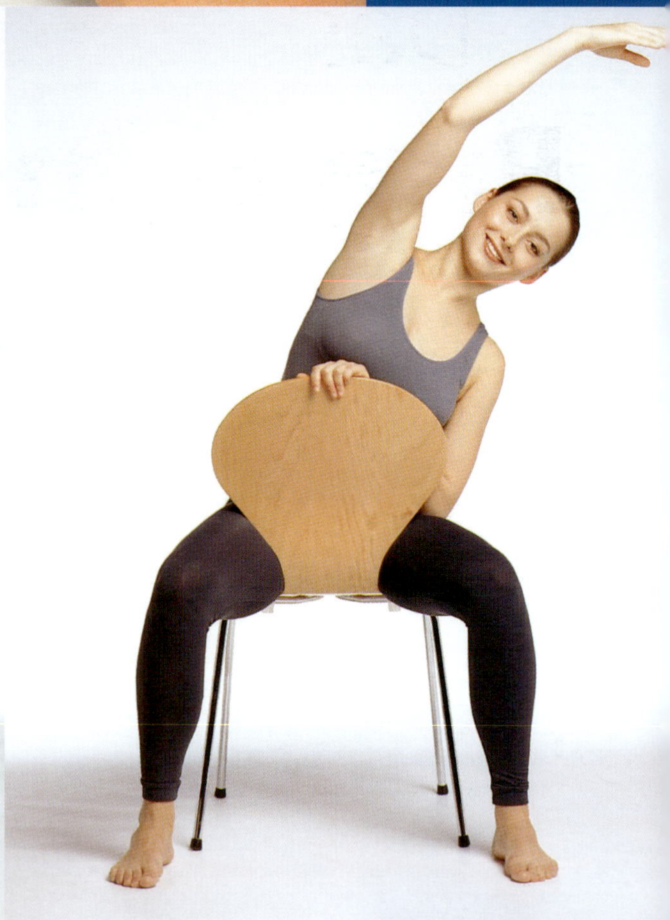

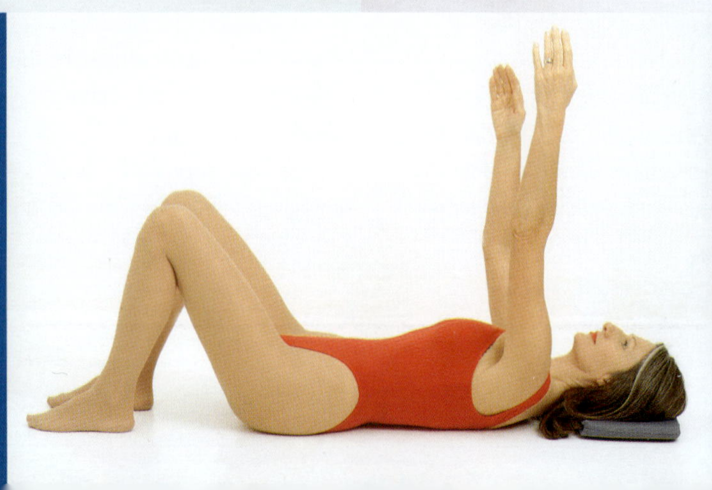

Das **Programm** für **Anfänger**

Die Übungen dieser ersten Stufe führen Sie in die Grundlagen korrekter Bewegung ein. Erst wenn Sie sich diese Grundlagen angeeignet haben, sollten Sie mit dem Mittelstufen-Programm fortfahren.

Entspannungsposition

Hilfsmittel

Ein flaches festes Kissen (wenn erwünscht).

Wirkung

Geist und Körper werden auf die Übung vorbereitet. Mit dieser Position können Sie jedes Training beginnen und zur Entspannung auch beenden. In dieser Position lockern sich unerwünschte Verspannungen, der Rumpf weitet sich und die Wirbelsäule kann sich strecken.

Ausgangsposition

- Legen Sie sich mit einem festen flachen Kissen unter dem Kopf auf eine Matte. Der Hals soll sich in dieser Lage lockern und strecken können. Sie sollten sich vollkommen wohl fühlen.
- Winkeln Sie die Knie an, setzen Sie die Füße in einer Linie zu den Hüften auf. Manche Menschen fühlen sich wohler, wenn sie die Füße etwas weiter auseinander in einer Linie mit den Schultern aufsetzen. Auch das ist möglich. Halten Sie die Füße parallel und die Zehen gestreckt – anfangs können Sie diese Haltung von jemandem prüfen lassen.
- Legen Sie die Hände auf den Unterleib.

Übung

1. Dehnen Sie den Körper in die Breite und in die Länge.
2. Werden Sie sich eventueller Spannungen bewusst und lassen Sie sie „in den Boden schmelzen".
3. Stellen Sie sich vor, Sie hätten trockenen Sand in den Gesäßtaschen, den Sie langsam aus den Taschen auf den Boden rieseln lassen.
4. Entspannen Sie die Oberschenkel und lockern Sie den Hüftbereich.
5. Entspannen Sie Hals und Nacken.

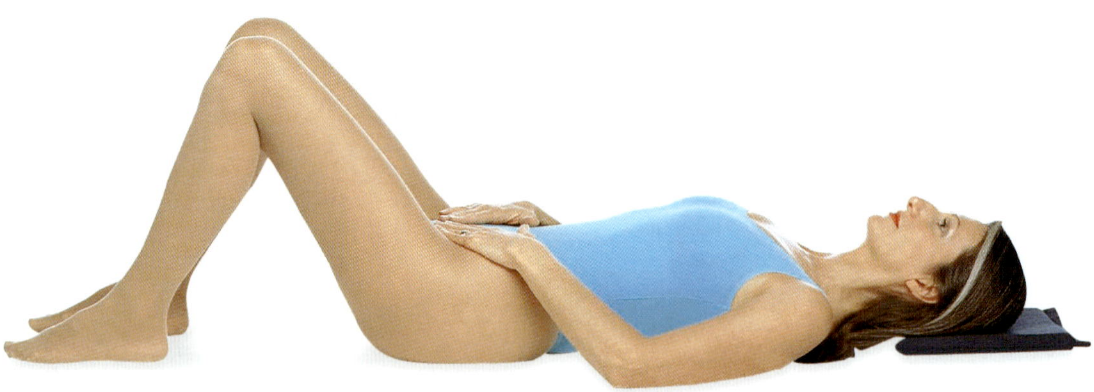

Seitenatmung

Bei der auch Thorax- oder Brustatmung genannten Seitenatmung funktionieren die Lungen wie ein Blasebalg. Beim Einatmen dehnt sich der untere Brustkorb zu den Seiten hin aus und schließt sich beim Ausatmen wieder. Diese Atemtechnik aktiviert die richtigen Bewegungsmuster und ermöglicht es Ihnen, bei der Bewegung zentriert zu bleiben.

Hilfsmittel

Ein Hals- oder Handtuch.

Übung

1 Sitzen oder stehen Sie aufrecht, legen Sie ein Hals- oder Handtuch um den Brustkorb und kreuzen Sie es vor der Brust.

2 Halten Sie die Enden des Tuchs fest. Die Schultern bleiben entspannt, die Ellbogen offen. Ziehen Sie das Tuch leicht fest, und atmen Sie so in die Seiten, dass der Brustkorb den Stoff dehnt.

3 Beim Ausatmen lassen Sie das Brustbein wieder locker. Sie können das Tuch dabei auch etwas strammer ziehen und so Ihren Lungen helfen, sich zu leeren. Wiederholen Sie das Ein- und Ausatmen zehnmal. Achten Sie darauf, dass Ihre Schultern unten bleiben und Sie das Brustbein nicht hochziehen. Atmen Sie leicht und ungezwungen. Hören Sie sofort auf, wenn Ihnen schwindelig wird.

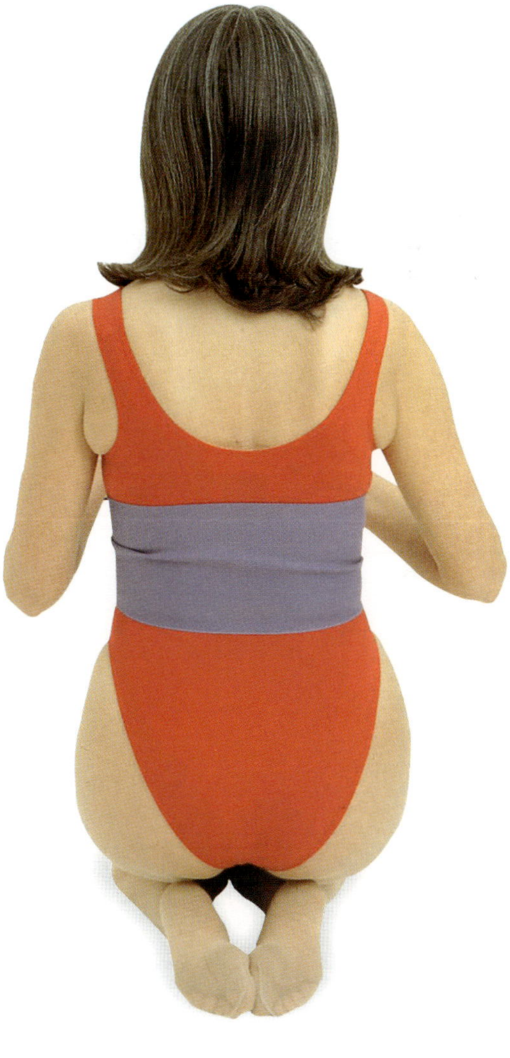

Atmung in der Entspannungsposition

Wirkung

Seitenatmung und Entspannungsposition werden zusammen geübt, um sich leichter entspannen und konzentrieren zu können.

Ausgangsposition

- Legen Sie sich in die Entspannungsposition (s. Seite 28).

Übung

- Legen Sie die Hände auf die unteren Rippenbögen.
- Atmen Sie zur Vorbereitung tief in die Seiten und in den Boden, und spüren Sie, wie Ihre Finger dabei auseinander gehen.
- Atmen Sie aus, und fühlen Sie, wie die Rippen wieder sanft zusammengehen.
- Atmen Sie auf diese Weise achtmal sanft und tief ein und wieder aus.

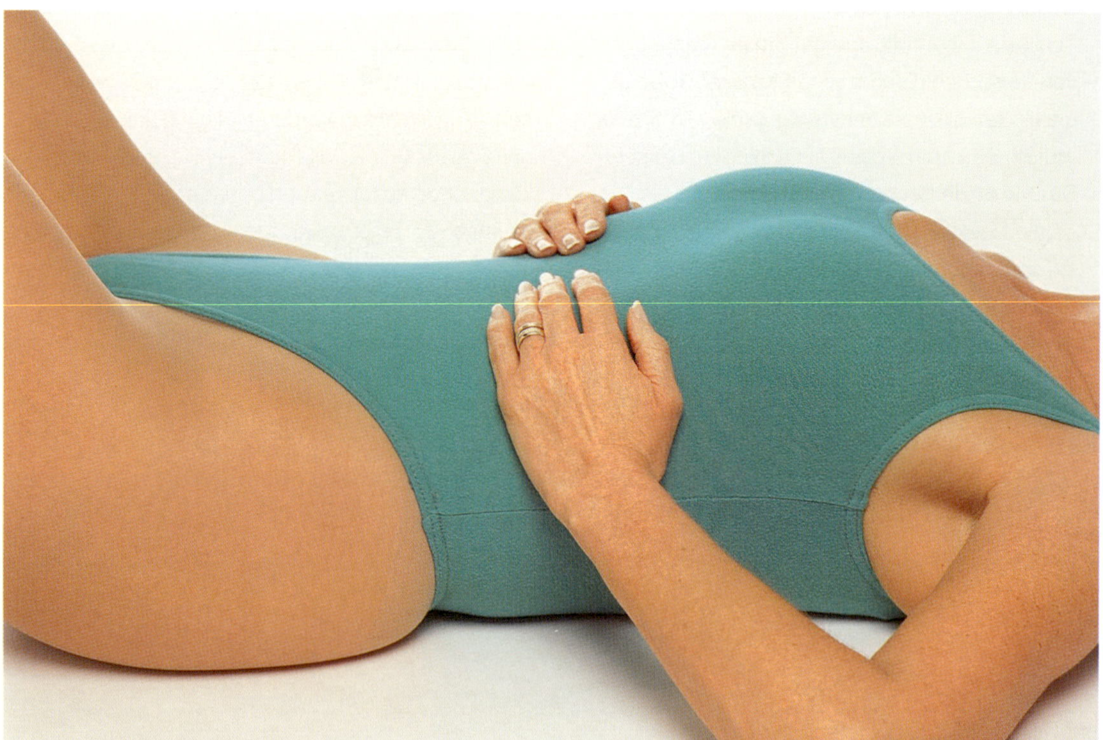

Kompass: die neutrale Stellung finden

Wirkung

Sie finden die neutrale Stellung von Becken und Wirbelsäule.

Ausgangsposition

- Nehmen Sie die Entspannungsposition ein.
- Stellen Sie sich vor, Sie hätten einen Kompass im Unterleib: Der Nabel ist Norden, das Schambein Süden. Westen und Osten liegen seitlich.
- Wir schauen uns zwei falsche Stellungen an, um anschließend die richtige zu finden.

Übung

1 Kippen Sie das Becken nach oben in Richtung Norden, und schauen Sie sich an, was dabei mit Ihrer Taille, Ihrer Hüfte und Ihrem Steißbein passiert: Die Taille ist flach, weil Sie sie in den Boden gedrückt haben, die Krümmung im Rücken ist verschwunden. Sie haben die Muskeln rund um die Hüften aktiviert und den geraden Bauchmuskel (Musculus rectus abdominis) angespannt. Das Steißbein hat sich vom Boden gehoben.

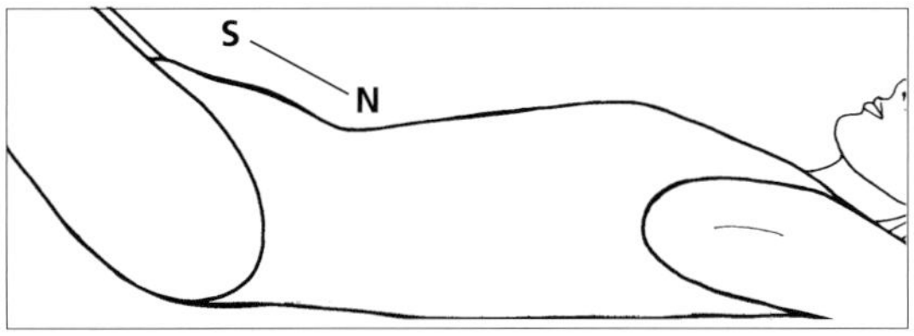

Nach Norden gekippt

2 Kippen Sie das Becken nun vorsichtig nach unten in Richtung Süden. (Lassen Sie den Test ganz aus, wenn Sie eine Rückenverletzung haben.) Jetzt ist der untere Rücken zu stark gekrümmt und fühlt sich ungeschützt an. Die Rippen sind nach außen gestellt, der Bauch wölbt sich und wahrscheinlich haben Sie ein Doppelkinn.

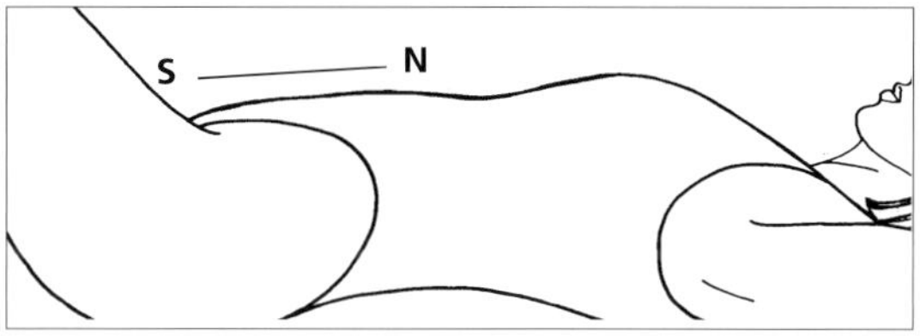

Nach Süden gekippt

3 Kehren Sie zurück in die Ausgangsposition.

Jetzt versuchen Sie die neutrale Position zwischen diesen beiden Extremen zu finden. Denken Sie wieder an den Kompass. Seine Nadel hat die Aufgabe einer Wasserwaage. Das Steißbein bleibt auf dem Boden und hält die Spannung, stellen Sie sich vor, es würde sich vom Boden wegbewegen. Das Becken behält seine natürliche Lage, ohne sich wegzudrehen. In Ihrem unteren Rücken bildet sich jetzt ein kleiner Bogen. Das ist die neutrale Stellung. Wenn Sie keine andere Anweisung bekommen, sollten alle Übungen in dieser Position durchgeführt werden. Sie sollten lernen, jederzeit im Stehen, Liegen, Sitzen oder seitlichen Liegen die neutrale Stellung einzunehmen. Sie würden Ihr Auto auch nicht starten,

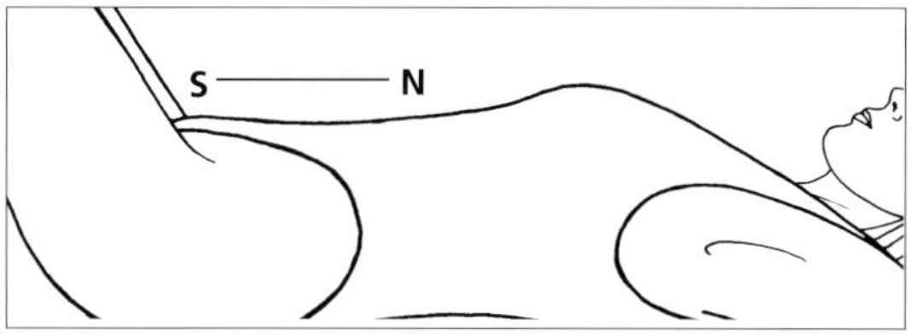

Die neutrale Stellung

wenn das Getriebe nicht im Leerlauf ist. Beginnen Sie also auch keine Übung, ohne dass Sie die neutrale Stellung eingenommen haben. ▷

Seien Sie besonders aufmerksam, wenn Sie die untere Bauchmuskulatur einsetzen (s. S. 33), denn man ist leicht versucht, das Becken nach Norden oder Süden kippen zu lassen. Im Liegen können Sie zur Kontrolle eine Hand unter die Taille schieben. Wenn Sie dabei spüren, dass Sie die Wirbelsäule in den Boden drücken, machen Sie etwas falsch.

Auch sollten Sie wissen, dass bei einem breiten Gesäß in der Regel auch der Rücken hohler ist – das muss allerdings nicht bedeuten, dass Ihr Rücken zu stark gekrümmt ist. Machen Sie sich mit Ihrer persönlichen, natürlichen Krümmung vertraut.

Achten Sie auch immer darauf, dass das Becken zwischen Osten und Westen in der Waagerechten ist. Viele Menschen leiden unter einem verdrehten Becken. Es kann nach einer Seite gedreht oder gekippt sein. Dann sollten Sie bei jeder Übung besonders auf seine neutrale, waagerechte und stabile Stellung achten, damit die richtigen Muskeln aktiviert werden. Wenn jedoch mehrere Bewegungen gleichzeitig ausgeführt werden, kann es passieren, dass das Becken manchmal die neutrale Stellung verlässt. Diese Gefahr besteht besonders bei den Abrollübungen.

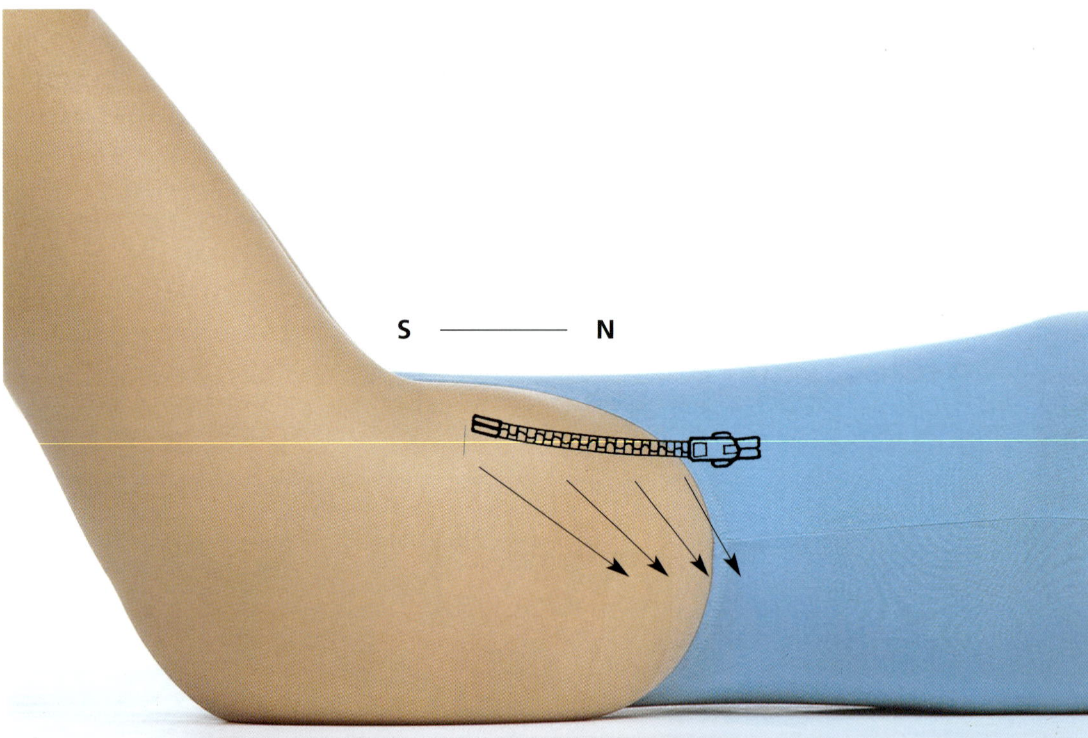

Stabilisierung der Lendenwirbelsäule (Zentrierung und Kernstabilität)

Wirkung

Die tief liegende Stützmuskulatur des Beckens und der Wirbelsäule (Musculus transversus abdominis), die Beckenboden- und die Rückenmuskulatur (Musculi multifidi) sollen erfühlt und trainiert werden.

Es wurde bereits nachdrücklich darauf hingewiesen, wie wichtig es ist, in der Körpermitte ein Kraftzentrum, eine Kernstabilität aufzubauen, die bei Bewegungen den Rumpf stützt. Zuvor sollten Sie lernen, die tief liegenden Muskeln einzusetzen.

Um eine möglichst große Stabilität zu erreichen, ziehen Sie die Beckenbodenmuskulatur zusammen und ziehen gleichzeitig die untere Bauchmuskulatur ein, um den quer verlaufenden Bauchmuskel (Musculus transversus abdominis) zu aktivieren.

Das ist nicht einfach. Es erfordert hohe Konzentration, die Beckenbodenmuskulatur auf diese Weise zu „isolieren". In dieser Muskelregion liegen bei Mann und Frau die Harnröhre, bei der Frau auch die Muskeln der Vagina. Jetzt wird noch nicht von der Muskulatur des Afters (Anus) die Rede sein. Man verwechselt sie allerdings leicht mit den Gesäßmuskeln und aktiviert damit oft ungewollt die falschen Muskeln.

So komisch es klingt: Um die Beckenbodenmuskeln zu isolieren, hilft es, am Daumen zu saugen. Dabei versuchen Sie, die Muskeln nach oben und innen zu ziehen – verrückt, aber effektiv. Auch die folgende Übung hilft, die richtigen Muskeln zu finden und in der richtigen Intensität (30 Prozent) einzusetzen.

Achten Sie auf:

- Einziehen
- Aushöhlen
- Bauchnabel zur Wirbelsäule ziehen
- Einsaugen ▷

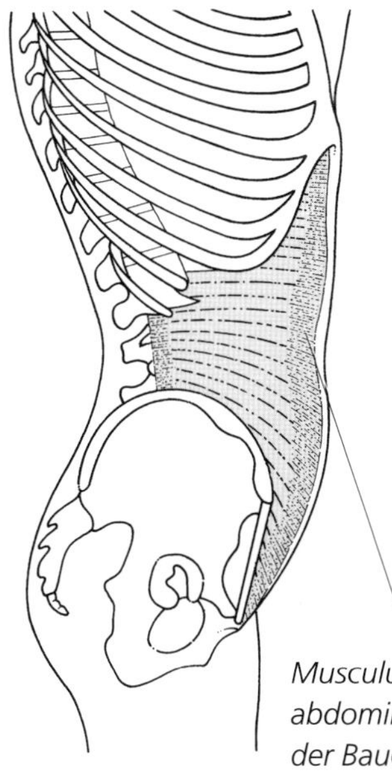

Musculus transversus abdominis (quer verlaufender Bauchmuskel bzw. Ihr „Kraftgürtel")

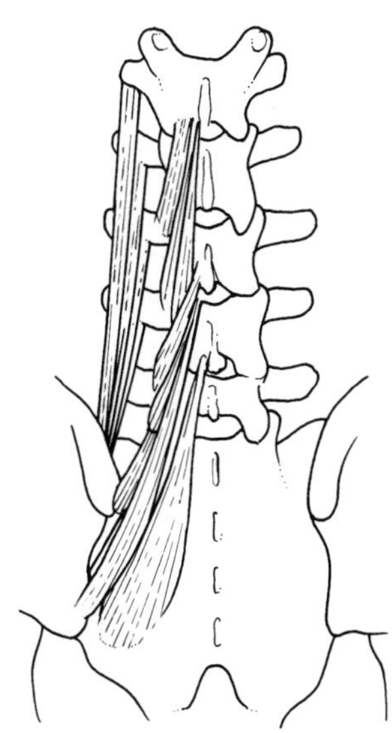

Musculi multifidi (Rückenmuskeln)

Becken-Aufzug im Sitzen

Hilfsmittel

Ein stabiler Stuhl.

Ausgangsposition

- Sie sitzen auf einem Stuhl.
- Sitzen Sie im rechten Winkel, Ihr Gewicht gleichmäßig auf beide Gesäßhälften verteilt.
- Stellen Sie sich vor, Ihr Beckenboden sei ein Lift. Diesen fahren Sie nun in verschiedene Etagen.

Übung

1 Atmen Sie zur Vorbereitung in die Seiten und in den Rücken und strecken Sie sich durch die Wirbelsäule nach oben.

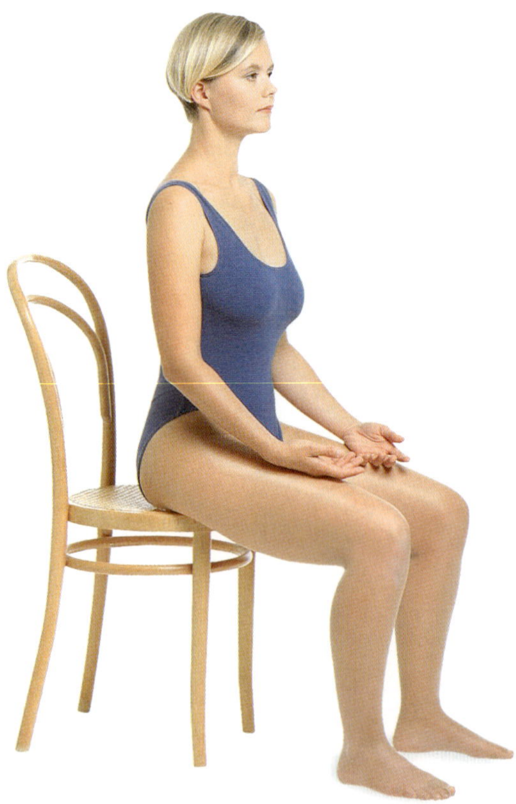

2 Beim Ausatmen ziehen Sie die Muskeln des Beckenbodens nach oben, als wollten Sie den Harnfluss verhindern: Fahren Sie so den Lift in die erste Etage.

3 Atmen Sie ein und schicken Sie den Lift wieder ins Erdgeschoss.

4 Atmen Sie aus und holen Sie den Lift in die zweite Etage hoch. Achten Sie darauf, wie die untere Bauchmuskulatur sich automatisch aktiviert.

5 Atmen Sie ein und lassen Sie den Lift wieder los.

6 Atmen Sie aus und holen Sie ihn in die dritte Etage.

7 Atmen Sie ein und lassen Sie den Lift wieder los.

Hinweise

- Wenn Sie die zweite Etage erreichen, sollten Sie die tief liegende untere Bauchmuskulatur spüren. Manche spüren sie schon in der ersten. Der quer verlaufende Bauchmuskel (Musculus transversus abdominis) kommt hier ins Spiel. Wenn Sie die Übung von unten starten, sollte der gerade Bauchmuskel (Musculus rectus abdominis) ruhig bleiben. Andernfalls würden Sie die Muskeln spätestens in der obersten Etage zu 40 Prozent einsetzen, und der höher liegende gerade Bauchmuskel würde langsam, aber sicher die Führung übernehmen.

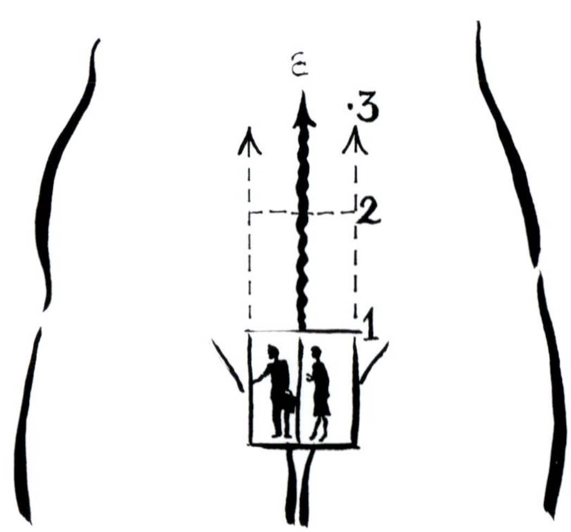

Becken-Aufzug

- Die Gesäßmuskeln bleiben entspannt.
- Der Kiefer muss locker bleiben.
- Die Schultern sollten nicht nach oben gezogen werden – halten Sie sie entspannt unten.
- Versuchen Sie, um die Hüften locker zu bleiben.
- Halten Sie das Becken und die Wirbelsäule still.

Wenn Sie herausgefunden haben, wo Ihre Stützmuskeln liegen, lernen Sie, wie Sie sie in den einzelnen Positionen einsetzen. Sie sollten sich die Beckenbodenmuskulatur als inneren Reißverschluss vorstellen, den Sie hochziehen, während Sie die untere Bauchmuskulatur nach hinten zur Wirbelsäule ziehen. Wir werden diese Anweisung fortan „Nabel zur Wirbelsäule" nennen.

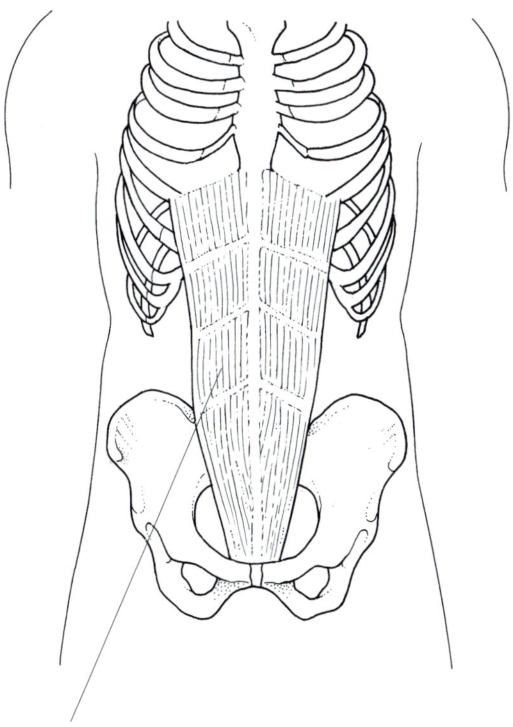

Musculus rectus abdominis

Der Musculus rectus abdominis (gerader Bauchmuskel) kann leicht dominieren.

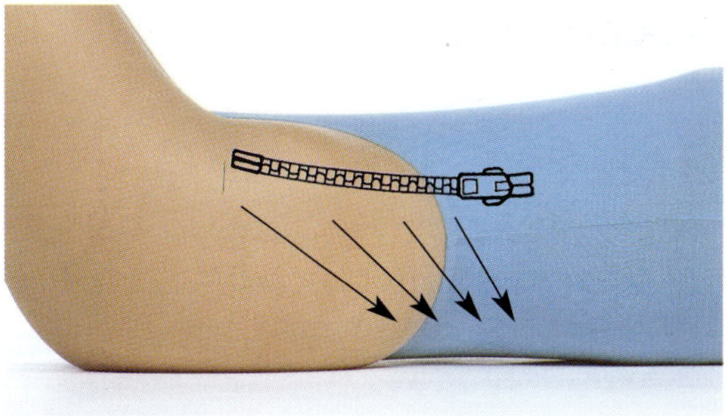

Die folgenden drei Positionen sollen Ihnen helfen, nicht zu mogeln.

Vierfüßlerstand

Übung

1 Knien Sie auf allen vieren – die Hände liegen eine Schulterbreite auseinander direkt unter den Schultern.

2 Die Knie sind direkt unter den Hüften. Ihr Kopf bildet mit dem Steißbein eine waagerechte Linie. Becken und Wirbelsäule sind in neutraler Stellung.

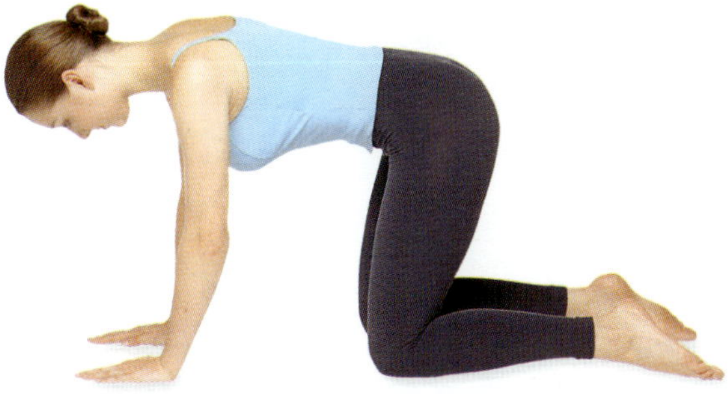

3 Einatmen.

4 Ausatmen. Nabel zur Wirbelsäule ziehen. Ihr Rücken bleibt ruhig.

5 Einatmen und Entspannen. ▷

Bauchlage

Übung

1 Legen Sie sich auf den Bauch, den Kopf auf die zusammengefalteten Hände, die Schultern öffnen sich nach außen und entspannen den oberen Rücken – vielleicht brauchen Sie ein kleines flaches Kissen unter dem Bauch, wenn Sie diese Position am unteren Rücken als unbequem empfinden.
2 Die Beine liegen schulterbreit auseinander und sind entspannt.
3 Einatmen, Nabel zur Wirbelsäule ziehen. Dabei heben Sie die untere Bauchmuskulatur vom Boden.

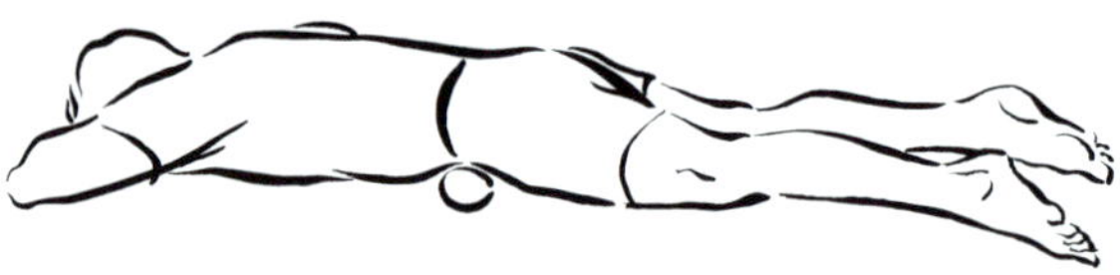

4 Stellen Sie sich vor, ein kostbares Ei, das nicht zerdrückt werden darf, läge unter dieser Muskulatur.
5 Halten Sie dabei die Gesäßmuskeln locker.
6 Einatmen und Entspannen.
7 Auch dabei sollten Becken und Wirbelsäule ruhig bleiben.

In der Entspannungsposition (halbe Rückenlage)

Übung

1 Legen Sie sich auf den Rücken. Ihr Becken ist neutral.
2 Atmen Sie zur Vorbereitung ein und machen Sie sich durch die Schädeldecke lang.
3 Ausatmen, Nabel zur Wirbelsäule ziehen, den Beckenboden nach oben ziehen.
4 Das Becken darf nicht kippen. Halten Sie das Steißbein auf dem Boden und lassen Sie es lang werden.
5 Atmen und entspannen.

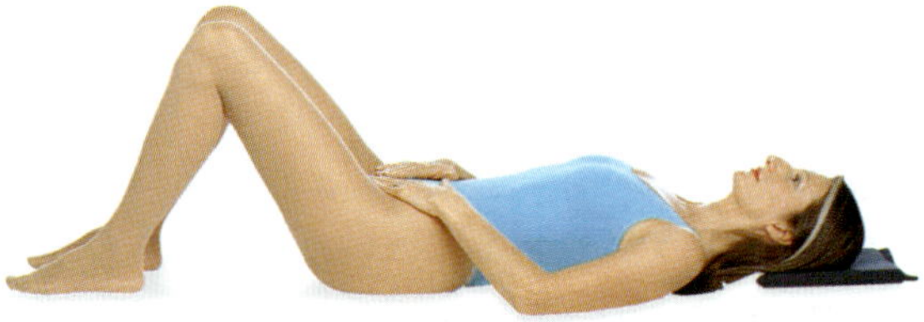

Die jetzt gehaltenen Spannungen bilden in der Körpermitte das Kraftzentrum. Bei den meisten Übungen werden Sie gebeten, den Nabel zur Wirbelsäule zu ziehen, wenn Sie *vor* und *während* der Bewegung die untere Bauchmuskulatur in Richtung Wirbelsäule bewegen und sich aus diesem Kraftzentrum heraus „verlängern" sollen.

Achten Sie darauf, dass Sie das Becken nicht wegkippen lassen oder wegdrehen, das wäre das Kippen nach Norden. Sie würden Ihre neutrale Position verlieren, andere Muskeln – der gerade Bauchmuskel und die Hüftbeuger – kommen ins Spiel und übernehmen die Funktion des quer verlaufenden Bauchmuskels. Schieben Sie eine Hand unter die Taille, um zu prüfen, ob Sie nicht vielleicht doch die Wirbelsäule in den Boden drücken. Das sollten Sie vermeiden.

Anmerkung: Zu Beginn erfolgte die Anweisung, den Nabel beim Ausatmen zur Wirbelsäule zu ziehen. Wenn Sie jedoch gelernt haben, die richtigen Muskeln zu lokalisieren und einzusetzen, sollten Sie den Nabel beim Aus- und Einatmen an dieser Position halten.

Entspannungsposition mit Atmung und Stabilisierung

Wirkung

Kombination von korrekter Ausrichtung mit Seitenatmung und Stabilisierung.

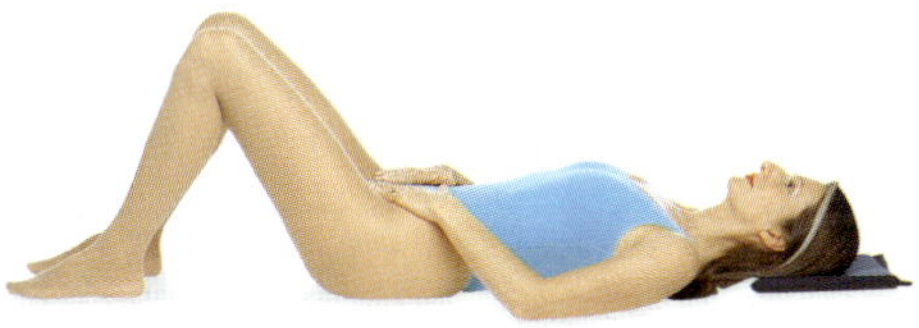

Ausgangsposition

- Rückenlage in der Entspannungsposition.

Übung

1 Legen Sie die Hände auf das Becken, die Fingerspitzen auf das Schambein und die Handballen auf die Beckenknochen. Prüfen Sie, ob Schambein und Beckenknochen in der neutralen Beckenposition, also auf gleicher Höhe sind, das heißt weder einfallen noch hervorstehen.

2 Bewegen Sie die Hände zum unteren Rippenbogen und atmen Sie einige Male tief in die Seiten und in den Boden. Atmen Sie bewusst in den unteren Brustkorb, die Lungen dehnen sich wie ein Blasebalg.

3 Um die tief liegenden Stützmuskeln zu finden, welche die Lendenwirbelsäule halten, atmen Sie ein und ziehen Sie anschließend beim Ausatmen die Beckenmuskeln nach oben und den Nabel zur Wirbelsäule. Das Becken sollte dabei auf keinen Fall gekippt werden. Es bleibt völlig unbeweglich. Einatmen und Entspannen.

4 Wenn Ihnen die Atmung in den unteren Brustkorb gelingt und Sie bequem den Nabel zur Wirbelsäule ziehen können, versuchen Sie ihn dort beim *Aus- und Einatmen* zu halten. Ihre untere Bauchmuskulatur bleibt eingezogen und tritt nicht hervor.

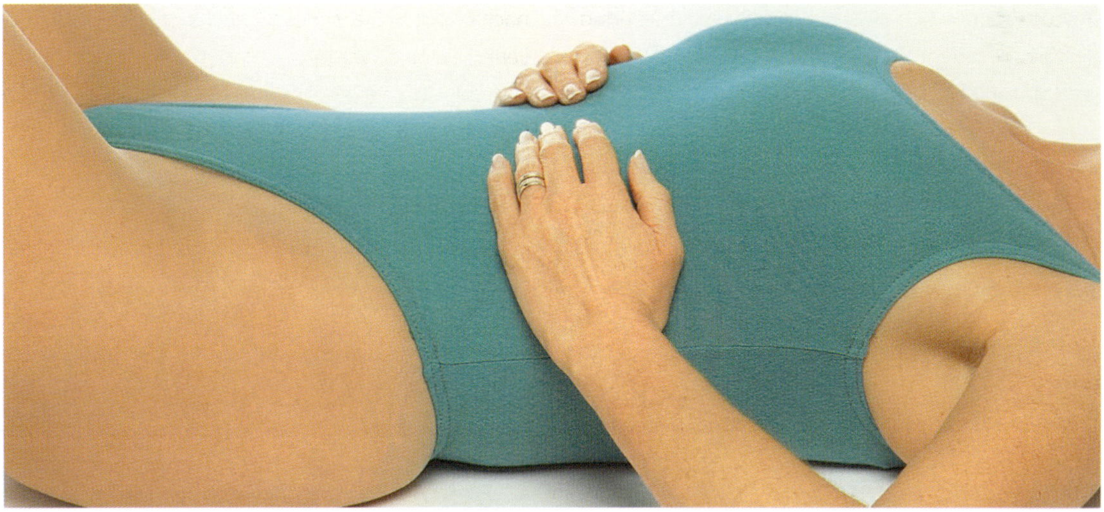

Stabilisierung des Beckens

Wirkung

Sie lernen, das Becken in neutraler Stellung zu halten, während die Gliedmaßen sich bewegen.

Sie beherrschen mittlerweile die richtige Atmung, können Becken und Wirbelsäule korrekt ausrichten, ein Kraftzentrum aufbauen und die Stützmuskulatur isolieren. Nun lernen Sie, sich in dieser Haltung zu bewegen. Es ist anfangs schwierig, aber denken Sie an das Fahrradfahren. Irgendwann funktioniert es ganz automatisch. Das Ziel erreichen Sie mit der Koordination von mentalem und physischem Training. Es stimuliert den Informationsaustausch zwischen Gehirn und Muskeln – es ist ein Training von Körper und Geist.

Für gewöhnlich beginnt man mit kleinen einfachen Bewegungen und entwickelt dann kompliziertere Kombinationen. Bei Letzteren werden Sie vier Bewegungen kennen lernen, bei denen Sie das Becken völlig ruhig halten müssen. Dabei kann Ihnen die Vorstellung helfen, dass auf Ihrem Becken zwei Autoscheinwerfer angebracht sind, die an die Decke leuchten. Der Lichtstrahl darf sich nicht bewegen und die Lampen dürfen nicht zu Suchscheinwerfern werden. Sie können sich aussuchen, welche dieser Übungen Sie bei jedem Training machen wollen. Die Ausgangsposition ist bei allen dieselbe.

Anmerkung: Denken Sie daran, dass Sie vor jeder Bewegung den Nabel zur Wirbelsäule ziehen.

Ausgangsposition

- Rückenlage in der Entspannungsposition.
- Das Becken ist neutral, das Steißbein unten und lang gezogen. Legen Sie die Hände auf die Beckenknochen, um unerwünschte Bewegungen zu vermeiden, und achten Sie darauf, dass die Bauchmuskulatur eingezogen bleibt.
- Atmen Sie wenn nötig noch einmal ein und aus.

Ausstrecken der Beine

1. Tief einatmen.
2. Ausatmen, Nabel zur Wirbelsäule ziehen. Dabei gleiten Sie mit einem Fuß über den Boden und weg vom Körper. Die untere Bauchmuskulatur bleibt gespannt, das Becken ruhig und neutral.
3. Atmen Sie in den unteren Brustkorb, während Sie das Bein zurück in die angewinkelte Position bringen, der Nabel bleibt eingezogen. Wenn Sie beim Einatmen das Kraftzentrum noch nicht erhalten können, dann atmen Sie ein weiteres Mal ein und aus und bewegen Sie das Bein beim Ausatmen in die Ausgangsposition.
4. Wiederholen Sie die Übung fünfmal mit jedem Bein.

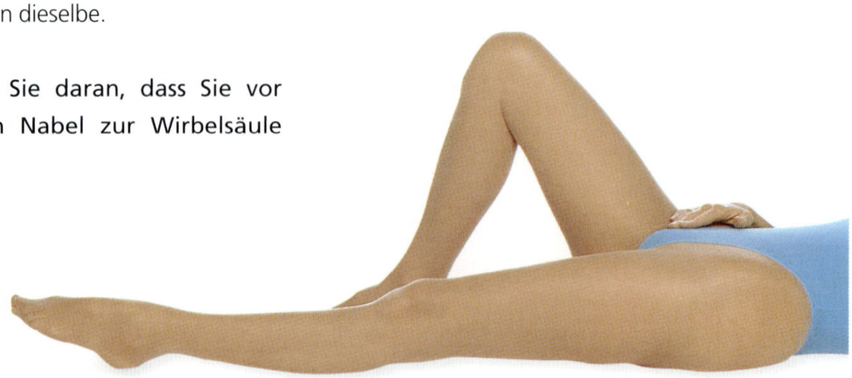

Ausstrecken der Beine: Die andere Hand ist nicht abgebildet, um die Ausrichtung des Beckens besser deutlich zu machen.

Seitwärtsbewegung der Knie

1 Zur Vorbereitung tief in die Seiten atmen.

2 Ausatmen, Nabel zur Wirbelsäule ziehen und ein Knie langsam zur Seite bewegen, und zwar nur so weit, dass das Becken unbewegt bleibt.

3 Einatmen, Nabel bleibt zur Wirbelsäule gezogen, Sie bewegen das Knie langsam wieder in die Mitte.

4 Die Übung fünfmal mit jedem Bein wiederholen. Das Becken dabei nicht zur Seite kippen lassen.

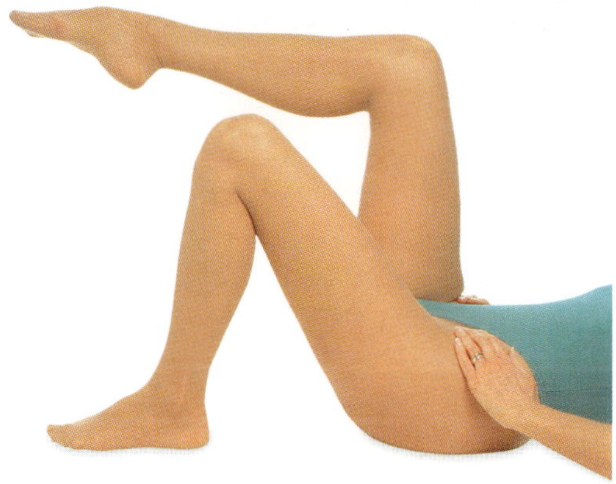

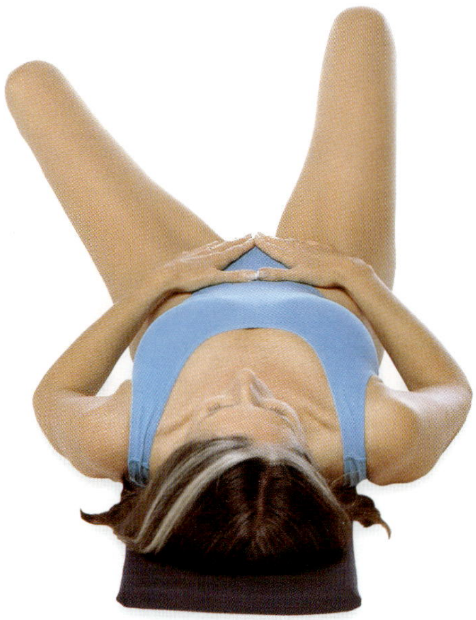

Anwinkeln der Knie

1 Zur Vorbereitung tief in die Seiten atmen.

2 Ausatmen, Nabel zur Wirbelsäule ziehen und das rechte Knie anheben. Stellen Sie sich vor, der rechte Oberschenkel fällt senkrecht in die Hüfte und bleibt dort stecken. Halten Sie die neutrale Stellung des Beckens, das Steißbein bleibt am Boden. Verlassen Sie sich während der Übung nicht auf die Stützkraft des anderen Beins. Stellen Sie sich stattdessen vor, Ihr Fuß steht auf einem Stück Sahnetorte, das Sie nicht zerdrücken wollen.

3 Einatmen und Luft anhalten.

4 Der Nabel bleibt zur Wirbelsäule gezogen. Ausatmen und dabei den Fuß langsam wieder aufsetzen.

5 Die Übung fünfmal mit jedem Bein wiederholen. Halten Sie die Bauchmuskulatur dabei nach innen gewölbt.

Wenn sich Ihre Bauchmuskulatur nach außen wölbt und/oder Ihr Becken schwankt, versuchen Sie sich vorzustellen, dass unter dem angehobenen Fuß eine Badezimmerwaage steht, die Sie durch die Bewegung nach oben entlasten. Zu Beginn gelingt es Ihnen möglicherweise nicht, den Fuß vollständig nach oben zu strecken, aber üben Sie weiter. Manchmal ist die eine Seite stabiler als die andere. ▷

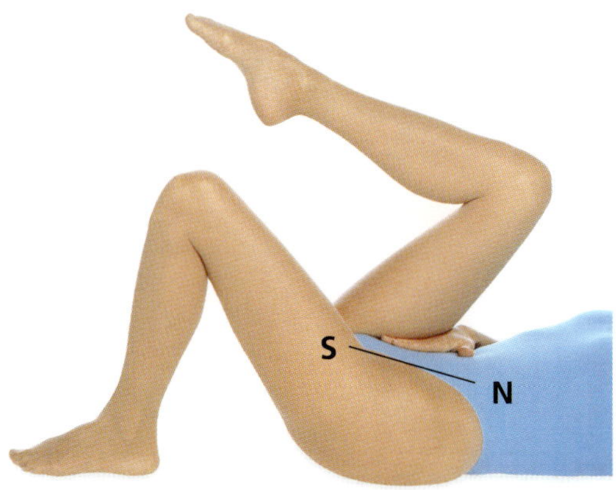

Falsche Kniebewegung:
Das Becken ist nach Norden gekippt.

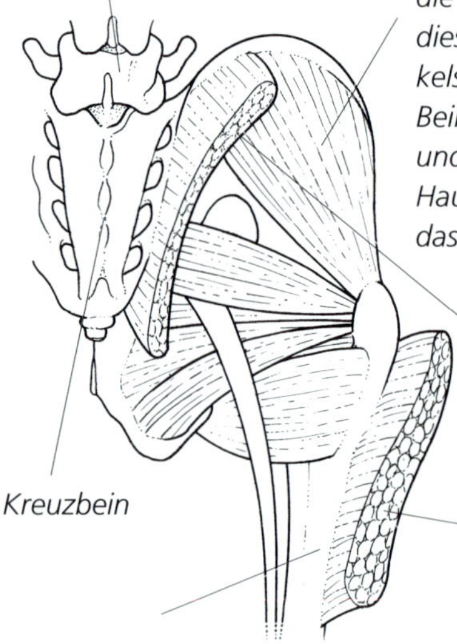

Das Becken (Rückenansicht)

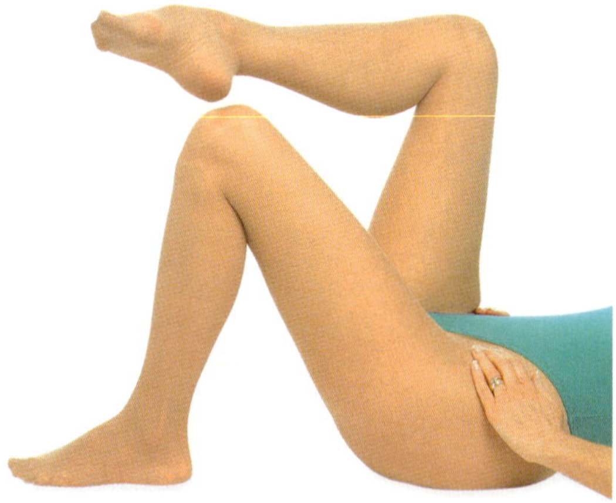

Auswärtsdrehung des Beins aus der Hüfte heraus

Drehung der Beine

Bei dieser Übung wird das Bein aus der Hüfte heraus nach außen gedreht. Dabei trainieren Sie die tief liegenden Gesäßmuskeln, besonders den Musculus gluteus medius, der eine der Hauptstützen für das Becken ist.

Bitte befragen Sie vor dieser Übung Ihren Arzt, wenn sie an Ischias leiden.

Beginnen Sie mit den Schritten 1 und 2 beim Anwinkeln der Knie auf Seite 39.

3 Ein- und ausatmen, Nabel zur Wirbelsäule ziehen. Drehen Sie das rechte Bein aus der Hüfte heraus nach außen. Wenn möglich sollte der Fuß das linke Knie berühren. Das Becken darf dabei nicht gekippt oder gedreht werden. Halten Sie es im Zentrum in der neutralen Stellung. Denken Sie an die unbeweglichen Scheinwerfer!
4 Atmen Sie ein und aus, während der Nabel zur Wirbelsäule gezogen bleibt. Bewegen Sie das Bein auf demselben Weg zurück und setzen Sie den Fuß wieder auf den Boden auf.
5 Die Übung fünfmal mit jedem Bein wiederholen.

Hinweise

- Denken Sie daran, dass Sie auch die geringste Bewegung des Beckens vermeiden wollen. Hier hilft die Vorstellung, dass Ihre Taille bei der Bewegung auf beiden Seiten lang und gestreckt ist.
- Hals und Kiefer bleiben die ganze Zeit entspannt. Wenn Sie hier eine Spannung aufkommen spüren, strecken Sie die Schultern (S. 48) und dehnen Sie den Nacken (S. 50).
- Halten Sie den Bauch nach innen gewölbt.

Korrekte Bewegung des Oberkörpers

Wirkung

Bis jetzt wurde vor allem die untere Körperhälfte trainiert. Nun werden Sie lernen, den Oberkörper mit der richtigen Technik zu bewegen. Denken Sie immer daran, ein starkes Kraftzentrum aufrechtzuerhalten, wenn Sie Bewegungen mit den Armen trainieren.

Schauen Sie sich auch die Schwebenden Arme (S. 58) und den Pfeil (S. 79) an.

Ausgangsposition

- Sie liegen in der Entspannungsposition, nur dieses Mal liegen Ihre Arme mit den Handflächen nach oben neben dem Körper.

Übung

1 Atmen Sie zur Vorbereitung tief in die Seiten Ihres unteren Brustkorbs.
2 Ausatmen, Nabel zur Wirbelsäule ziehen. Dabei nehmen Sie einen Arm so weit hinter den Kopf zurück, dass Sie fast den Boden berühren. Wenn Sie nicht so weit kommen, dann bewegen Sie den Arm nur so weit, wie es Ihnen bequem möglich ist. Erzwingen Sie nichts, bleiben Sie locker und halten Sie den Ellbogen leicht gebeugt. Die Schulterblätter bleiben unten im Rücken, die Rippen sind ruhig. Der Rücken sollte auf jeden Fall gerade bleiben.
3 Einatmen und den Arm an die Seite zurückbewegen.
4 Die Übung fünfmal mit jedem Arm wiederholen.
5 Möglicherweise gelingt es nicht, den Boden hinter sich zu berühren, ohne den Rücken zu krümmen. Überspannen Sie sich auf keinen Fall. Es ist wichtiger, den Rücken gerade zu halten, als den Arm nach unten zu zwingen.

Hinweise

- Halten Sie den Arm locker. Er sollte nicht direkt neben dem Ohr landen.
- Halten Sie den Ellbogen gebeugt.
- Halten Sie den Oberkörper offen.
- Halten Sie die Schulterblätter unten im Rücken.

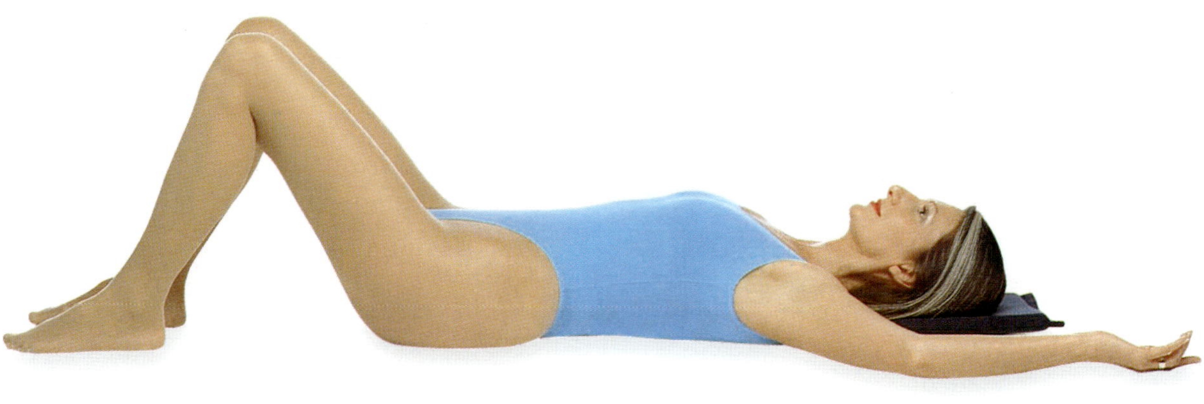

Seestern

Wirkung

Im ganzen Körper sollen richtige Bewegungsmuster gespeichert werden.

Jetzt werden Sie die Koordination der jeweils gegenüberliegenden Arme und Beine erlernen. Diesen Bewegungsablauf haben Sie erstmals entdeckt, als Sie das Krabbeln gelernt haben! Im Alter von vier bis sieben Monaten lernt ein Kind Überkreuz-Muster, indem es die Bewegung eines Arms mit der des gegenüberliegenden Beins kombiniert. Auf dieser Entwicklungsstufe wird die Kommunikation zwischen der rechten und der linken Gehirnhälfte eingeleitet. Hoffentlich haben Sie als Kind tatsächlich Krabbeln gelernt. Auch für Erwachsene ist es eine gute neurologische Übung. Vielleicht stellen Sie sogar fest, dass sie nicht so leicht ist, wie Sie gedacht haben!

Ausgangsposition

- Wie bei der Oberkörperbewegung (S. 41).

Übung

1 Tief in die Seiten atmen.

2 Ausatmen, Nabel zur Wirbelsäule ziehen. Dabei gleiten Sie mit dem linken Fuß über den Fußboden und weg vom Körper und nehmen gleichzeitig den rechten Arm wie beim Rückenschwimmen nach hinten. Das Becken bleibt unbeweglich in der neutralen Stellung, die Bauchmuskeln bleiben angespannt. Sie spüren im Oberkörper Weite und Offenheit und halten die Schulterblätter nach unten in den Rücken gerichtet.

3 Den Nabel in Richtung Wirbelsäule halten, einatmen und die Gliedmaßen in die Ausgangsposition zurückbewegen.

4 Wiederholen Sie die Übung fünfmal mit jeder Arm-Bein-Kombination.

Diese Übung mag leicht aussehen, doch wenn Sie sie korrekt ausführen, erfordert sie große Konzentration und alle bisher trainierten Abläufe. Im Grunde aktivieren Sie dabei alle gespeicherten Bewegungsmuster. Führen Sie die Bewegungen immer äußerst präzise und gewissenhaft aus, zumal sie die Grundlage für die schwierigeren Übungen sind.

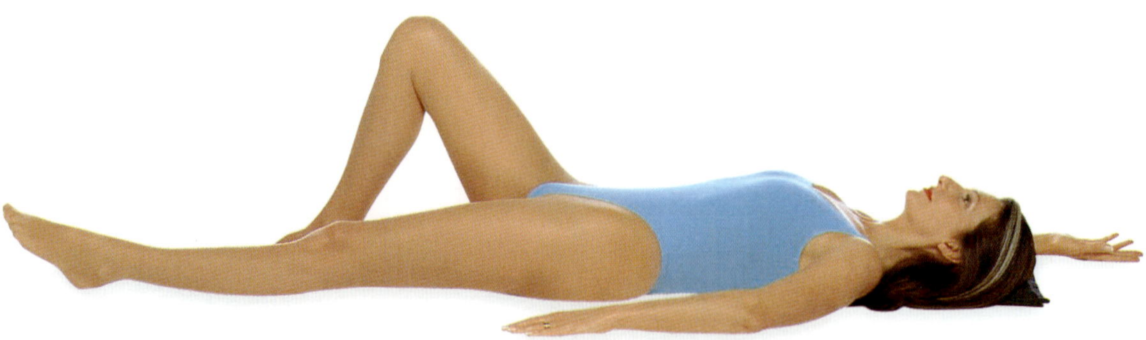

Kniekreisen mit Band

Wirkung

Die Muskeln rund um die Hüfte sollen gelockert werden, um sie beweglicher zu machen und die Beckenstabilität zu erhöhen.

Wenn Sie eine sitzende Tätigkeit ausüben, sind die Muskeln Ihrer Hüftregion eventuell verspannt. Das ist auch bei Menschen der Fall, die viel trainieren und dabei Ihre Hüftbeugemuskeln überbeanspruchen, sodass sie bei Bauchübungen die Funktion des quer verlaufenden Bauchmuskels mit übernehmen.

Diese Übung ist ideal, um diese Muskelregionen zu entspannen. Zudem macht das Hüftgelenk dabei Bewegungen, die im Alltag kaum vorkommen – aber die körperliche Voraussetzung dafür sollte erhalten bleiben. Die Übung hilft auch, das Gelenk geschmeidig zu machen. Hat all dies Sie noch nicht überzeugt, genießen Sie einfach die Entspannung.

Hilfsmittel

Ein Schal.

Ausgangsposition

- Entspannungsposition
- Legen Sie einen Schal um einen Oberschenkel, und halten Sie die Enden von unten so fest, dass die Schultern entspannt sind und unten bleiben.
- Heben Sie das Knie an, bis es direkt über der Hüfte ist.

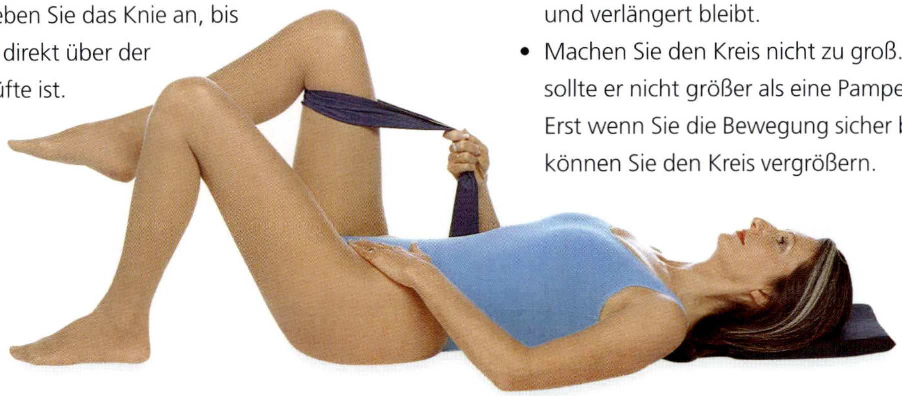

Übung

1. Halten Sie das Becken neutral – lassen Sie es also nicht von einer Seite zur anderen schaukeln – und kreisen Sie langsam das gebeugte Bein.
2. Atmen Sie dabei normal weiter, immer den Nabel zur Wirbelsäule gezogen. Denken Sie dabei, dass Sie den Oberschenkelknochen im Hüftgelenk lockern wollen. Unterstützen Sie mit dem Schal diese Bewegung.
3. Kreisen Sie mit jedem Bein fünfmal im Uhrzeigersinn und fünfmal gegen den Uhrzeigersinn.

In Bewegung bleiben …

Wenn Sie die Entspannung im Hüftgelenk spüren und Ihr Kraftzentrum und das Becken stabil sind, können Sie die Übung auch ohne Schal machen.

Hinweise

- Bauen Sie beim Halten des Schals keine Spannung im Oberkörper auf. Sollte das dennoch passieren, versuchen Sie die Übung ohne Schal und behalten Sie dabei das Gefühl der Offenheit.
- Achten Sie darauf, dass das Becken in seiner neutralen Stellung und das Steißbein beständig unten und verlängert bleibt.
- Machen Sie den Kreis nicht zu groß. Am Anfang sollte er nicht größer als eine Pampelmuse sein. Erst wenn Sie die Bewegung sicher beherrschen, können Sie den Kreis vergrößern.

Knöchelkreisen

Wirkung

Das Fußgelenk soll gelockert und beweglicher gemacht werden. Sowohl die Muskeln, Bänder und Sehnen rund um das Fußgelenk als auch die Wadenmuskulatur sollen trainiert werden.

Die äußeren Muskeln der Fußgelenke sind oftmals schwach. Folge ist gelegentliches Umknicken. Diese Übung ist bestens geeignet, um diese Gelenke zu stärken.

Ausgangsposition

- Entspannungsposition auf dem Rücken.
- Beugen Sie ein Bein hoch und halten Sie es direkt unter dem Knie mit beiden Händen fest. Die Daumen werden abgewinkelt, damit Sie die Bewegung des Beins spüren können.

Übung

1 Kreisen Sie mit dem Fuß ganz langsam und holen Sie dabei so weit wie möglich aus. Das Bein sollte völlig ruhig bleiben, die Bewegung kommt nur aus dem Fußgelenk. Bewegen Sie auch die Zehen nicht.

2 Kreisen Sie mit beiden Füßen in beide Richtungen fünfmal.

Hinweise

- Welche Haltung nimmt der restliche Körper ein? Achten Sie darauf, dass die Schulterblätter unten, das Brustbein locker und die Ellbogen offen sind, dass Sie in die Seiten atmen und dass das Becken in neutraler Stellung bleibt.
- Bei dieser Übung muss der Nabel nicht zur Wirbelsäule gezogen werden.

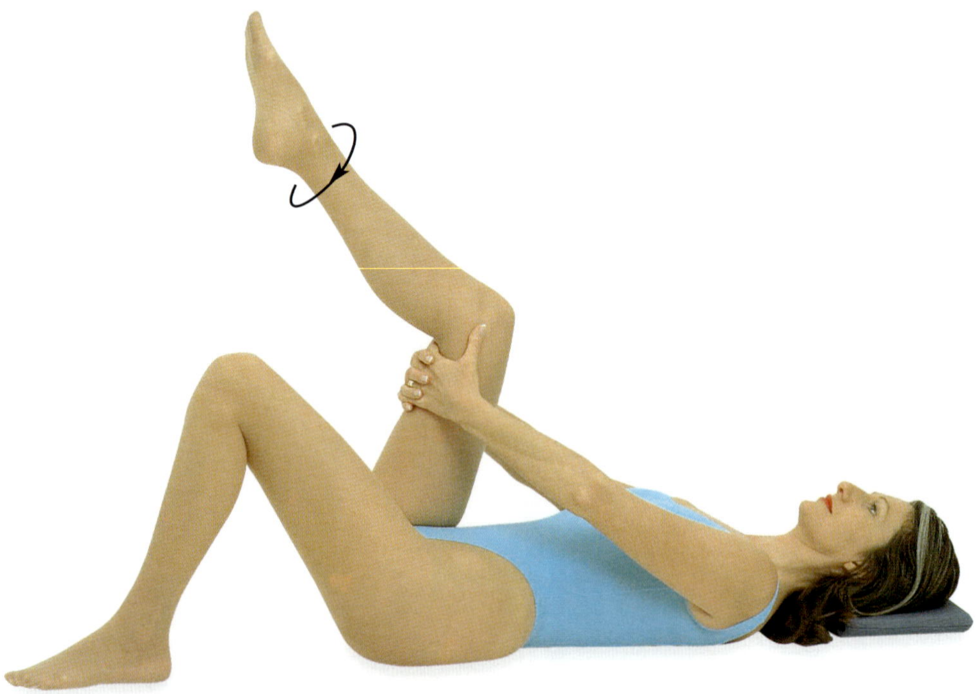

Aufrollen der Wirbelsäule

Wirkung

Sie lernen, die Wirbelsäule Wirbel für Wirbel zu bewegen. Sie gelangen zu gleichmäßiger Kräftigung und Beweglichkeit aller Bereiche der Wirbelsäule, indem Sie die stützenden Muskeln trainieren und ihre Flexibilität und Stabilität insgesamt verbessern.

Bei einer gesunden Wirbelsäule arbeiten alle Wirbelbereiche zusammen, um die gewünschte Bewegung auszuführen. Jeder einzelne Wirbel trägt seinen Teil dazu bei – vergleichbar mit einer Fahrradkette: Wenn ein Glied blockiert ist, funktioniert die ganze Kette nicht mehr. Oft werden bei der Wirbelsäule manche Wirbel zu gelenkig, weil sie die Blockaden anderer ausgleichen müssen. Dann bewegen Sie sich in einem Bereich zu viel und in einem anderen (meist darüber oder darunter liegenden) zu wenig. Das bedeutet für den Rücken eine enorme Belastung.

Viele Pilates-Übungen sind dazu bestimmt, die natürliche Flexibilität und Stabilität der Wirbelsäule wiederherzustellen. Übungen wie diese und Abrollübungen, wie sie auf Seite 94 gezeigt werden, helfen Ihnen, die Kontrolle über jeden Wirbelsäulenabschnitt wiederzuerlangen.

Joseph Pilates nannte diese Bewegungsübungen „die Wirbelsäule wie ein Rad benutzen“. ▷

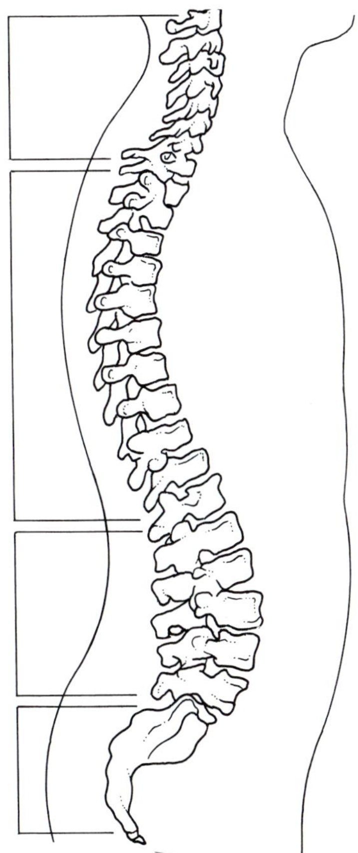

Die Halswirbelsäule ist der gelenkigste Teil der Wirbelsäule.

Die Brustwirbelsäule ist der am wenigsten gelenkige Teil, weil an ihr die Rippen „befestigt“ sind. Sie kann sich nur minimal vor- oder zurückbeugen. Dafür gehen von ihr die meisten Drehungen aus, besonders von dem Teil, der direkt über dem unteren Rücken liegt.

Die Lendenwirbelsäule: Ihre Möglichkeit sich zu drehen ist sehr beschränkt. Dafür kann sie sich sehr gut vor- und zurückbeugen – die meisten Beugungen und Streckungen gehen von hier aus.

Kreuzbein

Steißbein

Das Bewegungspotenzial Ihrer Wirbelsäule hängt von Ihrer Haltung ab.

Streckung der Schultern

Wirkung

Spannungsabbau im Oberkörper.

Eine ideale Übung, mit der Sie jegliche Verspannung rund um Schultern und Hals abbauen können, sehr wohltuend nach einem stressreichen Tag.

Ausgangsposition

- Legen Sie sich in die Entspannungsposition.

Übung

1 Heben Sie beide Arme und strecken Sie sie direkt über den Schultern zur Decke. Die Handinnenflächen sind einander zugewandt.

2 Atmen Sie tief in die Seiten und strecken Sie einen Arm noch etwas weiter zur Decke. Verlängern Sie die Streckung bis in die Fingerspitzen. Das Schulterblatt entfernt sich vom Boden. Beim Ausatmen senken Sie es zurück auf den Boden.

3 Wiederholen Sie die Übung zehnmal mit jedem Arm. Spüren Sie, wie sich der obere Rücken weitet und die Spannung in den Schultern in den Boden sinkt.

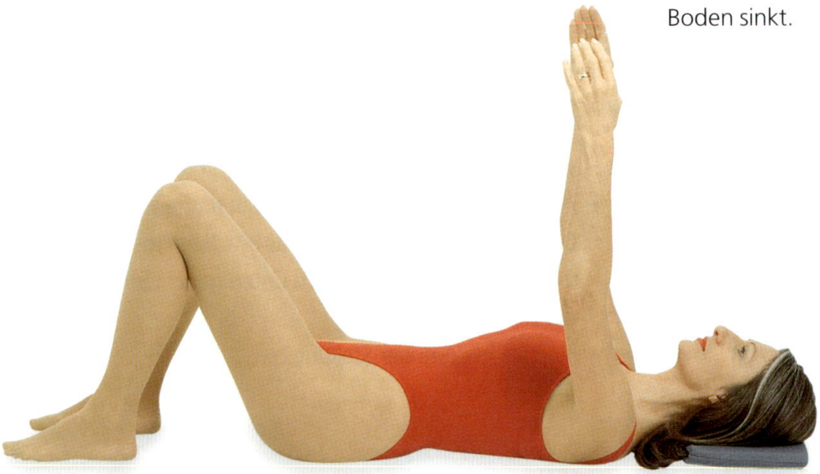

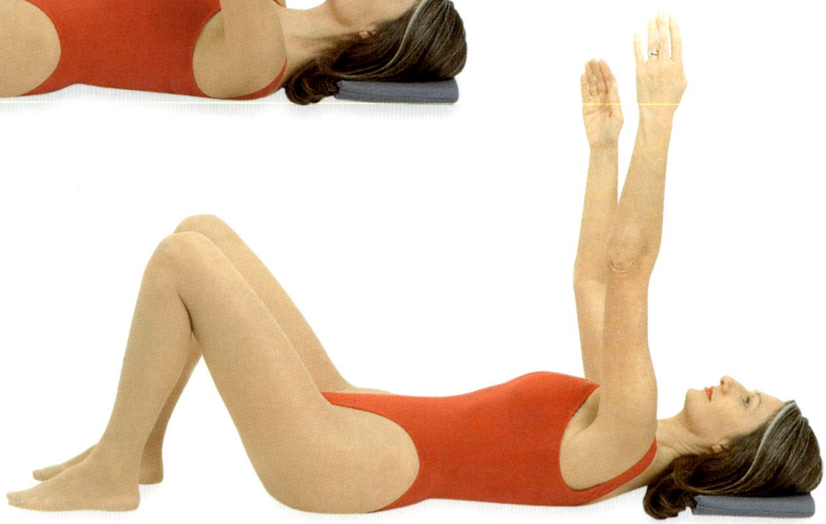

Schulterstrecken über Kreuz

Wenn Sie das Schulterstrecken mühelos beherrschen, versuchen Sie die folgende Variation. Sie sollten hierbei das Becken die ganze Zeit stabil halten, also den Nabel zur Wirbelsäule ziehen.

Ausgangsposition

- Wie bei der letzten Übung.

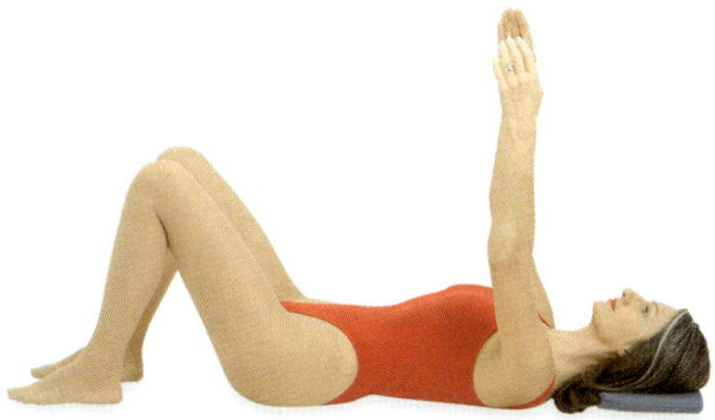

Übung

1 Atmen Sie tief in die Seiten.

2 Ausatmen, Nabel zur Wirbelsäule ziehen. Halten Sie dabei das Becken ruhig und gerade. Heben Sie beide Arme und strecken Sie sie über Kreuz zur Decke – die Hände zeigen auf die sich gegenüberliegenden oberen Zimmerkanten. Die Schulterblätter heben sich vom Boden ab und der Kopf bewegt sich mit. Genießen Sie die Dehnung zwischen den Schulterblättern.

3 Halten Sie beim Einatmen die Streckung.

4 Beim nächsten Ausatmen lassen Sie die Schultern zurück auf den Boden sinken.

5 Wiederholen Sie die Übung zehnmal auf jeder Seite. Achten Sie immer darauf, dass das Becken ruhig bleibt.

Hinweise

- Halten Sie bei beiden Versionen den Abstand zwischen Ohren und Schultern.
- Die Schulterblätter verlassen zwar den Boden, sollten aber zur Taille ausgerichtet bleiben.

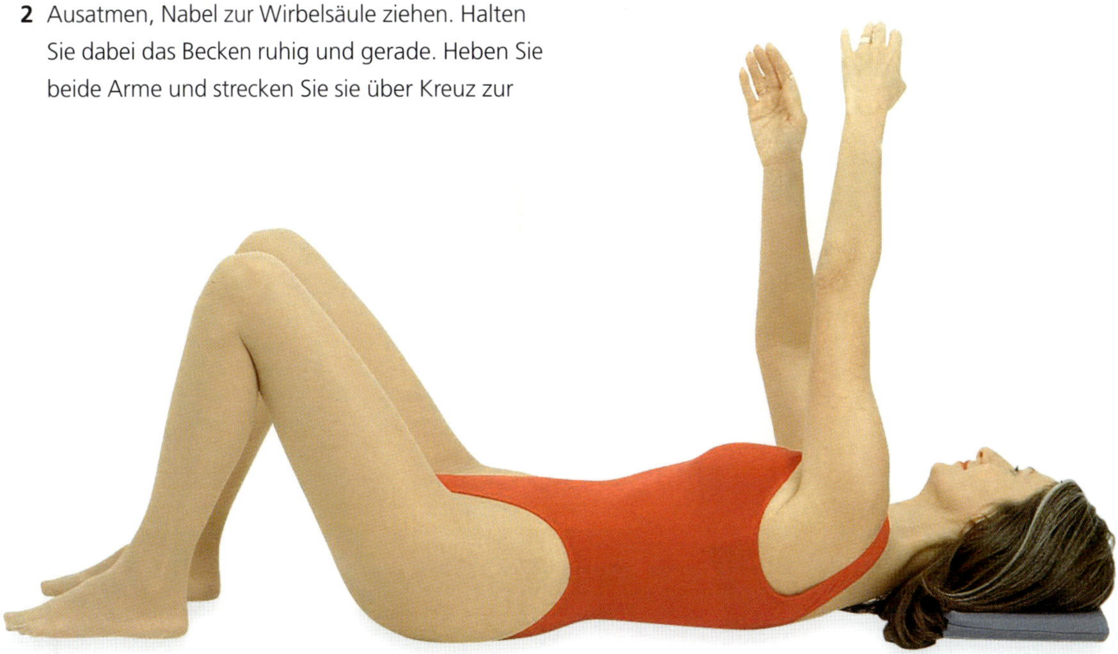

Dehnung des Nackens

Wirkung

Hals und Nacken werden entspannt, die Halswirbelsäule wird entlastet. Sie lernen, die tief liegende Stütz- und Beugemuskulatur des Halses zu trainieren und die Streckmuskeln zu dehnen.

Dabei wird die Koordination von Kopf und Hals neu erlernt, das heißt das Zusammenspiel der sehr starken Nackenstreckmuskeln (die den Kopf nach hinten kippen) und der Beugemuskeln (die den Kopf nach vorn kippen). Wenn man am Schreibtisch oder am Steuer sitzt, ist der Kopf meist nach vorn geschoben oder nach hinten gekippt. In jedem Fall sind die Muskeln im Ungleichgewicht. Nun sollen die an der Oberfläche liegenden Nackenbeugemuskeln entlastet und stattdessen die tiefen Beugemuskeln aktiviert werden. Indem Sie den Kiefer entspannen, den Nacken strecken und das Kinn leicht nach unten drücken, können Sie das verlorene Gleichgewicht wiederherstellen.

Bitte beachten Sie, dass Sie das Kinn nur sanft nach unten drücken, in keinem Fall gewaltsam. Es ist eine sehr leichte Bewegung.

Ausgangsposition

- Legen Sie sich in die Entspannungsposition. Die Knie sind gebeugt und die Arme liegen auf dem Unterleib.
- Sie können ein flaches Kissen unter den Kopf legen, wenn Sie sich ohne unwohl fühlen. Ihr Kopf rollt jedoch besser, wenn sie keines nehmen.

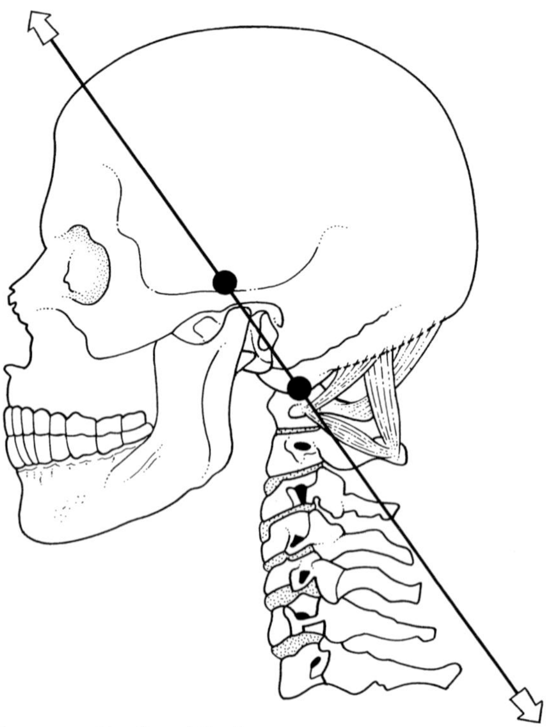

Lage von Kopf und Nacken

Übung

1 Entspannen Sie Hals und Kiefer, die Zunge entspannt sich im Rachen. Halten Sie den Hals möglichst gestreckt. Lockern Sie das Brustbein, die Schulterblätter öffnen sich und sinken in den Fußboden.
2 Rollen Sie jetzt den Kopf langsam zu einer Seite.
3 Rollen Sie ihn zurück zur Mitte und dann zur anderen Seite. Wiederholen Sie das Rollen des Kopfes auf die Seiten und werden Sie nicht schneller. Lassen Sie sich Zeit.
4 Wenn der Hals sich frei anfühlt, rollen Sie den Kopf zur Mitte und drücken Sie das Kinn sanft nach unten. Halten Sie den Kopf dabei auf dem Boden und strecken Sie sich aus dem Nacken heraus. Das ist eine sehr feine Bewegung. Stellen Sie sich vor, ein reifer Pfirsich läge unter dem Kinn, dessen empfindliche Haut Sie nicht verletzen wollen.
5 Rollen Sie den Kopf in die Mitte zurück.
6 Wiederholen Sie das Nackenrollen und Kinndrücken achtmal.

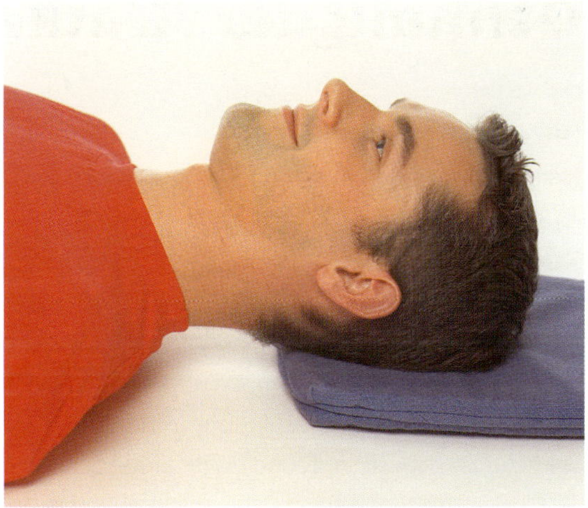

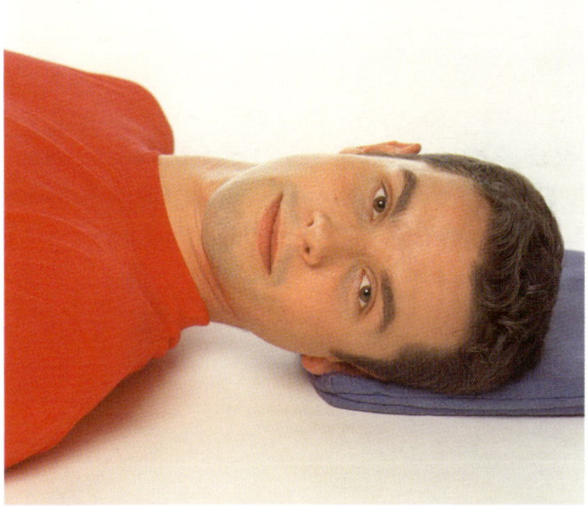

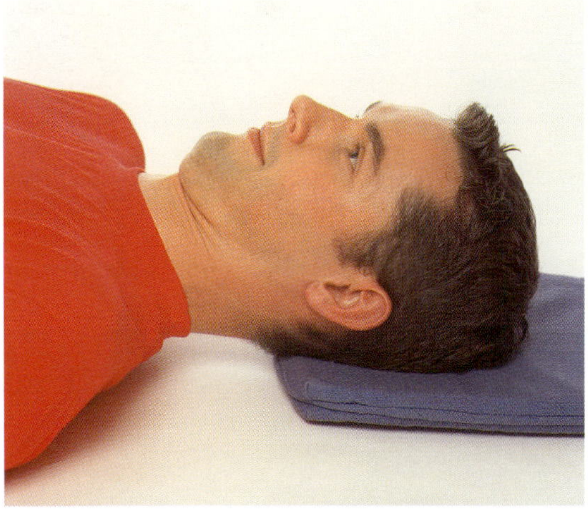

Hinweise

- Zwingen Sie weder Kopf noch Hals zu einer Bewegung. Lassen Sie den Kopf immer ganz natürlich rollen.
- Heben Sie den Kopf nicht vom Boden, wenn Sie das Kinn nach unten drücken.
- Wenn Sie merken, dass sich der Kiefer verspannt, legen Sie beim Strecken des Nackens die Zunge sanft hinter den Vorderzähnen auf den Gaumen.

Öffnung der Arme

Hilfsmittel

Ein Kopfkissen, ein Tennisball (oder Ähnliches).

Wirkung

Der Oberkörper soll aufgerichtet, die Brustmuskulatur gedehnt und die Schulterblätter stabilisiert werden. Ein Sinn für Öffnung soll entwickelt werden bei gleichzeitiger Stabilisierung und Zentrierung. Die Wirbelsäule soll sich sanft und sicher drehen.

Dies ist die entspannendste Wohlfühlübung im ganzen Pilates-Programm. Sie fühlen ganz bewusst Ihre Arme und Hände, während sich diese bewegen.

Bitte beachten Sie, dass bei dieser Übung die Wirbelsäule gedreht wird. Wenn Sie ein Bandscheibenproblem haben, sollten Sie Ihren Arzt befragen, bevor Sie die Übung machen.

Ausgangsposition

- Legen Sie sich auf die Seite, den Kopf auf ein Kissen, die Knie sind im rechten Winkel zum Körper angezogen. Ihr Rücken sollte eine gerade Linie bilden, dabei aber seine natürliche Krümmung beibehalten.
- Klemmen Sie einen Tennisball zwischen die Knie (damit die Knie und das Becken richtig ausgerichtet bleiben). Legen Sie alle Gliedmaßen und Gelenke jeweils übereinander: Füße, Fußgelenke, Knie, Hüften und Schultern.
- Strecken Sie die Arme nach vorn, sodass die Handflächen in Schulterhöhe aufeinander liegen.

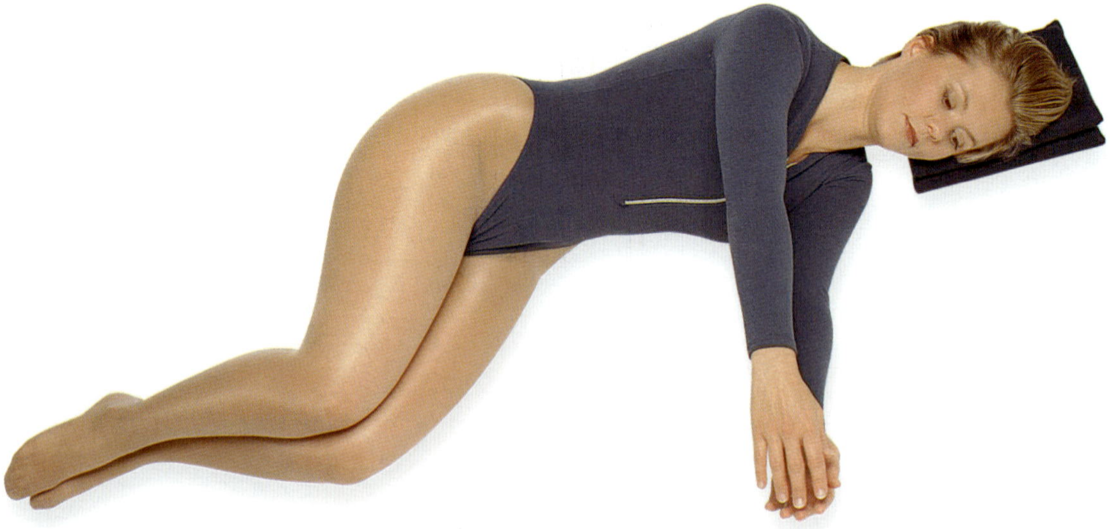

Übung

1 Atmen Sie ein und machen Sie die Wirbelsäule lang.
2 Ausatmen, Nabel zur Wirbelsäule ziehen.
3 Atmen Sie ein und heben Sie dabei langsam den oberen Arm hoch und öffnen Sie ihn. Der Ellbogen bleibt locker und das Schulterblatt nach unten in den Rücken gerichtet. Verfolgen Sie die Hand mit den Augen, damit der Kopf der Armbewegung folgt. Ziel ist, den Boden hinter dem Rücken zu berühren, aber erzwingen Sie nichts. Versuchen Sie, die Knie zusammen und das Becken ruhig zu halten. Behalten Sie die ganze Zeit den Nabel eingezogen.
4 Atmen Sie aus, und bringen Sie dabei den Arm in einem Bogen zurück, um ihn wieder auf den unteren Arm zu legen.
5 Wiederholen Sie die Übung fünfmal, drehen Sie sich dann auf die andere Seite und beginnen Sie von vorn.

Hinweise

- Halten Sie die ganze Zeit den Bauch eingezogen.
- Halten Sie die Taille gestreckt; achten Sie darauf, dass sie nicht in den Boden sinkt.
- Vergessen Sie nicht, dass Ihr Kopf bei natürlichem Rollen die Bewegung mitverfolgt. Achten Sie auch darauf, das Sie mit dem Kopf auf dem Kissen bleiben.
- Halten Sie den Abstand zwischen Ohren und Schultern, indem Sie die Muskulatur unter den Schulterblättern einsetzen.

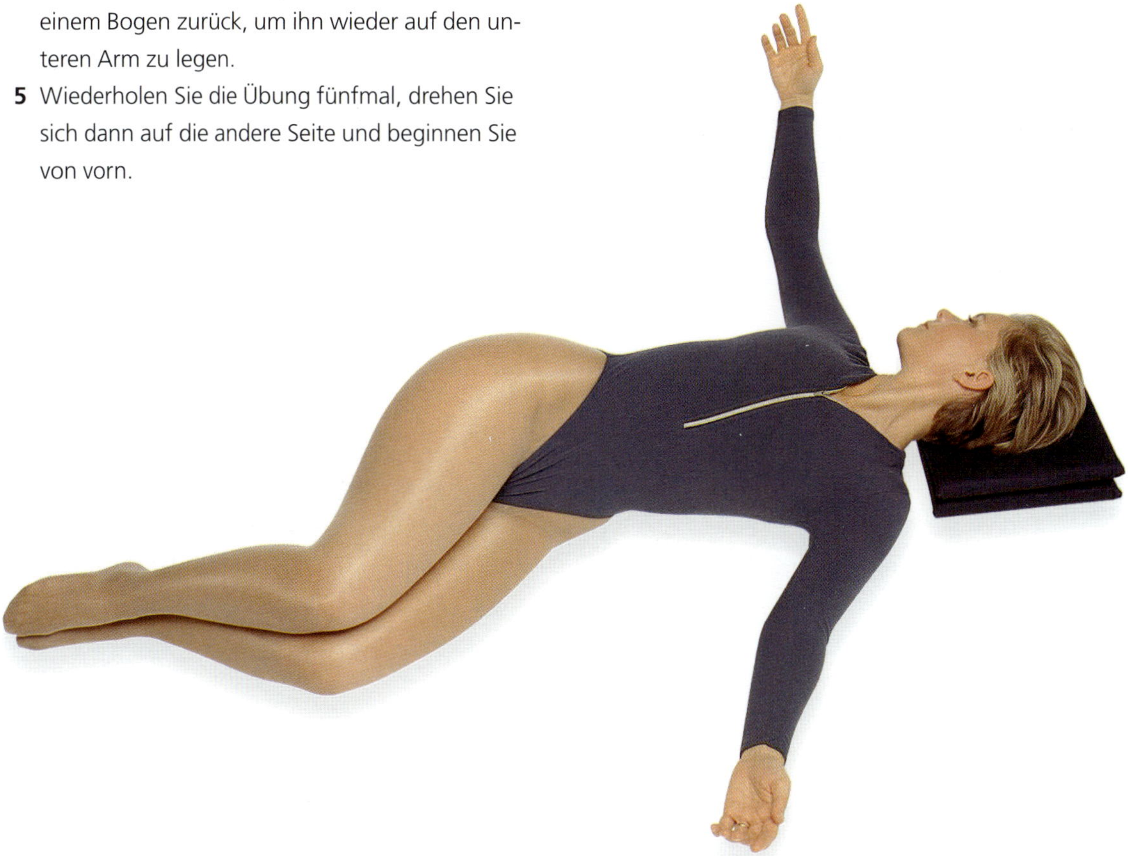

Seitenrollen

Wirkung

Die Wirbelsäule soll gedreht und gleichzeitig gestützt werden. So werden die inneren schrägen Bauchmuskel (Musculus obliquus internus abdominis und Musculus obliquus externus abdominis) in der Taille trainiert.

Ausgangsposition

- Legen Sie sich in die Entspannungsposition, die Füße setzen Sie parallel und hüftbreit auseinander auf.
- Strecken Sie die Arme mit den Handflächen nach oben in Schulterhöhe zur Seite. Lassen Sie sich vom Boden tragen.
- Strecken und dehnen Sie den Körper.

Übung

1. Atmen Sie tief in die Seiten.
2. Ausatmen, Nabel zur Wirbelsäule ziehen. Rollen Sie den Kopf zu einer Seite, die Knie sinken zur anderen Seite. Rollen Sie am Anfang nur ein kleines Stück – Sie können dann jedes Mal ein wenig weiter gehen, so wie es Ihnen bequem ist. Halten Sie die den Knien gegenüberliegende Schulter auf dem Boden.
3. Einatmen, der Nabel ist immer noch zur Wirbelsäule gezogen.
4. Atmen Sie aus und aktivieren Sie dabei Ihr Kraftzentrum, um Kopf und Knie gleichzeitig in die Ausgangsposition zurückzubewegen.
5. Wiederholen Sie die Übung achtmal in jede Richtung. Achten Sie darauf, dass Sie beim Rollen jeden Teil des Rückens einzeln vom Boden heben und auf dieselbe Weise auf den Boden zurückgleiten lassen: den hinteren Brustkorb, die Taille, den unteren Rücken und das Gesäß.

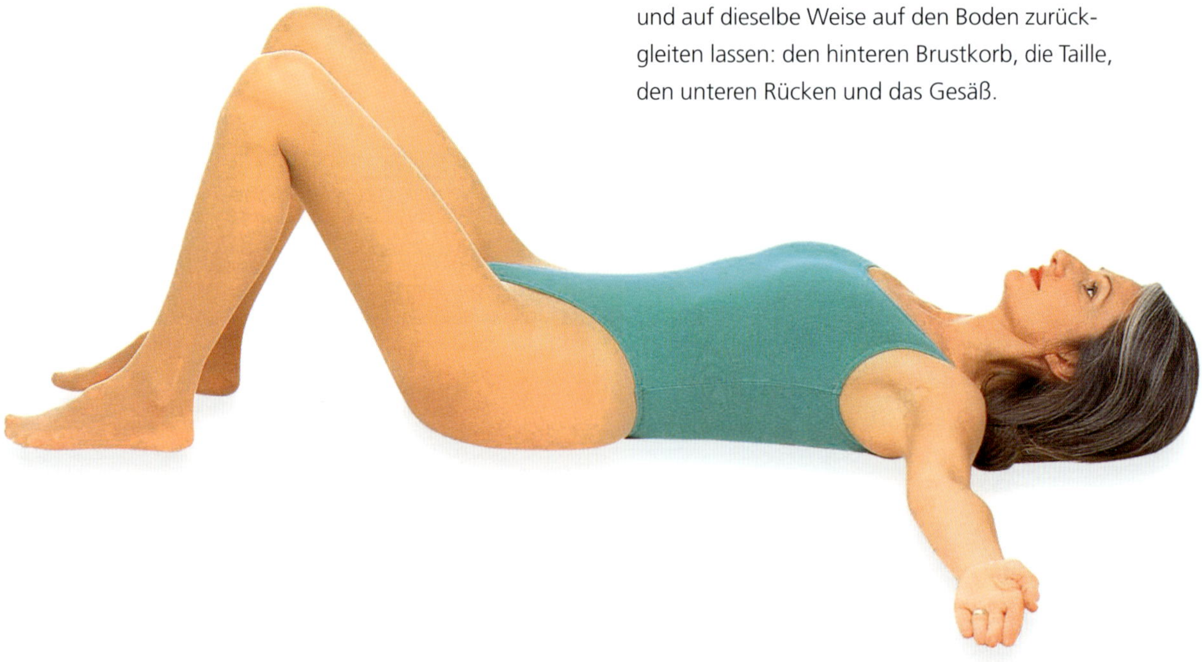

Ausgangsposition

In Bewegung bleiben ...

Versuchen Sie dieselbe Übung, nur halten Sie dieses Mal die Füße zusammen und klemmen Sie einen Tennisball zwischen die Knie. Die Übung wird genauso durchgeführt wie die letzte. Aber da Sie den Ball zwischen den Knien halten müssen, bleibt das Becken ausgerichtet. Außerdem wird die Taille durch die Streckung stärker beansprucht.

Hinweise

- Halten Sie das Becken in neutraler Stellung, und achten Sie darauf, dass der Rücken gerade bleibt.
- Halten Sie die Bauchmuskulatur angespannt, das Gewicht der Beine hat keinen Einfluss auf diese Spannung.
- Halten Sie die Taille auf beiden Seiten gestreckt.

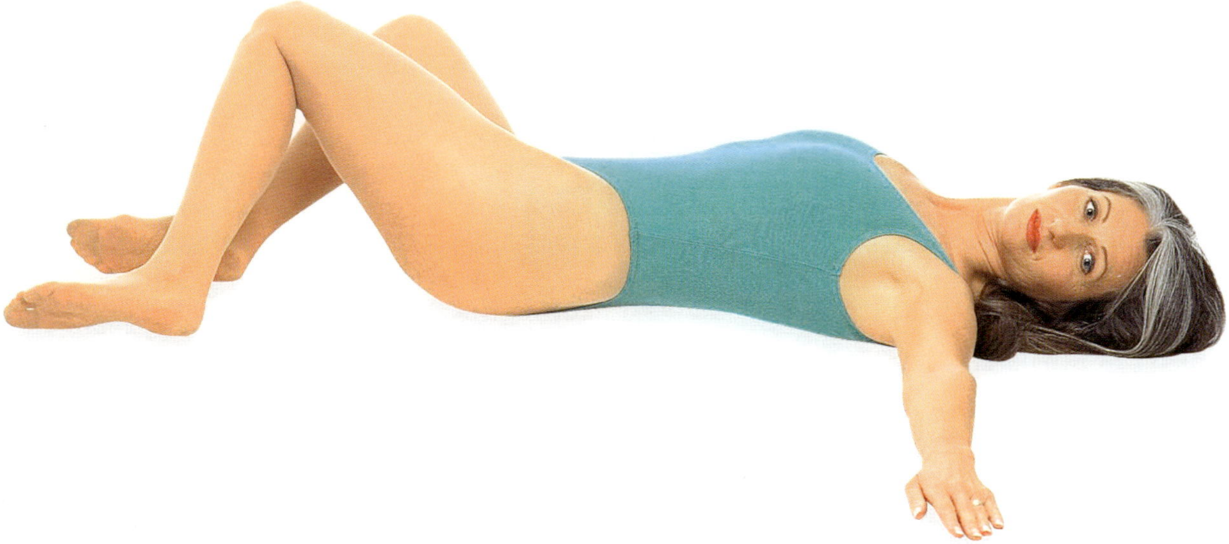

Übungsposition

Richtig stehen und Stummer Diener

Wirkung

Sie erfühlen Ihre Schulterblätter und ihre Verbindung mit dem Brustkorb. Sie lernen, die Brust zu öffnen, besonders die Vorderseite der Oberarme und Schultern. Sie kräftigen die schwache äußere Drehmuskulatur des Schultergelenks (die das Schultergelenk nach außen dreht). Dabei bleiben die Schulterblätter nach unten gerichtet.

Ausgangsposition

- Diese Übung können Sie überall durchführen, im Stehen oder im Sitzen.

So stehen Sie richtig.

Stellen Sie sich vor, Ihr Kopf balanciert mühelos auf der Spitze der Wirbelsäule.

Richten Sie die Schulterblätter nach unten in den Rücken.

Lassen Sie das Steißbein sanft Richtung Boden fallen, als hätten Sie ein Gewicht daran befestigt. Behalten Sie dabei aber die natürliche, neutrale Stellung von Wirbelsäule und Becken bei (s. S. 31).

Entspannen Sie sich und lassen Sie Ihr Gewicht durch die Knochen entweichen.

Stehen Sie bequem, setzen Sie die Füße parallel und hüftbreit voneinander entfernt auf.

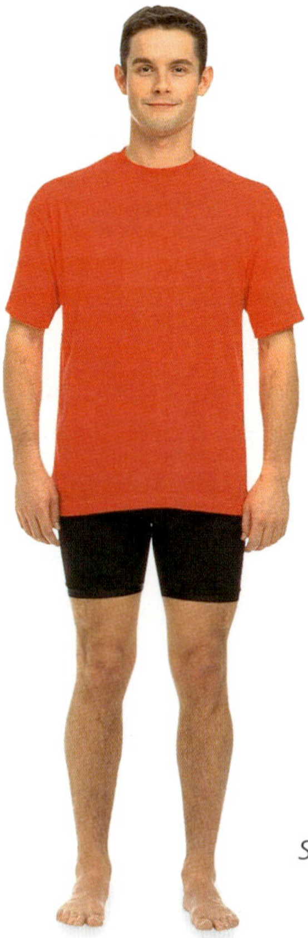

Strecken Sie den Kopf entspannt nach oben zur Decke und strecken Sie die Wirbelsäule. Stellen Sie sich vor, an Ihrem Scheitel wären gasgefüllte Luftballons befestigt, die Sie am Kopf nach oben ziehen.

Lassen Sie die Arme bequem hängen.

Ziehen Sie sanft den Nabel zur Wirbelsäule hoch, indem Sie den Beckenboden aktivieren und die untere Bauchmuskulatur einziehen.

Lassen Sie die Knie locker.

Strecken Sie die Füße und verteilen Sie das Gewicht gleichmäßig. Stellen Sie sich ein Dreieck vor zwischen dem großen Zeh, dem kleinen Zeh und dem Mittelpunkt der Ferse.

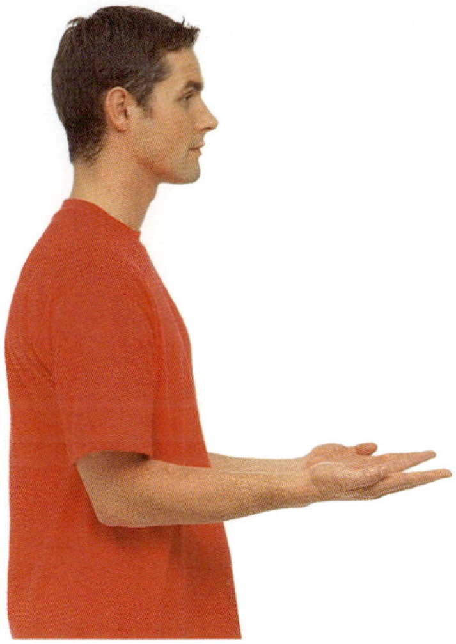

Ausgangsposition

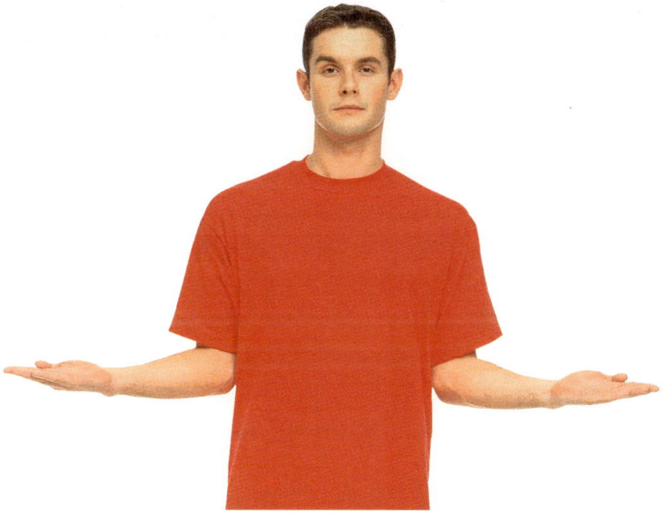

Übungsposition

- Wenn Sie die Übung lieber im Sitzen machen wollen, setzen Sie sich gerade auf die vordere Kante eines Stuhls, halten Sie Ihr Becken in neutraler Stellung und setzen Sie die Füße parallel und hüftbreit voneinander entfernt auf. Verteilen Sie das Gewicht gleichmäßig auf beide Gesäßhälften! Halten Sie die Arme so, dass die Handinnenflächen nach oben zeigen und die Ellbogen in ihrer Taille stecken.
- Wenn Sie lieber stehen, folgen Sie den obigen Anweisungen.

Übung

1. Atmen Sie tief ein und machen Sie sich nach oben lang.
2. Ausatmen, Nabel zur Wirbelsäule ziehen.
3. Atmen Sie mit eingezogenem Nabel – die Ellbogen bleiben an der Taille – und bewegen Sie die Hände nach hinten. Indem Sie die Arme so öffnen, trainieren Sie die Muskeln zwischen den Schulterblättern. Halten Sie die Schulterblätter dabei nach unten gerichtet.
4. Atmen Sie aus und bewegen Sie die Hände dabei zurück in die Ausgangsposition.
5. Wiederholen Sie die Übung fünfmal.

Hinweise

- Halten Sie den oberen Rücken gerade, wenn Sie die Arme zur Seite bewegen.
- Wenn Sie die Übung als sehr leicht empfinden, prüfen Sie, ob die Ellbogen wirklich ihre Stellung halten und die Schulterblätter nach unten gerichtet bleiben.
- Halten Sie den Hals entspannt.

Schwebende Arme im Stehen

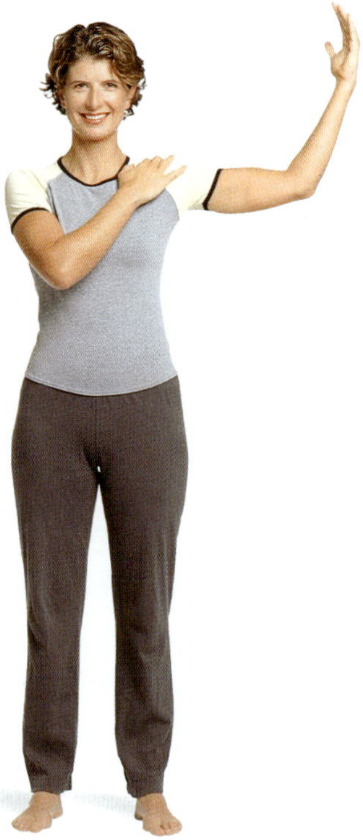

Wirkung

Wenn Sie lernen wollen, die Schultern richtig zu bewegen, müssen Sie die Schulterblätter mithilfe des Musculus trapezius (Trapezmuskel) und des Musculus serratus anterior (vorderer Sägemuskel) stabilisieren. Ziel ist, den oberen Trapezmuskel weitestgehend zu entlasten, denn er ist häufig überstrapaziert und kann starke Verspannungen im Nacken und in den Schultern verursachen (s. Schulterprobleme auf Seite 261).

Ausgangsposition

Stellen Sie sich bequem hin und folgen Sie den Anweisungen auf Seite 56.

Übung

1. Legen Sie die rechte Hand auf die linke Schulter. Ihr linker Arm hängt dabei locker an Ihrer Seite, die Handinnenfläche zeigt nach vorn.
2. Atmen Sie tief ein und strecken Sie sich durch die Wirbelsäule nach oben. Der Hals bleibt entspannt.

RÜCKENANSICHT

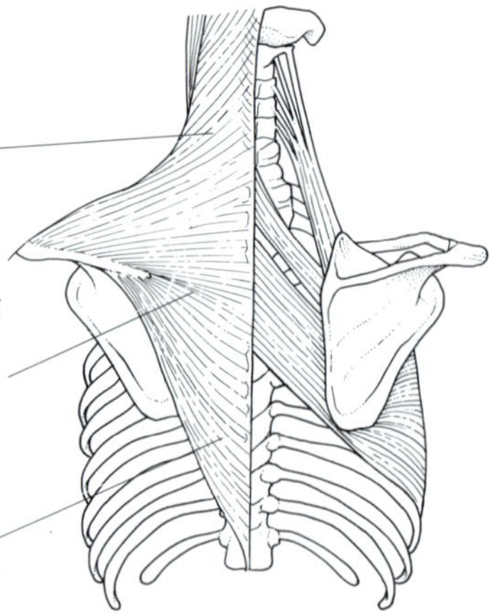

SEITENANSICHT

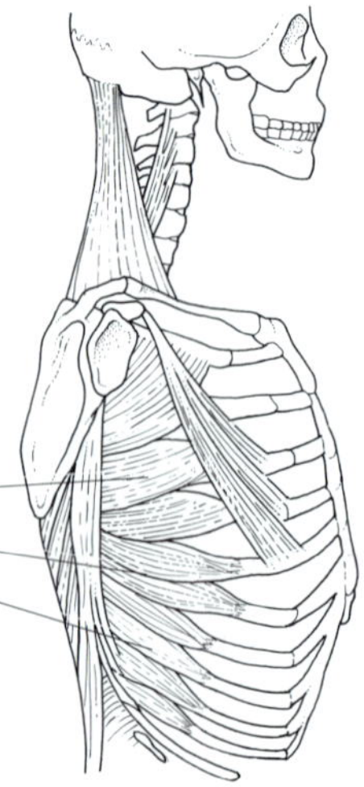

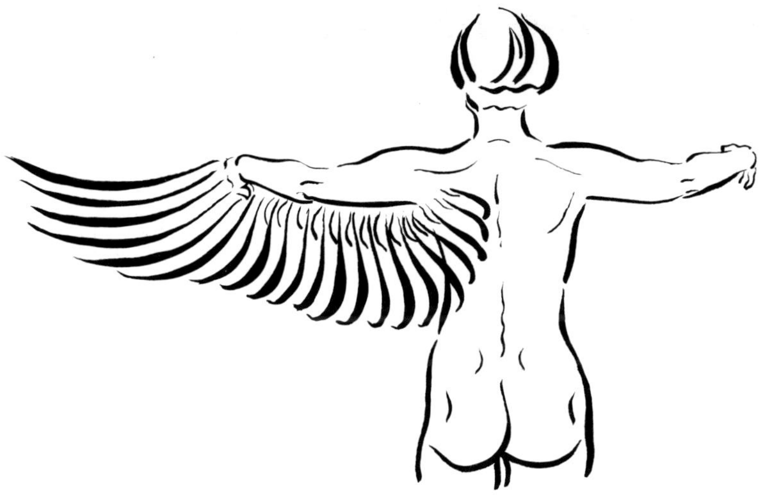

3 Ausatmen, Nabel zur Wirbelsäule ziehen. Strecken Sie den Arm langsam aus den Schulterblättern heraus, als wäre er der Flügel eines Vogels. Lassen Sie die Hand den Arm führen – er folgt der Hand, die nach oben „schwebt". Sie werden den Arm ein wenig drehen müssen, damit sich die Handinnenfläche zur Decke hin öffnen kann, wenn der Arm Schulterhöhe erreicht. Versuchen Sie die Schulter unter Ihrer Hand möglichst ruhig zu halten, während die Schulterblätter so weit wie möglich nach unten in den Rücken sinken.

4 Senken Sie beim Einatmen den Arm wieder nach unten.

5 Wiederholen Sie die Übung dreimal mit jedem Arm.

Hinweise

- Bewahren Sie im Oberkörper ein Gefühl der Offenheit.
- Der Oberkörper sollte sich nicht seitlich verschieben. Bleiben Sie zentriert.

In Bewegung bleiben …

Wenn Sie das Gefühl haben, Sie können die Schulten problemlos unten behalten, während Sie den Arm heben und die Schulterblätter richtig ausrichten, dann können Sie versuchen, beide Arme gleichzeitig zu heben. Um zu überprüfen, ob Sie sich richtig bewegen, können Sie einen Spiegel zu Hilfe nehmen.

Achten Sie darauf, dass der Oberkörper nicht nach hinten schwingt, wenn Sie beide Arme heben. Sollte das passieren, dann heben Sie die Arme weniger hoch.

Stabheben

Wirkung

Sie lernen, den Oberkörper richtig zu bewegen, das heißt ihn zu öffnen und Brust- und Deltamuskulatur zu dehnen.

Üben Sie erst die Schwebenden Arme, bevor Sie mit dieser Übung beginnen.

Hilfsmittel

Ein leichter, biegsamer, aber stabiler Stab, ein Schal oder ein Thera-Band, 1,5–1,8 Meter lang.

Ausgangsposition

- Stellen Sie sich korrekt hin und machen Sie die Wirbelsäule lang.
- Halten Sie den Stab locker mit beiden Händen, sie sind etwa einen Meter voneinander entfernt.

Übung

1 Atmen Sie tief in die Seiten.
2 Ausatmen, Nabel zur Wirbelsäule ziehen. Dabei heben Sie die Stange vor sich nach oben, lassen aber die Bewegung von den Händen und dem Schwung der Stange ausgehen. Arme und Schulter folgen der Bewegung. Versuchen Sie die oberen Schultern entspannt zu halten – sie sollten sich nicht in Richtung Ohren bewegen. Achten Sie darauf, dass die Schulterblätter sich nach unten senken, wenn die Arme sich heben. Die Schulterblätter leiten die Bewegung ein.
3 Einatmen.
4 Atmen Sie aus, wenn Sie den Stab an die Stirn führen und dabei die Schulterblätter nach unten in den Rücken ziehen.
5 Atmen Sie ein, wenn Sie den Stab ganz hoch heben.
6 Atmen Sie aus, wenn Sie den Stab langsam wieder senken. Dabei ist wieder die Muskulatur unter den Schulterblättern aktiv.
7 Wiederholen Sie die Übung fünfmal.

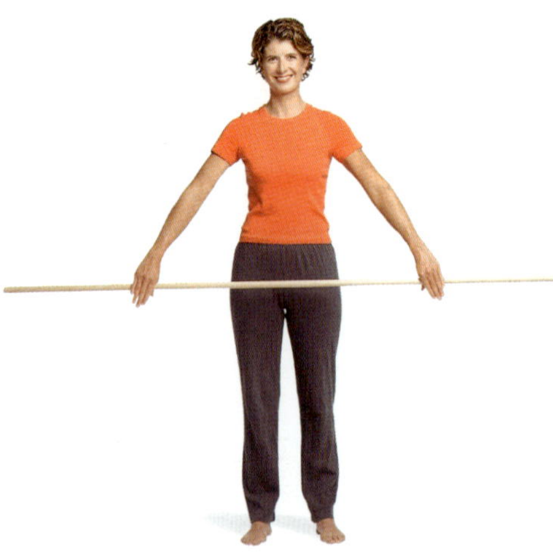

Ausgangsposition

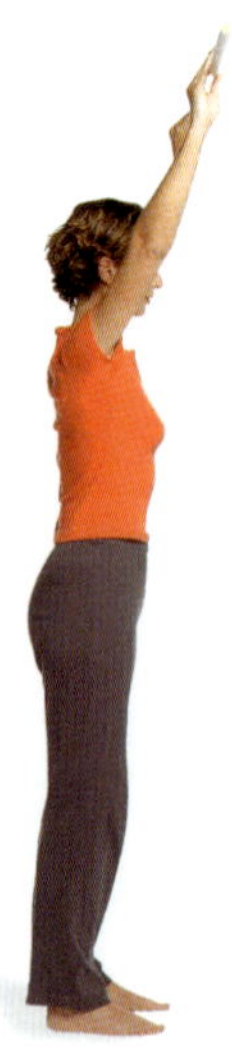

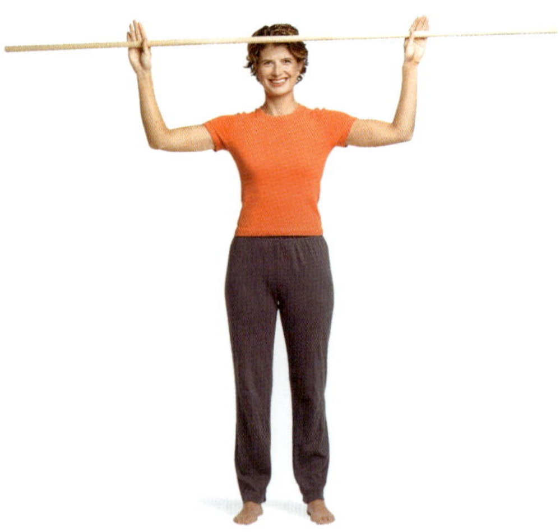

In Bewegung bleiben ...

Wenn Sie die Übung problemlos beherrschen, wiederholen Sie die Schritte 1–3. Setzen Sie die Übung dann aber folgendermaßen fort:

1 Atmen Sie aus und senken Sie den Stab sofort hinter dem Kopf. Halten Sie den Stab dicht an den Körper und beugen Sie die Ellbogen so, dass sie die Form von Hühnerflügeln haben. Denken Sie daran, dass die Schulterblätter sich nach unten richten und zusammenziehen sollen.

2 Atmen Sie ein und heben Sie dabei den Stab langsam wieder hoch. Beim nächsten Ausatmen bewegen Sie ihn zurück in die Ausgangsposition vor den Körper.

3 Wiederholen Sie die Übung fünfmal.

Hinweise

- Achten Sie darauf, dass der Rücken gerade bleibt – halten Sie die Wirbelsäule in neutraler Ausrichtung.
- Ziehen Sie den Kopf nicht ein, wenn Sie den Stab über ihn hinweg heben.
- Versuchen Sie, beide Schultern und Arme synchron zu bewegen. Keine Seite sollte dominieren.
- Denken Sie an die Anweisungen zum richtigen Stehen S. 56). Sie strecken sich durch die Wirbelsäule nach oben.

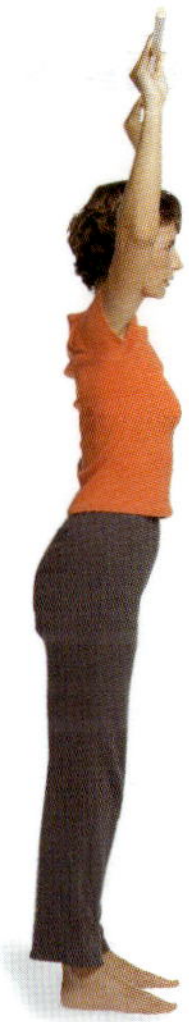

falsch

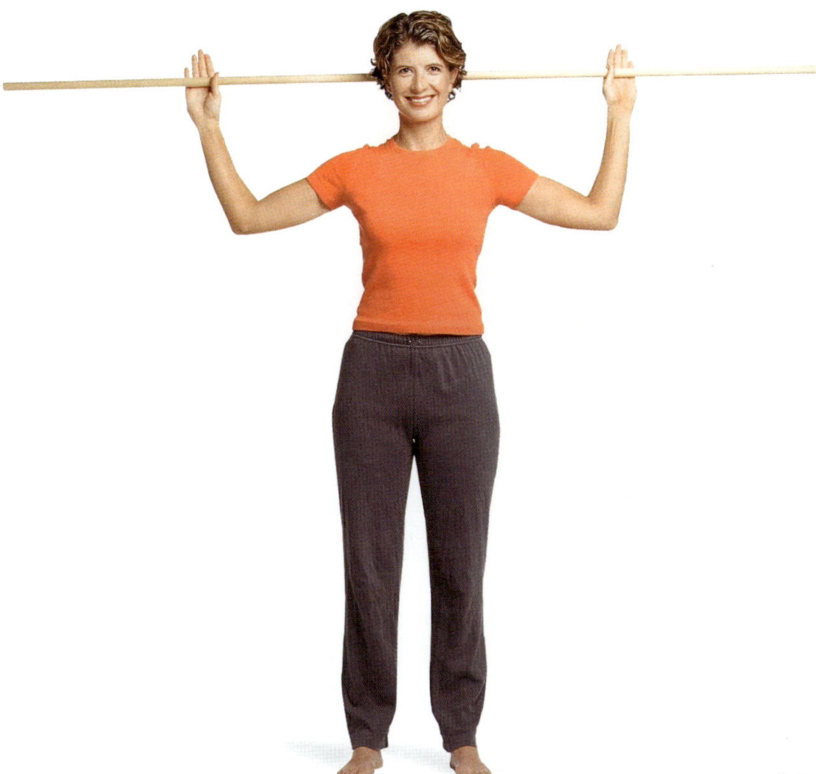

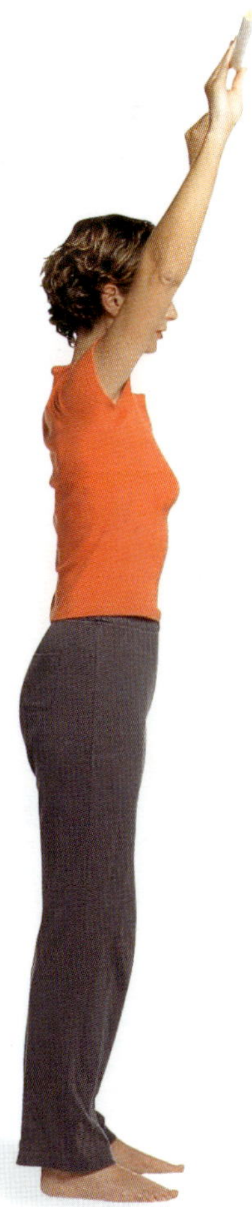

richtig

Kosak- und Stab-Taillendrehung

Wirkung

Sie lernen, die Wirbelsäule in stabiler, gestreckter Haltung zu drehen.

Wenn Sie ein Bandscheibenproblem haben, sollten Sie Ihren Arzt fragen, bevor Sie diese Übung machen.

Hilfsmittel

Ein stabiler Stuhl.

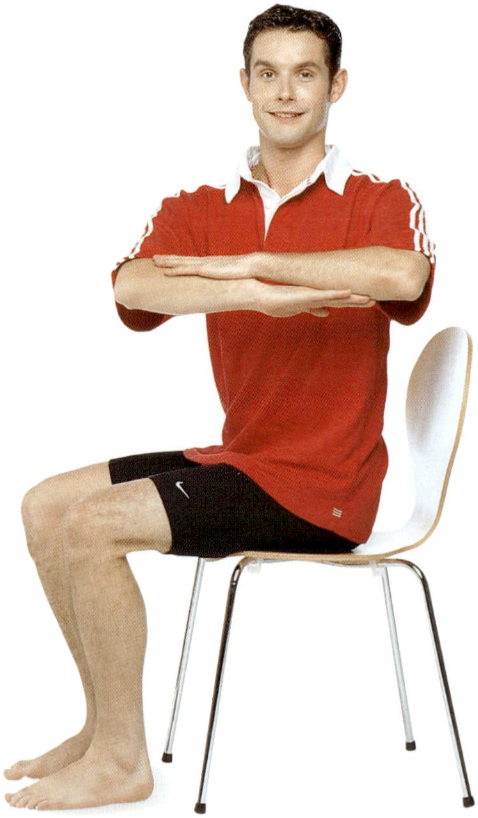

Ausgangsposition

- Setzen Sie sich gerade auf den Stuhl und stellen Sie die Füße hüftbreit voneinander entfernt auf den Boden.
- Verschränken Sie die Arme vor sich – auf der Höhe der Brust oder etwas niedriger, wenn dies für Sie bequemer ist.

Übung

1. Atmen Sie ein und strecken Sie sich durch die Wirbelsäule.
2. Ausatmen, Nabel zur Wirbelsäule ziehen. Drehen Sie sich dabei so weit es Ihnen möglich ist nach rechts. Halten Sie Ihr Becken gerade und nach vorn ausgerichtet.
3. Atmen Sie ein und machen Sie sich lang. Der Bauch bleibt eingezogen, während Sie sich wieder nach vorn drehen.
4. Wiederholen Sie die Übung fünfmal nach jeder Seite. Vergessen Sie nicht, sich dabei lang zu machen.

Hinweise

- Achten Sie darauf, dass Sie die Schultern nicht zu den Ohren hochziehen. Halten Sie die Schulterblätter nach unten in den Rücken gerichtet.
- Versuchen Sie, das Gewicht gleichmäßig auf beide Gesäßhälften und auch auf beide Füße zu verteilen.
- Drehen Sie den Kopf nicht zu weit. Er sollte sich ganz natürlich mitbewegen, er balanciert auf der Spitze der Wirbelsäule.
- Weder die linke noch die rechte Schulter sollte nach vorn kippen. Bleiben Sie zentriert.

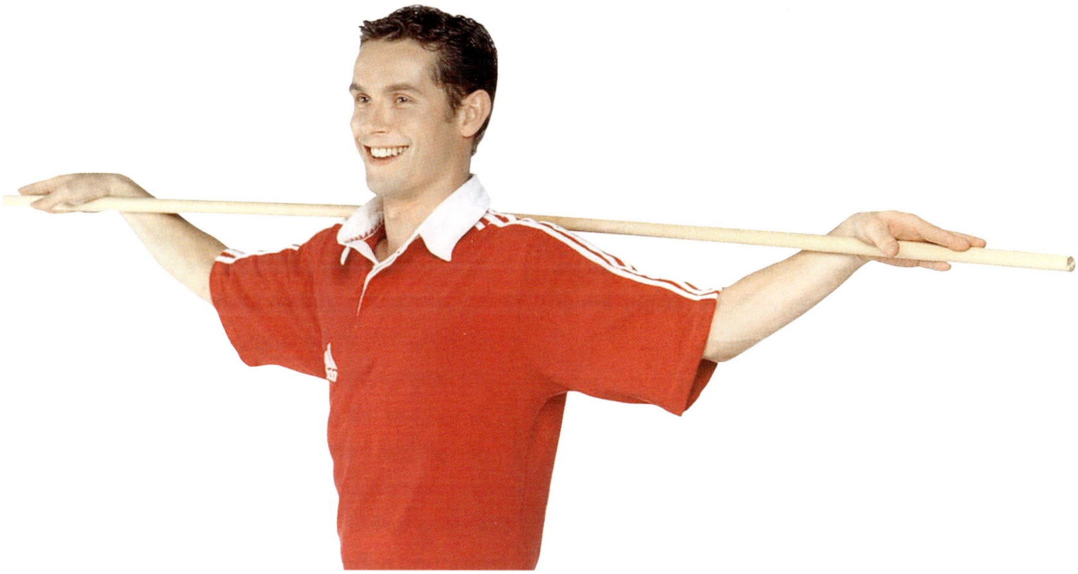

In Bewegung bleiben ...

Stab-Taillendrehung

Hilfsmittel

Ein stabiler, etwa 1,5–1,8 Meter langer Stab: Ein dicker Bambusstab ist ideal, weil er biegsam ist.

Ausgangsposition

Legen Sie den Stab über die Schultern und hängen Sie die Hände von hinten darüber. Wenn Ihnen das zu unbequem ist, nehmen Sie die Arme weiter zur Seite. Wenn sie ermüden, lassen Sie sie etwas sinken.

Übung

1 Atmen Sie ein, machen Sie die Wirbelsäule lang.
2 Ausatmen, Nabel zur Wirbelsäule ziehen. Halten Sie das Becken gerade und so weit es Ihnen bequem möglich ist nach vorn gerichtet, während Sie den Oberkörper sanft zur Seite drehen. Ihr Kopf dreht sich dabei mit. Drehen Sie sich nur so weit, wie Ihr Becken gerade und ruhig bleiben kann.
3 Atmen Sie ein und drehen Sie sich dabei zur Mitte zurück.
4 Wiederholen Sie die Übung zehnmal nach jeder Seite.

Hinweise

- Achten Sie auf dieselben Dinge wie bei der vorangegangenen Übung. Dieses Mal sind Sie allerdings noch mehr gefordert und müssen noch aufmerksamer auf die richtige Ausrichtung des Beckens achten.
- Wenn das Becken sich bewegt, stellen Sie sich vor einen Tisch oder eine Rückenlehne, die Oberschenkel berühren die Gegenstände leicht. Auf diese Weise merken Sie sofort, wenn sich das Becken dreht.

Gleiten an der Wand

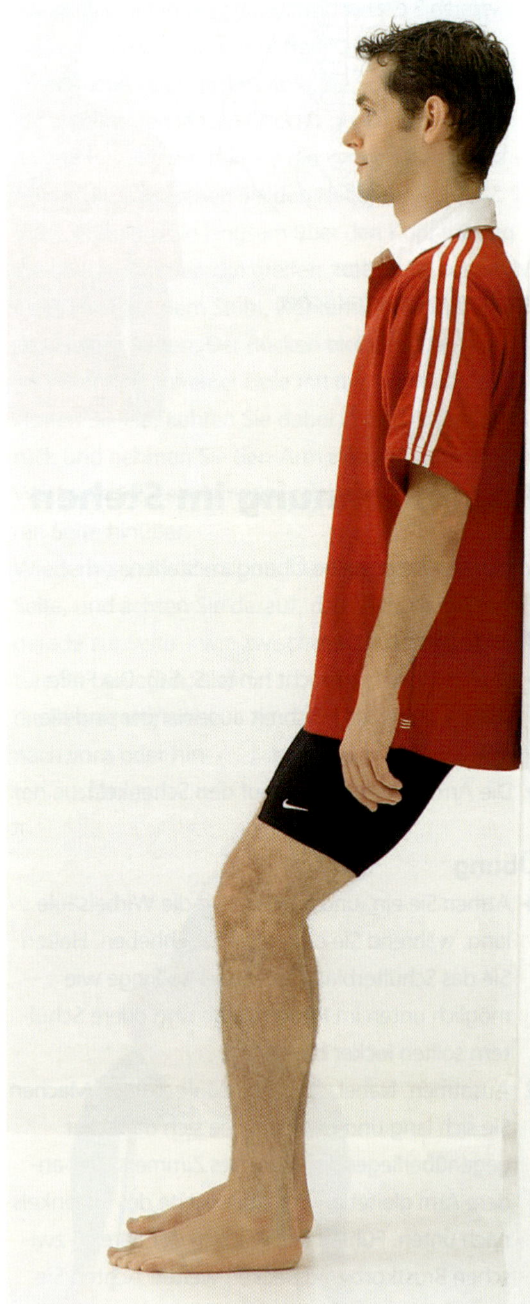

Wirkung

Sie lernen, den unteren Teil der Wirbelsäule zu dehnen und den richtigen Winkel zum Becken herzustellen. Die Oberschenkelmuskulatur wird trainiert und die Achillessehne gedehnt.

Diese Übung hat den Vorteil, dass man sie überall ausführen kann, sogar auf engstem Raum – zum Beispiel im Flugzeug.

Für eine gute Haltung ist es wichtig, dass das Becken im richtigen Winkel zur Wirbelsäule geneigt ist. Sie können dabei lernen, die untere Wirbelsäule zu strecken, ohne das Becken zu stark zu kippen oder zu weit einfallen zu lassen. Denken Sie immer an die Nord-Süd-Richtung.

Bei Rückenproblemen ist es lebenswichtig, dass die Oberschenkelmuskulatur kräftig ist. Nur so können Sie die Knie beugen und in die Hocke gehen, wenn Sie schwere Gegenstände heben!

Ausgangsposition

- Stellen Sie sich mit dem Rücken an die Wand, die Füße etwa 15 cm von der Wand entfernt.
- Die Füße stehen parallel und hüftbreit voneinander entfernt.
- Lehnen Sie sich an die Wand. Drücken Sie den Kopf nicht an die Wand. Stehen Sie einfach nur bequem.
- Bevor Sie mit der Übung beginnen, machen Sie sich bewusst, wo Sie mit dem Rücken die Wand berühren.

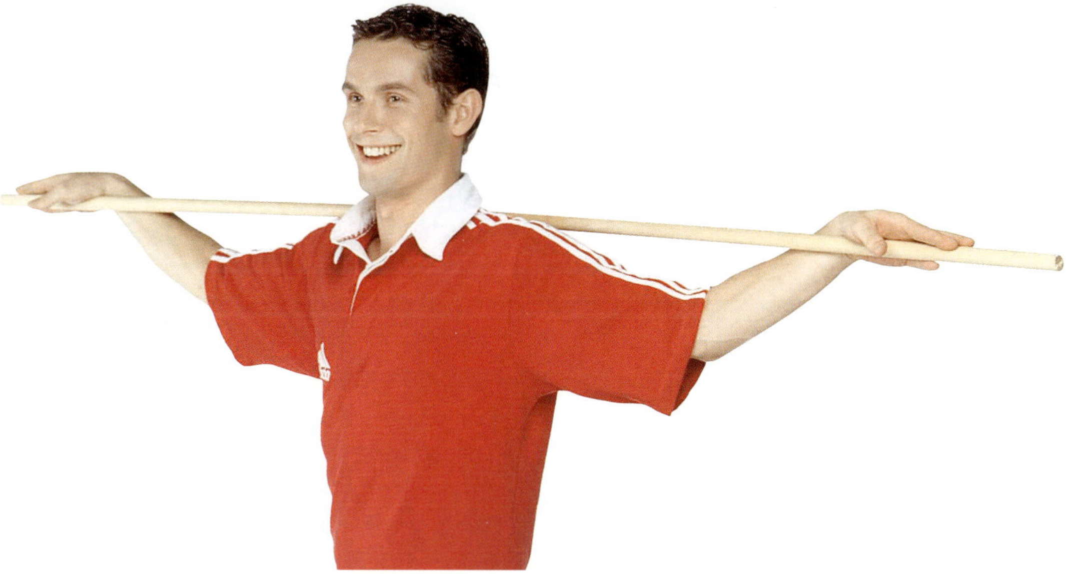

In Bewegung bleiben ...

Stab-Taillendrehung

Hilfsmittel

Ein stabiler, etwa 1,5–1,8 Meter langer Stab: Ein dicker Bambusstab ist ideal, weil er biegsam ist.

Ausgangsposition

Legen Sie den Stab über die Schultern und hängen Sie die Hände von hinten darüber. Wenn Ihnen das zu unbequem ist, nehmen Sie die Arme weiter zur Seite. Wenn sie ermüden, lassen Sie sie etwas sinken.

Übung

1 Atmen Sie ein, machen Sie die Wirbelsäule lang.
2 Ausatmen, Nabel zur Wirbelsäule ziehen. Halten Sie das Becken gerade und so weit es Ihnen bequem möglich ist nach vorn gerichtet, während Sie den Oberkörper sanft zur Seite drehen. Ihr Kopf dreht sich dabei mit. Drehen Sie sich nur so weit, wie Ihr Becken gerade und ruhig bleiben kann.
3 Atmen Sie ein und drehen Sie sich dabei zur Mitte zurück.
4 Wiederholen Sie die Übung zehnmal nach jeder Seite.

Hinweise

- Achten Sie auf dieselben Dinge wie bei der vorangegangenen Übung. Dieses Mal sind Sie allerdings noch mehr gefordert und müssen noch aufmerksamer auf die richtige Ausrichtung des Beckens achten.
- Wenn das Becken sich bewegt, stellen Sie sich vor einen Tisch oder eine Rückenlehne, die Oberschenkel berühren die Gegenstände leicht. Auf diese Weise merken Sie sofort, wenn sich das Becken dreht.

Seitliche Rumpfdehnung mit Armen

Rumpfdehnung im Sitzen

Wirkung

Die Seitenmuskulatur – besonders der Musculus quadratus lumborum (quadratischer Lendenmuskel) – soll gedehnt werden, und Sie sollen dabei ein Gefühl der Streckung und Stabilität entwickeln. Dabei lernen Sie, die Schulterblätter zu stabilisieren.

Hilfsmittel

Ein stabiler Stuhl.

Ausgangsposition

- Für diese Übung setzen Sie sich rittlings auf den Stuhl und halten sich an der Rückenlehne fest. Beide Sitzbeine (Ischia) ruhen fest auf dem Stuhl und Ihre Füßen stehen flach auf dem Boden.

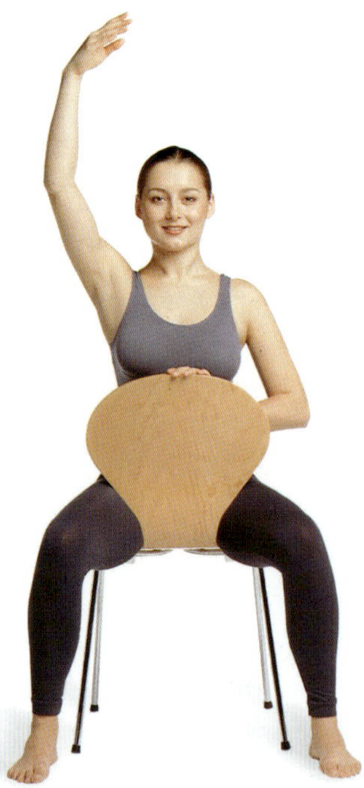

Übung

1. Atmen Sie tief in die Seiten, und heben Sie beim Ausatmen eine Hand über den Kopf. Die Handinnenfläche zeigt nach unten, die Schultern bleiben nach unten in den Rücken gerichtet.
2. Atmen Sie ein, machen Sie die Wirbelsäule lang.
3. Atmen Sie aus. Ziehen Sie den Nabel zur Wirbelsäule, während Sie langsam über den Kopf hinweg zur oberen Zimmerecke greifen. Halten Sie das Gesäß fest auf dem Stuhl, während Sie sich aus den Hüften heben. Der Rücken bleibt gerade, Kopf und Hals sind auf einer Linie mit der Wirbelsäule.
4. Atmen Sie ein, kehren Sie dabei in die Mitte zurück und nehmen Sie den Arm wieder herunter.
5. Wechseln Sie den Arm und reichen Sie zur anderen Seite hinüber.
6. Wiederholen Sie die Übung fünfmal nach jeder Seite, und achten Sie darauf, dass Sie sich immer gerade zur Seite – wie zwischen zwei Schiebetüren – bewegen, also die Bewegung nicht nach vorn oder hinten ausführen.

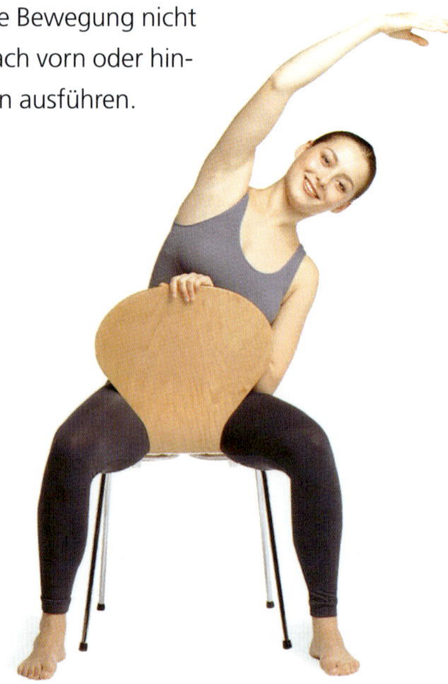

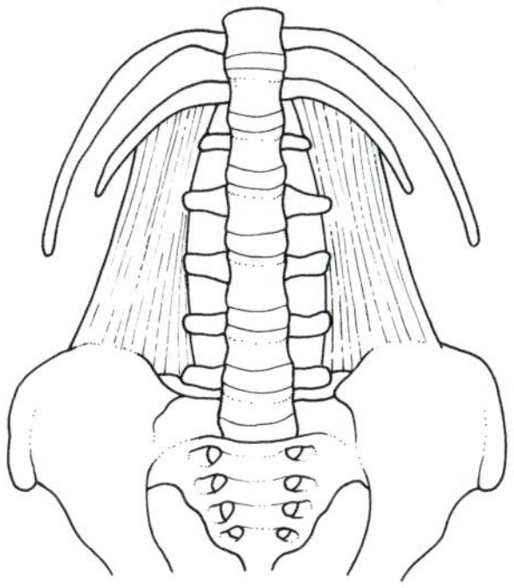

Musculus quadratus lumborum (quadratischer Lendenmuskel)

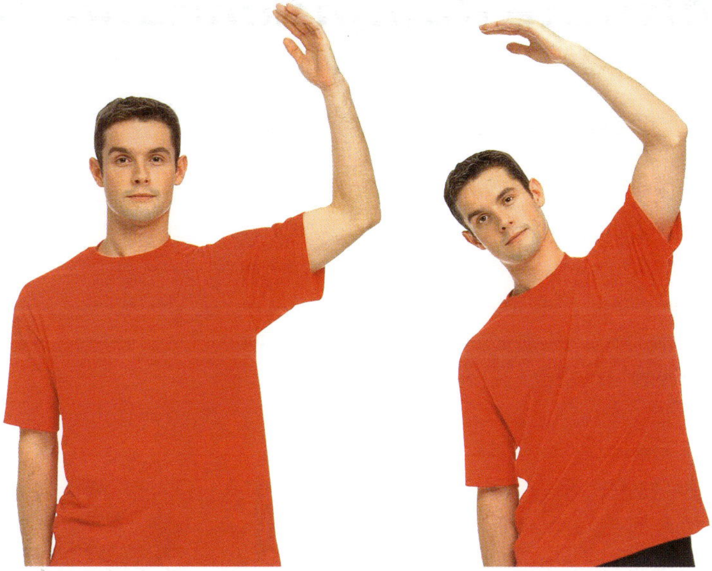

Rumpfdehnung im Stehen

Versuchen Sie dieselbe Übung im Stehen.

Ausgangsposition

- Stellen Sie sich aufrecht hin (s. S. 56). Die Füße stehen weiter als hüftbreit auseinander und die Knie sind leicht gebeugt.
- Die Arme ruhen seitlich auf den Schenkeln.

Übung

1. Atmen Sie ein, und machen Sie die Wirbelsäule lang, während Sie einen Arm hochheben. Halten Sie das Schulterblatt dabei aber so lange wie möglich unten im Rücken. Hals und obere Schultern sollten locker bleiben.
2. Ausatmen, Nabel zur Wirbelsäule ziehen. Machen Sie sich lang und bewegen Sie sich dabei zur gegenüberliegenden Ecke des Zimmers. Der andere Arm gleitet an der Außenseite des Schenkels nach unten. Fühlen Sie, wie sich der Bereich zwischen Brustkorb und Becken weitet. Achten Sie darauf, dass Sie sich direkt zur Seite beugen, nicht nach vorn oder nach hinten. Schauen Sie stets nach vorn, nicht nach oben oder unten.
3. Atmen Sie ein, halten Sie die Körperspannung.
4. Atmen Sie aus, während der Bauch noch eingezogen bleibt, kehren Sie dann langsam in die aufrechte Haltung zurück und senken Sie den Arm.
5. Wiederholen Sie die Übung fünfmal je Seite.

Hinweise

- Achten Sie darauf, dass Sie bei der seitlichen Rumpfdehnung nicht einfach nur die Taille einknicken. Sie sollten die ganze Zeit „nach oben" gestreckt bleiben.
- Stellen Sie sich vor, sie schwanken zwischen zwei Wänden hin und her. So bleiben Sie in einer Ebene.
- Halten Sie den passiven Arm auf dem Schenkel. Er gleitet beim Beugen leicht nach unten.
- Achten Sie auf die Neigung des Kopfes. Der Kopf sollte auf der Spitze der Wirbelsäule balancieren und nach vorn gerichtet sein. Wenn Sie nach unten sehen, unterbrechen Sie das Zusammenspiel von Kopf- und Halsmuskulatur.
- Halten Sie das Becken zentriert.

Gleiten an der Wand

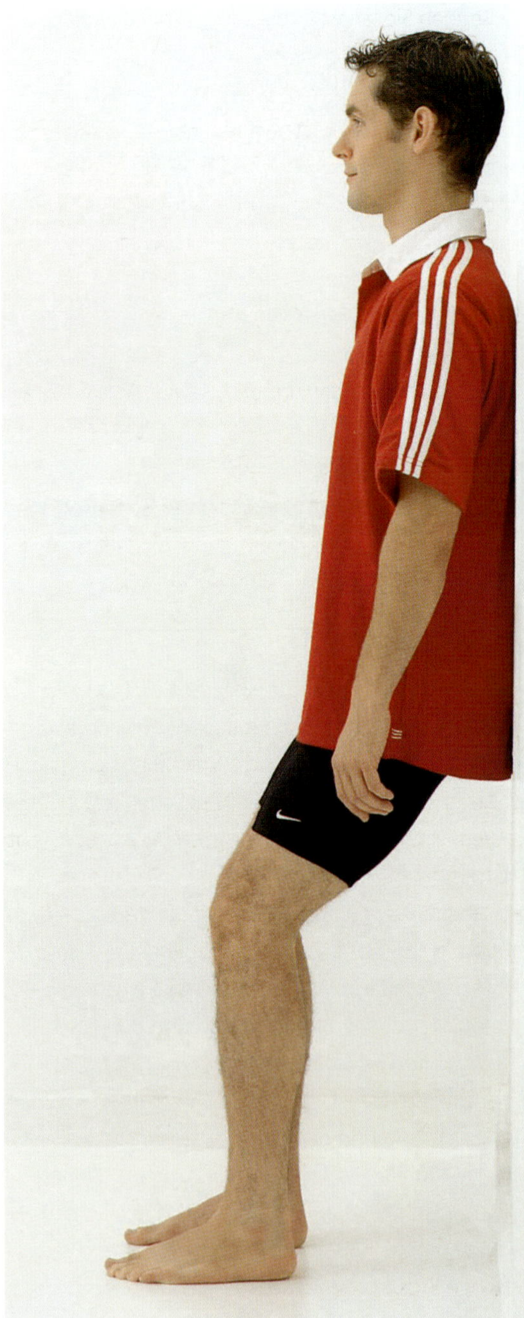

Wirkung

Sie lernen, den unteren Teil der Wirbelsäule zu dehnen und den richtigen Winkel zum Becken herzustellen. Die Oberschenkelmuskulatur wird trainiert und die Achillessehne gedehnt.

Diese Übung hat den Vorteil, dass man sie überall ausführen kann, sogar auf engstem Raum – zum Beispiel im Flugzeug.

Für eine gute Haltung ist es wichtig, dass das Becken im richtigen Winkel zur Wirbelsäule geneigt ist. Sie können dabei lernen, die untere Wirbelsäule zu strecken, ohne das Becken zu stark zu kippen oder zu weit einfallen zu lassen. Denken Sie immer an die Nord-Süd-Richtung.

Bei Rückenproblemen ist es lebenswichtig, dass die Oberschenkelmuskulatur kräftig ist. Nur so können Sie die Knie beugen und in die Hocke gehen, wenn Sie schwere Gegenstände heben!

Ausgangsposition

- Stellen Sie sich mit dem Rücken an die Wand, die Füße etwa 15 cm von der Wand entfernt.
- Die Füße stehen parallel und hüftbreit voneinander entfernt.
- Lehnen Sie sich an die Wand. Drücken Sie den Kopf nicht an die Wand. Stehen Sie einfach nur bequem.
- Bevor Sie mit der Übung beginnen, machen Sie sich bewusst, wo Sie mit dem Rücken die Wand berühren.

Übung

1 Atmen Sie tief ein und machen Sie die Wirbelsäule lang.

2 Ausatmen, Nabel zur Wirbelsäule ziehen. Beugen Sie langsam die Knie, dabei gleiten Sie etwa 30 cm an der Wand nach unten, bis die Oberschenkel fast parallel zum Boden sind – auf keinen Fall tiefer! Behalten Sie die Füße flach auf dem Boden (vor allem die Fersen). Halten Sie das Steißbein an der Wand. Stellen Sie sich vor, dass es sich stattdessen sozusagen „in die Wand" hineinstreckt oder verlängert.

3 Atmen Sie ein, wenn Sie nach oben zurückgleiten, immer noch mit eingezogenem Bauch. Versuchen Sie, den unteren Teil der Wirbelsäule gestreckt zu halten.

4 Wiederholen Sie die Übung achtmal.

5 Wenn Sie die Wand nicht mehr berühren, bleiben Sie einen Augenblick lang aufrecht stehen. Stellen Sie sich vor, die Wand sei noch da.

Hinweise

- Passen Sie auf, dass Sie nicht zu tief rutschen – das Gesäß sollte nie tiefer liegen als die Knie.
- Achten Sie darauf, dass die Knie über den Füßen bleiben und nicht – wie bei X-Beinen – nach innen gehen. Ihre Füße sollten parallel stehen und nicht nach innen weggleiten.
- Behalten Sie die Fersen auf dem Boden.
- Denken Sie daran, dass das Steißbein immer in Kontakt mit der Wand bleiben sollte.

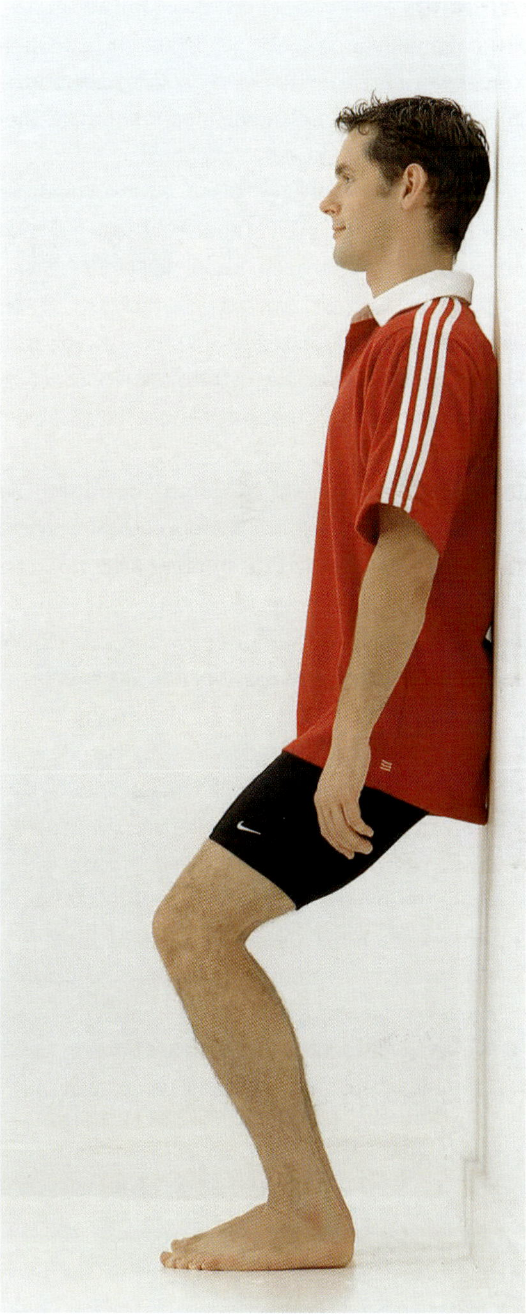

Abrollen an der Wand

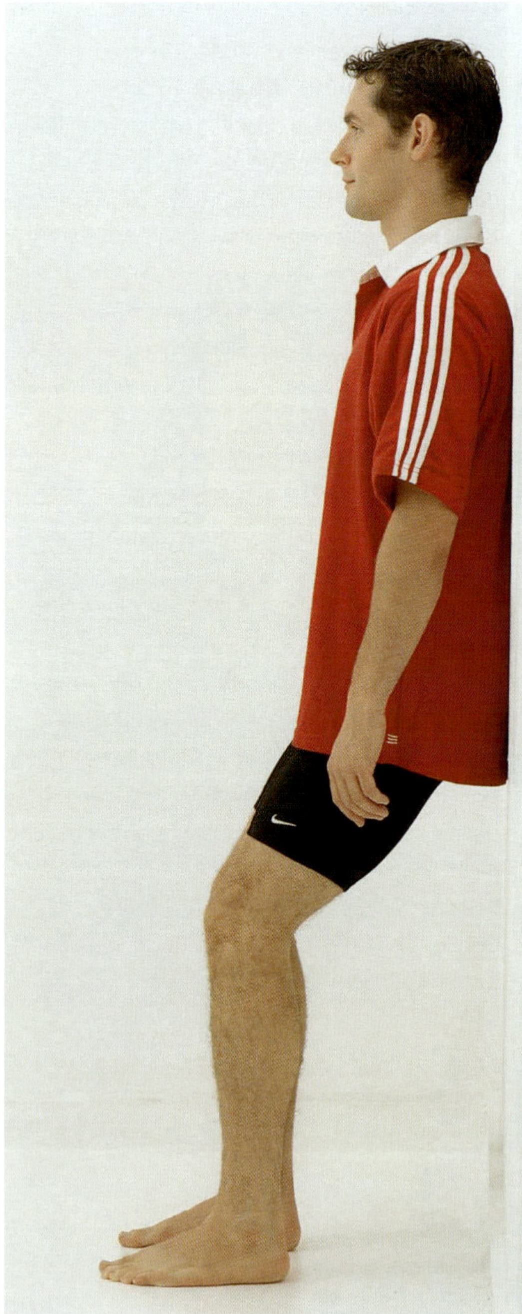

Wirkung

Entspannung von Wirbelsäule, Schultern und Oberkörper. Beweglichkeit und Kraft der Wirbelsäule werden erhöht und Sie bekommen mehr Kontrolle über die einzelnen Bereiche der Wirbelsäule.

Diese Übung spielt in jedem Pilates-Programm eine zentrale Rolle. Sie kann zum Aufwärmen dienen oder das Training beenden. Sie kombiniert das Stabilisierungstraining mit dem äußerst effektiven Abrollen der Wirbelsäule. Stellen Sie sich dabei vor, dass Sie die Wirbelsäule wieder neu zusammenbauen, indem Sie Wirbel für Wirbel aufeinander setzen.

Bei Rückenproblemen (s. unten) befragen Sie bitte Ihren Arzt, besonders wenn Ihre Probleme mit den Bandscheiben zusammenhängen.

Ausgangsposition

- Stellen Sie sich etwa 45 cm von der Wand entfernt aufrecht hin, mit dem Rücken zur Wand. (Der Abstand kann je nach Ihrer Körpergröße etwas variieren, Sie sollten sich damit wohl fühlen.)
- Die Knie sind so gebeugt, dass es von der Seite aussieht, als säßen Sie auf einem Barhocker. Die Füße stehen hüftbreit parallel auseinander und das Gewicht ist gleichmäßig auf beide Füße verteilt. Achten Sie darauf, dass die Füße nicht nach innen oder außen rollen.
- Finden Sie die neutrale Stellung des Beckens, strecken Sie das Steißbein dabei nach unten.

Übung

- Atmen Sie ein und machen Sie die Wirbelsäule lang. Halten Sie Kopf und Hals locker.
- Ausatmen, Nabel zur Wirbelsäule ziehen. Lassen Sie das Kinn auf die Brust fallen, und lassen Sie es zu, wenn das Gewicht des Kopfes Sie langsam

nach vorn sinken lässt. Der Kopf bleibt entspannt, die Arme hängen locker an den Seiten, die Körpermitte ist in Spannung, die Knie sind leicht gebeugt. Wenn Sie ein Rückenproblem haben, fällt es Ihnen vielleicht leichter, zuerst mit den Händen an den Oberschenkeln hinunterzugleiten.

- Atmen Sie ein, wenn Sie Kopf und Arme locker hängen lassen.
- Atmen Sie aus, und halten Sie den Bauch eingezogen, wenn Sie das Steißbein entspannen, das Schambein nach vorn und das Becken nach hinten drehen. Gleichzeitig richten Sie sich langsam an der Wand wieder auf, indem Sie Wirbel für Wirbel abrollen.

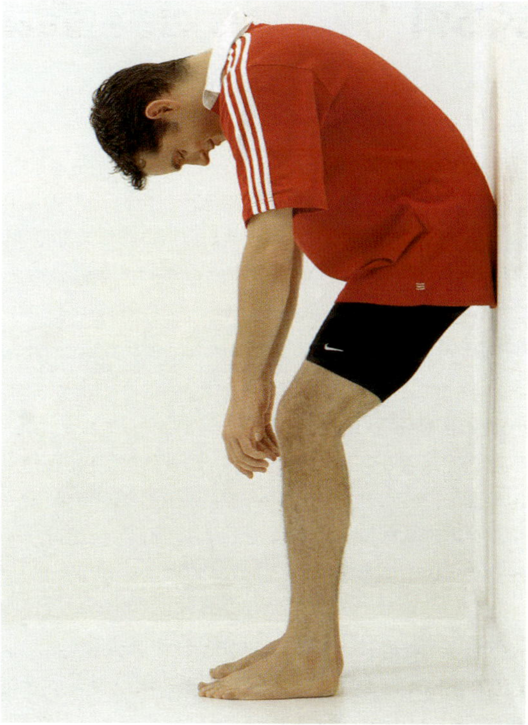

Hinweise

- Vielleicht möchten Sie während der Übung einmal mehr ein- und ausatmen. Das können Sie gerne tun, aber versuchen Sie, die Wirbelsäule nur beim Ausatmen zu bewegen.
- Achten Sie darauf, dass sie die Mitte der Wirbelsäule abrollen und nach keiner Seite ausweichen. Wenn Sie unten angekommen sind, prüfen Sie, wo sich Ihre Hände im Verhältnis zu den Füßen befinden.
- Senken Sie die Füße weder nach innen noch nach außen. Halten Sie das Gleichgewicht, und versuchen Sie, sich nicht über die Füße hinaus nach vorn und auch nicht nach hinten auf die Fersen zu beugen.

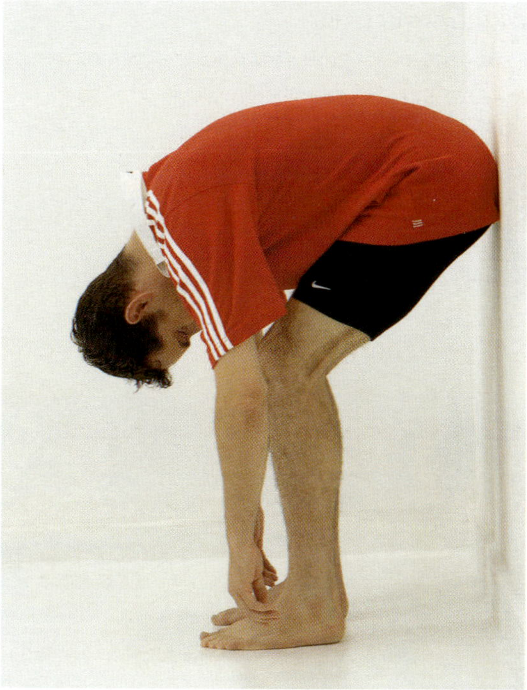

Pfeil

Wirkung

Die Streckmuskeln (Extensoren) des Rückens sollen gestärkt und die Rumpfstabilität soll erhöht werden. Sie entwickeln ein Bewusstsein für die Schulterblätter und stärken die Muskeln, die sie stabilisieren. Außerdem werden die tief liegenden Beugemuskeln (Flexoren) des Halses trainiert.

Ausgangsposition

- Legen Sie sich auf den Bauch. Wenn Sie möchten, legen Sie ein flaches Kissen unter die Stirn. Es erleichtert die Atmung.
- Die Arme liegen an den Seiten, die Handinnenflächen an den Schenkeln. Der Hals ist lang. Die Beine liegen parallel nebeneinander, die Fußspitzen zeigen vom Bein weg.

Übung

1. Atmen Sie tief ein und machen Sie die Wirbelsäule lang. Das Kinn knicken Sie dabei leicht ein.
2. Ausatmen, Nabel zur Wirbelsäule pressen. Ziehen Sie dabei die Schulterblätter nach unten in den Rücken und strecken Sie die Finger in Richtung Füße. Stellen Sie sich vor, Sie werden am Scheitel „lang gezogen".
3. Schauen Sie vor sich auf den Boden. Kippen Sie den Kopf dabei nicht nach hinten. Drücken Sie die Schenkelinnenseiten zusammen, die Füße bleiben auf dem Boden.
4. Atmen Sie aus und spüren Sie die Länge des Körpers von den Zehenspitzen bis zum Scheitel.
5. Atmen Sie mit eingezogenem Bauch aus und entspannen Sie sich.

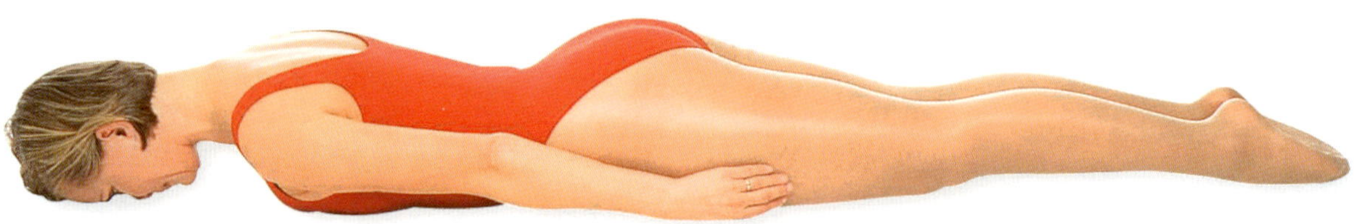

In Bewegung bleiben ...

Wenn Sie die starken Muskeln erspürt haben, die die Schulterblätter nach unten in den Rücken drücken, können Sie die Übung erweitern, indem Sie den Oberkörper sanft vom Boden abheben.

Übung

1 Atmen Sie tief ein und verlängern sich durch die Wirbelsäule. Das Kinn ist leicht eingeknickt.
2 Ausatmen, Nabel zur Wirbelsäule pressen. Ziehen Sie die Schulterblätter nach unten in den Rücken und strecken Sie die Finger dabei in Richtung Füße. Sie werden am Scheitel „lang gezogen". Setzen Sie die mittlere Rückenmuskulatur ein, um den Oberkörper langsam vom Boden zu heben. Schauen Sie dabei vor sich auf den Boden. Kippen Sie den Kopf nicht nach hinten. Drücken Sie die Schenkelinnenseiten zusammen, um die Füße auf dem Boden zu halten.
3 Atmen Sie ein und aus und spüren Sie die Länge des Körpers von den Zehenspitzen bis zum Scheitel.
4 Atmen Sie mit eingezogenem Bauch aus und senken Sie dabei langsam den Oberkörper zurück auf den Boden.

Hinweise

- Halten Sie die Spannung im Unterleib.
- Überanstrengen Sie die Halsmuskulatur nicht. Der Hals sollte ganz entspannt sein, wenn die Schultern nach unten in den Rücken drücken. Stellen Sie sich vor, Ihnen wächst ein Schwanenhals zwischen den Flügeln.
- Achten Sie darauf, dass die Füße auf dem Boden bleiben.
- Hören Sie sofort auf, wenn Sie sich im Rücken unwohl fühlen. Bei dieser Übung können die Füße auch hüftbreit auseinander liegen, die Oberschenkel- und Gesäßmuskeln bleiben dabei entspannt.

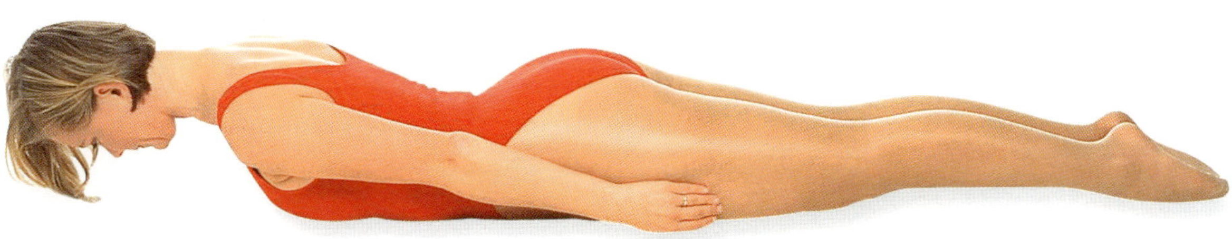

Oberschenkelpresse

Wirkung

Sie trainieren die Muskeln im Unterleib, im Beckenboden, im Gesäß und an den Schenkelinnenseiten, während der Oberkörper entspannt bleibt.

Hilfsmittel

Ein Kissen.

Ausgangsposition

- Legen Sie sich auf den Bauch und klemmen Sie ein kleines Kissen zwischen die Schenkel.
- Den Kopf legen Sie auf Ihre gefalteten Hände. Öffnen und entspannen Sie die Schultern.
- Halten Sie die Zehen gestreckt, die Fersen berühren sich nicht.

Übung

1. Atmen Sie tief ein und machen Sie die Wirbelsäule lang.
2. Ausatmen, Nabel zur Wirbelsäule ziehen. Stellen Sie sich vor, ein zerbrechliches Ei, das Sie nicht zerdrücken wollen, läge unter Ihrem Bauch. Spannen Sie die Gesäßmuskeln an. Pressen Sie die Schenkelinnenseiten und das Kissen zusammen, die Fersen berühren sich. Halten Sie die Spannung und zählen Sie bis fünf. Atmen Sie dabei normal weiter, und achten Sie ständig darauf, dass nur die Muskeln von der Taille abwärts aktiv sind. Dann entspannen Sie sich, behalten aber die Füße auf dem Boden.
3. Wiederholen Sie diese große Oberschenkelpresse fünfmal.

Hinweise

- Hals und Kiefer bleiben beim Drücken locker und entspannt.
- Fühlen Sie die ganze Länge Ihres Körpers vom Scheitel bis zu den Zehenspitzen.

In Bewegung bleiben ...

Versuchen Sie, die Muskeln in dieser Reihenfolge zu aktivieren:

- Beckenboden,
- untere Bauchmuskulatur,
- Gesäß,
- Schenkelinnenseiten.

Entspannen Sie diese Muskeln in umgekehrter Reihenfolge.

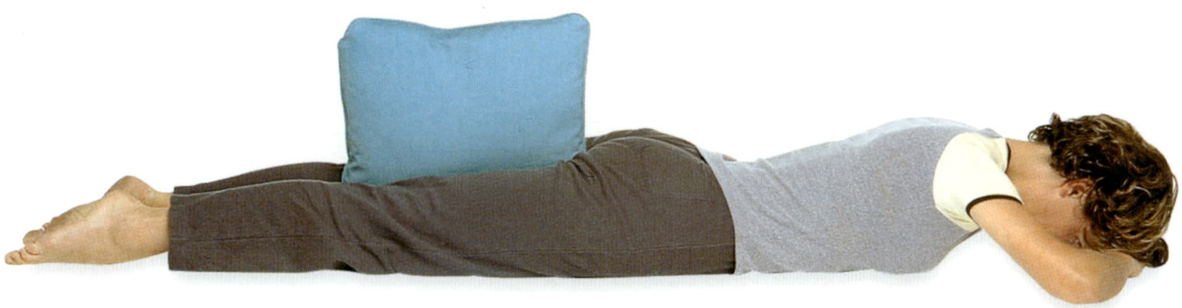

Ruheposition

Wirkung

Das Kreuzbein, die Lenden-, Brust- und Halswirbelsäule sollen gestreckt werden, die Schenkelinnenseiten (Adduktoren; diese Muskeln bewegen die Beine zur Körperachse hin) sollen gedehnt werden. Sie lernen, in entspannter Position die Atmung zu kontrollieren und zu spüren, wie die Lungen sich füllen und leeren. Um die Lungen maximal zu nutzen, atmen Sie in den Rücken.

Bei Knieproblemen lassen Sie diese Übung aus, die Knie könnten zu stark belastet werden.

Übung

1 Diese Übung sollten Sie nach einer Übung in Bauchlage machen.

2 Kommen Sie auf allen vieren hoch, strecken Sie die Zehen, die Knie liegen etwas entfernt voneinander.

3 Halten Sie Kopf und Hände still und bewegen Sie sich langsam nach hinten auf das Gesäß. Setzen Sie sich schließlich auf die Füße – nicht zwischen sie. Der Rücken sollte rund sein.

4 Bleiben Sie in dieser Position und entspannen Sie sich. Lassen Sie die Arme gestreckt, um sich maximal dehnen zu können. Fühlen Sie, wie sich der hintere Brustkorb ausdehnt, wenn Sie einatmen.

5 Ausatmen, Nabel zur Wirbelsäule ziehen. Rollen Sie langsam mit gestreckten Armen nach vorn, bis Unterarme und Stirn wieder auf dem Boden liegen.

6 Je weiter die Knie auseinander liegen, desto mehr Dehnung spüren Sie in den Schenkelinnenseiten.

7 Wenn Sie die Knie auf diese Weise gespreizt haben, stellen Sie sich vor, mit der Brust „im Boden zu versinken".

8 Sie können die Knie auch zusammenbehalten. Dann wird die Lendenwirbelsäule gedehnt. Bei Rückenproblemen sollten Sie diese Übung allerdings auslassen.

9 Atmen Sie zehnmal in dieser Position ein und aus.

Verlassen der Ruheposition

Ausatmen, Nabel zur Wirbelsäule ziehen. Rollen Sie sich langsam nach oben. Achten Sie darauf, dass das Steißbein nach unten gerichtet ist und das Schambein nach vorn zeigt. Bauen Sie die Wirbelsäule Wirbel für Wirbel langsam wieder auf, bis Sie wieder aufrecht auf den Füßen sitzen.

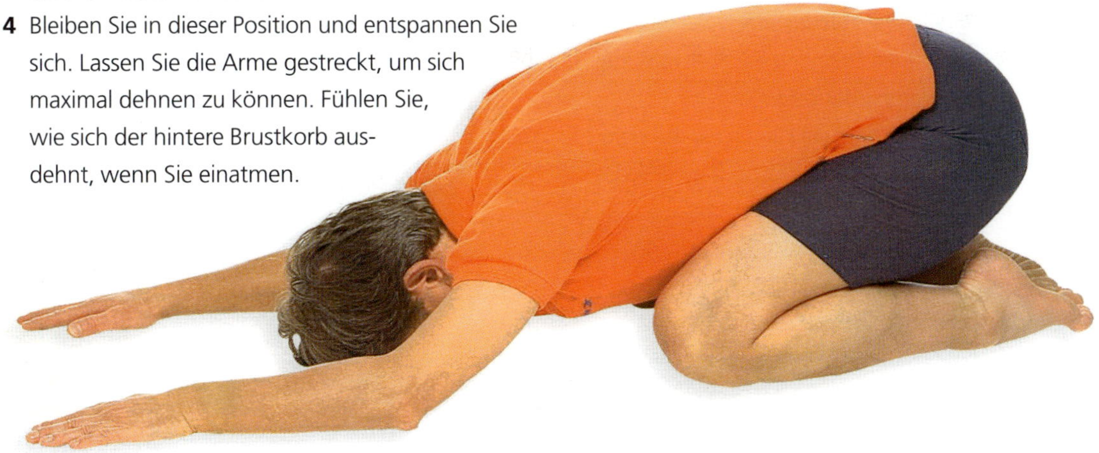

Fußübungen

Wirkung

Mit dieser Übung sollen Fußgewölbe und Fußgelenke trainiert werden, damit die Füße gelenkiger und kräftiger werden.

Training der Fußgewölbe

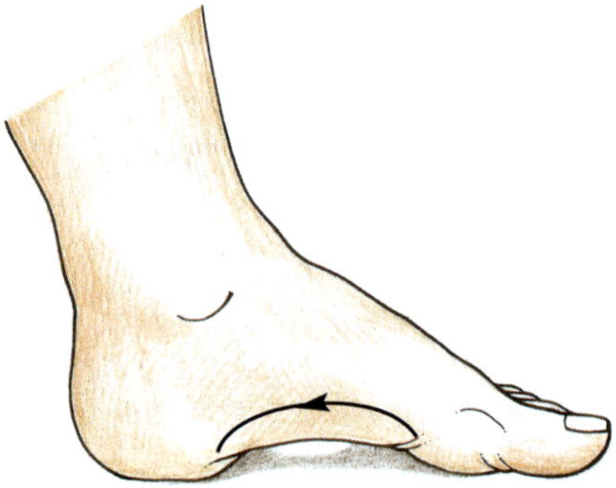

Ausgangsposition

- Sie können bei dieser Übung sitzen oder stehen, solange Ihr Körper ausbalanciert ist und es Ihnen bequem ist. Die Füße stehen stets flach und parallel auf dem Boden.

Übung

1 Strecken Sie die Zehen und halten Sie diese Spannung. Ziehen Sie die Zehenwurzeln zurück in Richtung Ferse. Auf diese Weise vergrößern Sie das Fußgewölbe. Entspannen Sie die Füße wieder.
2 Wiederholen Sie diese Übung zehnmal.

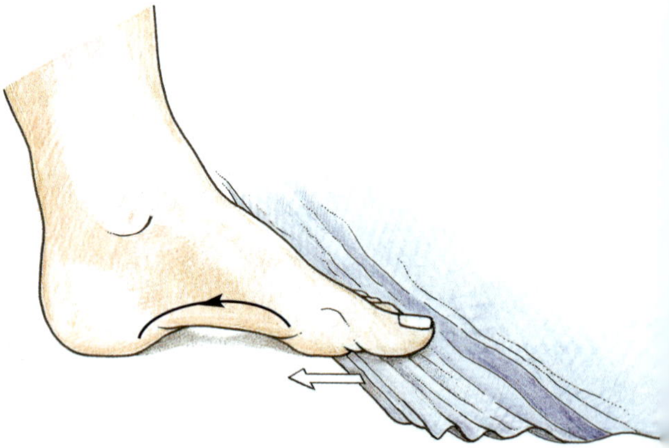

Hinweise

- Kneifen Sie die Zehen nicht einfach nur zusammen. Wichtig ist die Dehnung der Fußwölbung, nicht die Aktivierung der Zehen.
- Achten Sie darauf, dass die Füße ganz auf dem Fußboden aufsetzen und nicht nach innen oder außen weggleiten.

Übungsvariante

1 Sie können einen Schal oder ein Handtuch ein Stückchen unter den Fuß legen.
2 Machen Sie dieselbe Übung und ziehen Sie dabei den Schal zu sich heran.
3 Wiederholen Sie diese Übung zweimal.

La-Ola-Welle

Da diese Übung ziemlich schwierig ist, haben wir eine einfachere Version vorangestellt.

Ausgangsposition

- Dieselbe wie bei den vorangegangenen Fußübungen.

Übung

1. Versuchen Sie, zuerst nur den großen Zeh zu heben, alle anderen Zehen bleiben auf dem Boden. Dann versuchen Sie, den großen Zeh auf dem Boden zu lassen und alle anderen Zehen zu heben.
2. Wiederholen Sie diese Übung zehnmal, und achten Sie darauf, dass die Füße sich weder nach innen noch nach außen rollen.

Die große La-Ola-Welle

Übung

1. Versuchen Sie jetzt, die Zehen einzeln, einen nach dem anderen, anzuheben – wie bei einer La-Ola-Welle.
2. Dann setzen Sie die Zehen einzeln wieder ab, beginnend mit dem kleinen Zeh. Halten Sie die Zehen stets so weit wie möglich auseinander.
3. Wiederholen Sie diese Übung fünfmal. Vielleicht müssen Sie am Anfang etwas mogeln und mit der Hand die Zehen voneinander trennen, um sie einzeln bewegen zu können.

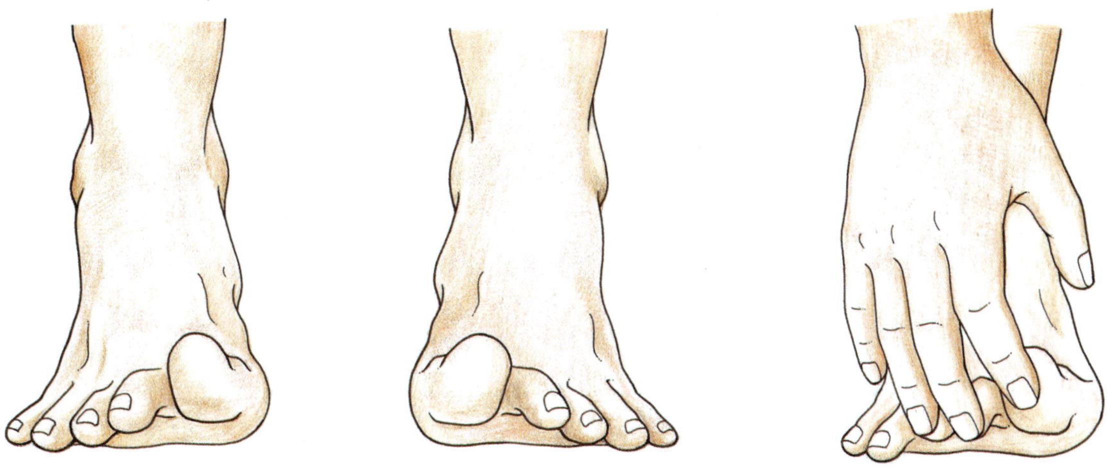

Strecken und Beugen der Füße

In diesem Buch werden Sie oft gebeten, die Füße entweder zu strecken oder zu beugen. Es ist wichtig, dass Sie diese Anweisungen jeweils korrekt ausführen, um die nötige Balance im Fuß und in den Wadenmuskeln aufrechtzuerhalten.

Strecken

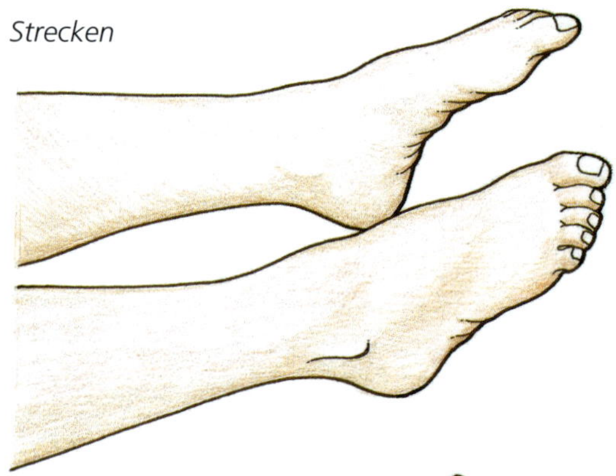

Beugen

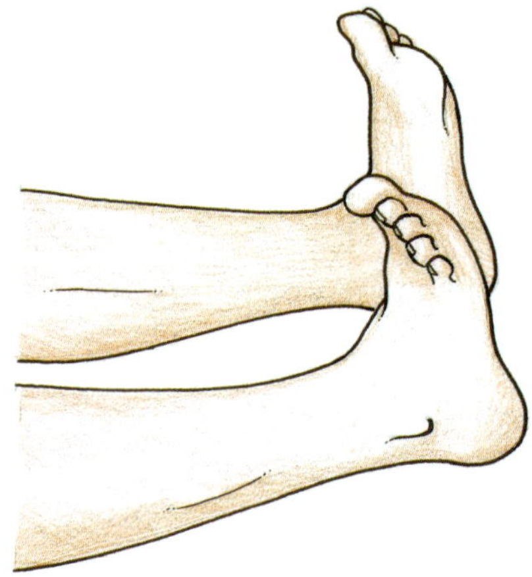

Strecken der Füße

Ausgangsposition

- Sie können diese Übung im Sitzen oder in der Entspannungsposition, das heißt liegend, ausführen. Sie beugen ein Bein, strecken es leicht und umfassen es unter dem Knie.

Übung

1. Versuchen Sie, die Fußspitze sanft vom Gesicht weg zu strecken, halten Sie sie auf einer Linie mit Fußknöchel, Knie und Hüfte.
2. Häufig wird zu stark gestreckt, wodurch sich der Fuß nach innen biegt. Halten Sie ihn lang gestreckt, ohne dass die Zehen sich einrollen.
3. Wiederholen Sie die Übung mit jedem Fuß zehnmal.

Beugen der Füße

Übung

1. Versuchen Sie jetzt, den Fuß sanft zu beugen, indem Sie die Ferse von sich weg drücken. Die Zehen richten sich dabei auf Ihr Gesicht, sollten sich dabei aber nicht einrollen. Machen Sie die Füße von der Ferse bis zur Zehenspitze möglichst lang.
2. Wiederholen Sie die Übung mit jedem Fuß zehnmal.

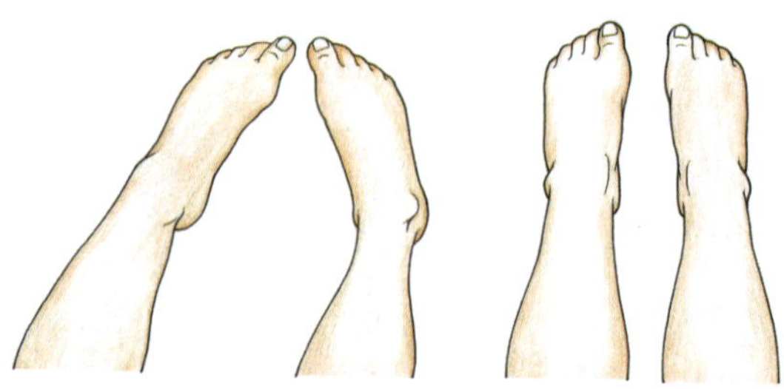

Falsche Ausrichtung *Richtige Ausrichtung*

Ins Nadelöhr gleiten

Wirkung

Der obere Schulterbereich, besonders die Muskulatur um den Schultergürtel herum, soll entspannt werden.

Ausgangsposition

- Knien Sie auf allen vieren, die Hände sind direkt unter den Schultern aufgesetzt, die Knie unter den Hüften, der Hals ist gestreckt, der Kopf mit gerader Wirbelsäule ausgerichtet.
- Schauen Sie gerade vor sich auf den Boden.

Übung

1 Atmen Sie tief in die Seiten und verlagern Sie das Gewicht auf die rechte Hand.

2 Ausatmen, Nabel zur Wirbelsäule ziehen. Heben Sie die linke Hand und setzen Sie sie zurück auf den Boden. Der Ellbogen ist offen und entspannt.

3 Gleiten Sie mit der linken Hand über die Matte unter den rechten Arm, dieser beugt sich dabei. Halten Sie beide Schultern nach unten in den Rücken gerichtet und den Kopf entspannt.

4 Atmen Sie ein und entspannen Sie sich in dieser Stellung.

5 Atmen Sie aus und kehren Sie zur Ausgangsposition zurück, der Nabel ist immer noch zur Wirbelsäule gezogen.

6 Wiederholen Sie die Übung mit jedem Arm dreimal.

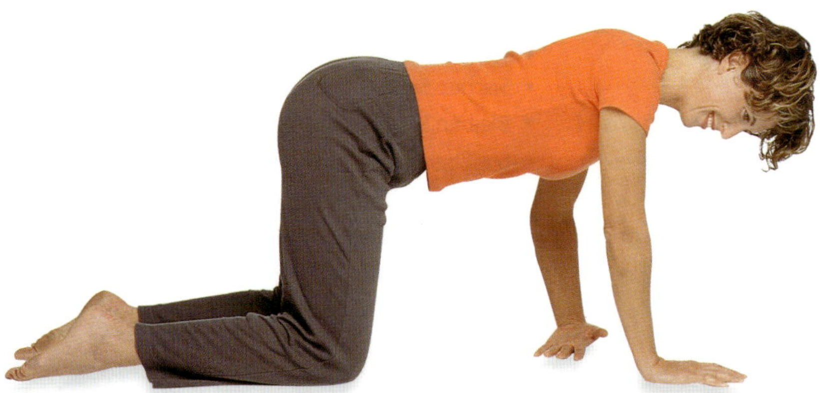

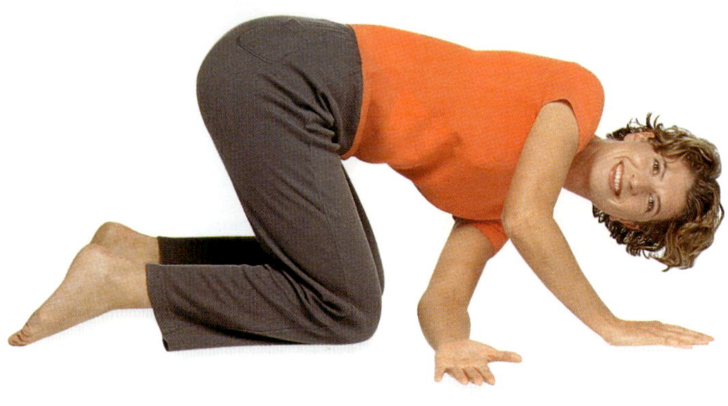

Dehnung der heranziehenden Muskeln

Wirkung

Die Muskulatur an den Innenseiten der Oberschenkel wird sanft gedehnt, während das Becken in neutraler Stellung bleibt.

Ausgangsposition

- Legen Sie sich in die Entspannungsposition.

Übung

1 Atmen Sie tief in die Seiten.
2 Ausatmen, Nabel zur Wirbelsäule pressen. Ziehen Sie dabei die Knie in Richtung Brust. Atmen Sie normal weiter, während Sie auf jedes Knie eine Hand legen und die Beine langsam öffnen. Das dehnt die Muskeln auf der Oberschenkelinnenseite. Bleiben Sie etwa zwei Minuten lang in dieser Stellung, Ihr Rücken sollte sich nicht wölben.
3 Nach zwei Minuten – immer noch den Nabel zur Wirbelsäule gerichtet – schließen Sie die Beine langsam und setzen erst den einen, dann den anderen Fuß zurück auf den Boden.

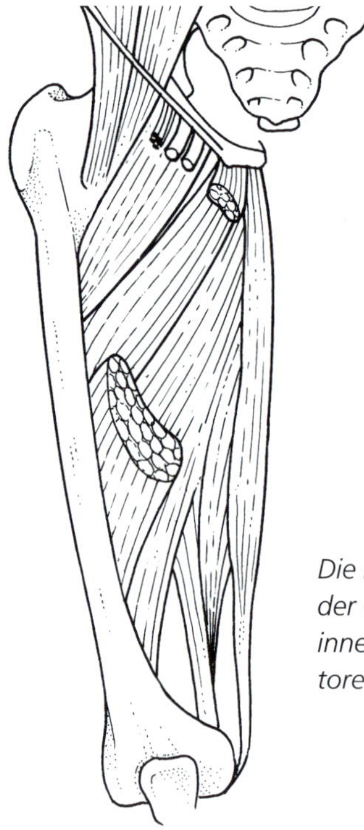

Die Muskeln auf der Oberschenkelinnenseite (Adduktoren)

Hinweis

- Bleiben Sie die ganze Zeit über in neutraler Stellung.

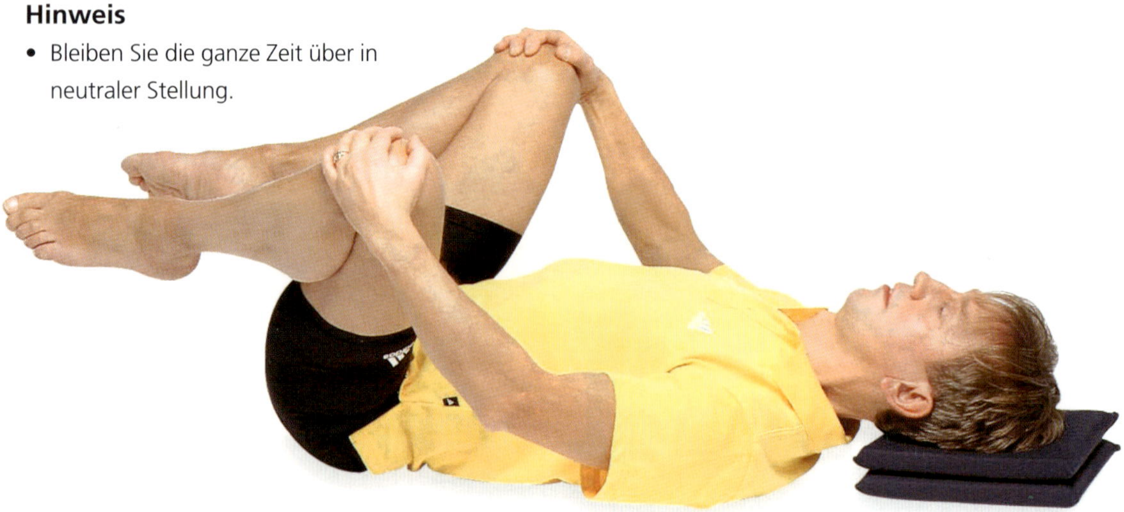

In Bewegung bleiben …

Grätsche an der Wand

Wirkung

Dies ist eine etwas gewagtere Dehnung der inneren Oberschenkelmuskulatur, aber auch eine optimale Entspannungsposition. Da beide Beine gehoben werden, muss die „Wadenpumpe" (die das Blut ins Herz zurückpumpt) etwas härter arbeiten, um die Blutzirkulation und die Lymphdrainage zu verbessern. Doch so beugen Sie Krampfadern und Beinschwellungen vor, Giftstoffe werden abtransportiert.

Ausgangsposition

- Nehmen Sie die auf dem Foto gezeigte Stellung zur Wand ein. Am leichtesten ist es, sich der Wand seitlich zu nähern und so dicht wie möglich an die Wand heranzurutschen. Erst dann setzen Sie die Beine gerade an die Wand. Die Haltung muss für Sie bequem bleiben.
- Legen Sie ein flaches Kissen unter den Kopf.
- Achten Sie darauf, dass Sie im rechten Winkel zur Wand liegen.
- Wenn es Ihnen hilft, können Sie die Hände unter die Gesäßbacken legen. Das sollten Sie in jedem Fall tun, wenn Sie Rückenprobleme haben. Wenn Sie merken, dass die Beinbeuger-Muskeln zu sehr gedehnt sind, dann rücken Sie etwas von der Wand weg. Das Steißbein sollte unten auf dem Boden bleiben, sonst verlieren Sie die neutrale Stellung.

Achtung: Geben Sie diese Stellung sofort auf, wenn Sie in den Beinen ein Kribbeln verspüren.

Übung

1. Spreizen Sie nun langsam die Beine, bis Sie die Dehnung auf der Innenseite der Schenkel spüren. Die Beine dürfen sich ruhig ein wenig beugen oder nach außen drehen. Die Füße sollten jedoch immer in gleicher Höhe sein, um das Gleichgewicht zu halten. Versuchen Sie, sich während der Dehnung zu entspannen – etwa zwei Minuten lang. Dann sollte der ganze Körper nicht mehr angespannt sein. Sie können die Hände auf den Unterleib legen, damit die Schulterblätter sich weiten und die Ellbogen sich entspannen können.
2. Die Position der Dehnung verlassen Sie, indem Sie die Beine mit den Händen wieder zusammenführen.
3. Rollen Sie auf die Seite, bevor Sie aufstehen.

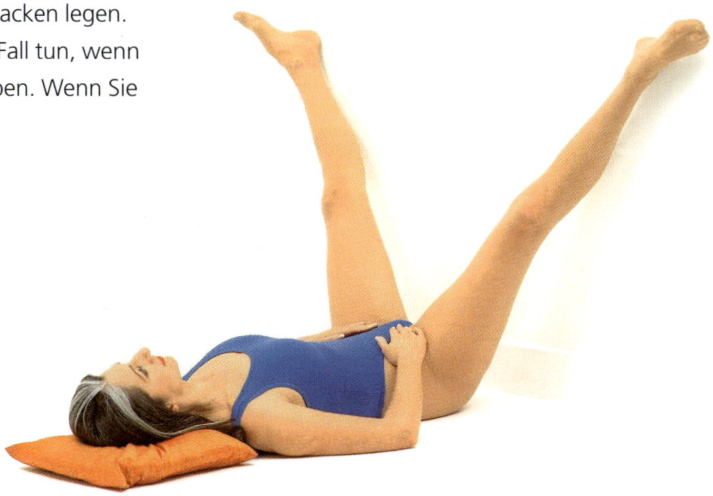

Dehnung der Beinbeuger im Liegen

Wirkung

In dieser Übung sollen die Beinbeuger-Muskeln gedehnt werden, während der Rumpf stabil und der Rücken ruhig und gestreckt bleiben. Der restliche Körper ist entspannt.

Die Beinbeuger sind eine dreiteilige Muskelgruppe, die das Knie beugt. Wir verbringen meist zu viel Zeit im Sitzen, weswegen die Beinbeuger-Muskeln nicht die natürliche Dehnung erfahren, die sie eigentlich brauchen. Sie verspannen sich, weil sie oft statt der schwachen Gesäßmuskeln aktiv sind. Deshalb sollten die Beinbeuger-Muskeln nur dann leicht gedehnt werden, wenn gleichzeitig auch die Gesäßmuskeln gekräftigt werden, zum Beispiel mit Übungen wie dem Stern auf Seite 116.

Wenn Ihre Beinbeuger-Muskeln zu kurz sind, ist Ihre Beweglichkeit stark eingeschränkt. Das Risiko eines Lendenwirbelsäulenschadens steigt, wenn Sie sich vorbeugen oder Sport treiben.

Hilfsmittel

Ein langer Schal oder ein Thera-Band.

Achtung: Hören Sie sofort auf, wenn Sie Schmerzen oder andere Beschwerden im Bein bekommen.

Ausgangsposition

- Legen Sie sich in die Entspannungsposition.
- Vielleicht brauchen Sie ein Kissen für den Kopf. Ziehen Sie ein Knie zur Brust und legen Sie den Schal über die Fußsohle. Ziehen Sie ihn mit beiden Händen zu sich heran.

Übung

1. Atmen Sie tief in die Seiten.
2. Ausatmen, Nabel zur Wirbelsäule ziehen und das Becken in der neutralen Nord-Süd-Position halten.
3. Strecken Sie das Bein langsam in die Luft. Das Steißbein bleibt unten auf dem Boden. Der Fuß bleibt locker.
4. Atmen Sie normal weiter, während Sie die Dehnung etwa 20 Sekunden halten.
5. Entspannen Sie das Bein, indem Sie es sanft beugen.
6. Wiederholen Sie die Übung mit jedem Bein fünfmal.

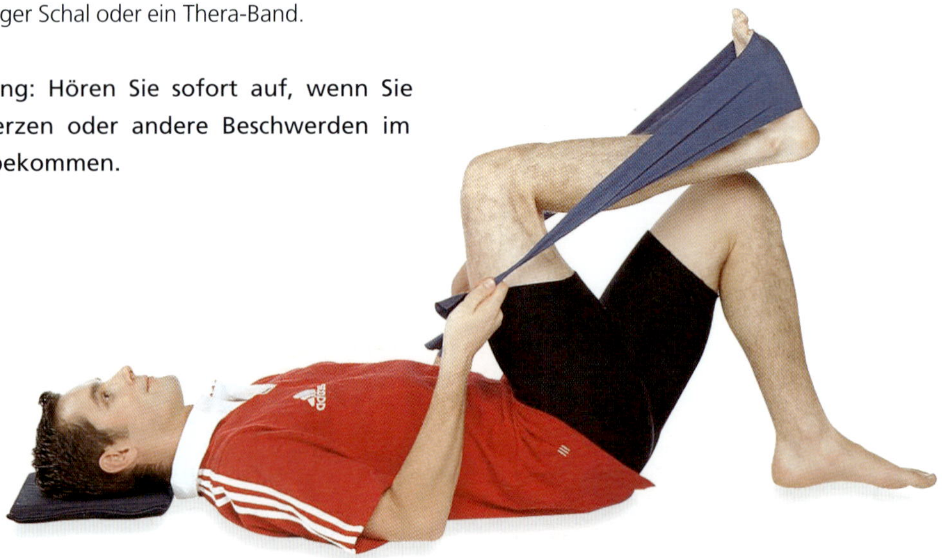

Wenn Sie die Dehnung noch verstärken wollen, kippen Sie den Fuß in Richtung Gesicht.

Hinweise

- Achten Sie darauf, dass das Becken gerade bleibt, wenn Sie das Bein strecken. Der zur Wirbelsäule gezogene Nabel kann Ihnen dabei helfen, das Bein richtig auf der Nord-Süd-Achse und der Ost-West-Achse zu verankern.
- Halten Sie das Steißbein unten, wenn Sie das Bein strecken.
- Achten Sie auf den Hals. Manchmal wird der Hals sozusagen „kürzer" und kippt nach hinten, wenn die Beinbeuger-Muskeln gedehnt werden. Wenn das passiert, legen Sie ein flaches festes Kissen unter den Kopf, um den Hals gestreckt zu halten. Denken Sie daran, Hals und Brustbein zu lockern und die Ellbogen zu öffnen. Der Schal hilft Ihnen, die beiden Schulterblätter unten zu halten.
- Überanstrengen Sie sich nicht – das Bein soll sich sanft strecken, aber nur so weit, wie es Ihnen möglich ist. Die Beugung des Fußes verstärkt die Dehnung.
- Achten Sie darauf, dass das Bein parallel zum anderen bleibt und sich weder nach innen noch nach außen dreht.
- Drücken Sie das Knie nicht durch.

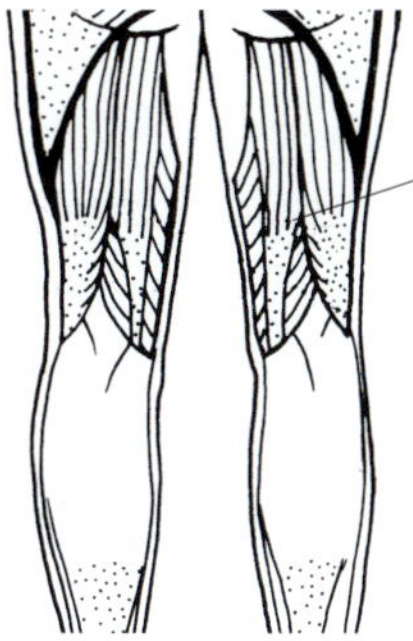

Die Beinbeuger-Muskeln auf der Rückseite des Oberschenkels

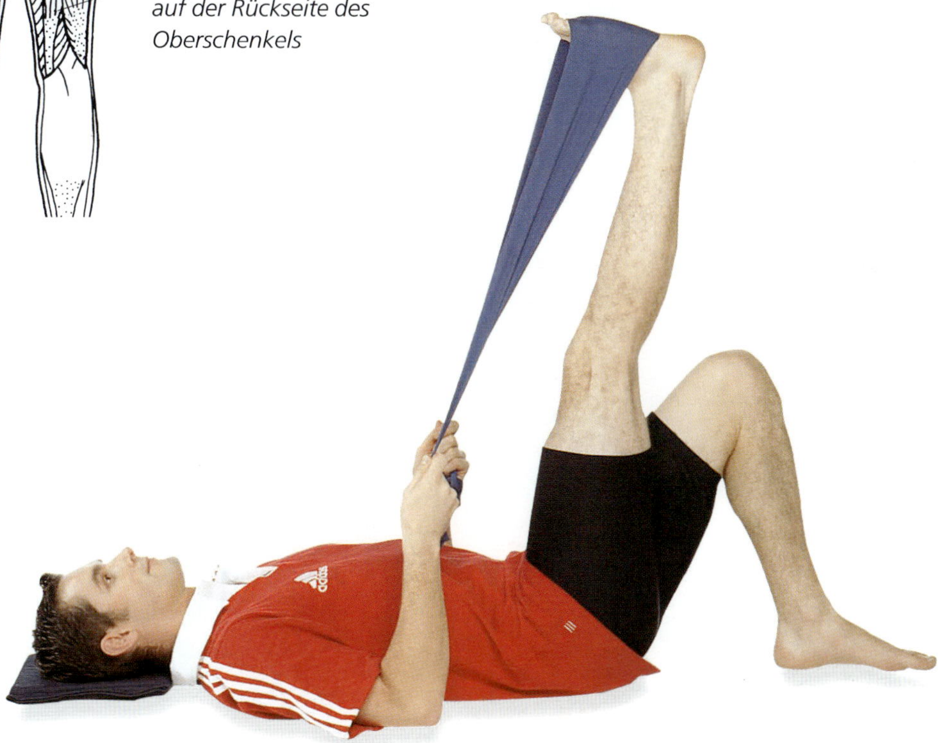

Dehnung der Schenkelstrecker und der Hüftbeuger in Seitenlage

Wirkung

Der Musculus quadriceps femoris (vierköpfiger Schenkelstrecker), der auf der Vorderseite der Oberschenkel verläuft, und die Hüftflexoren sollen gedehnt werden. Da die Vorderseite des Körpers besonders im Hüftbereich bei sitzender Tätigkeit oft sehr verspannt ist, soll sie gedehnt und entspannt werden. Dann können Sie durch Einsatz der Taillenmuskulatur und der stützenden Muskeln im Schulterbereich den Rumpf besser ausrichten.

Wenn Sie Knieprobleme haben, lassen Sie sich bitte von Ihrem Arzt beraten, bevor Sie diese Übung machen. Dann sollten Sie vielleicht einen Schal über den Fuß nehmen, mit dem Sie das Knie entlasten können, oder Sie lassen die Übung ganz aus.

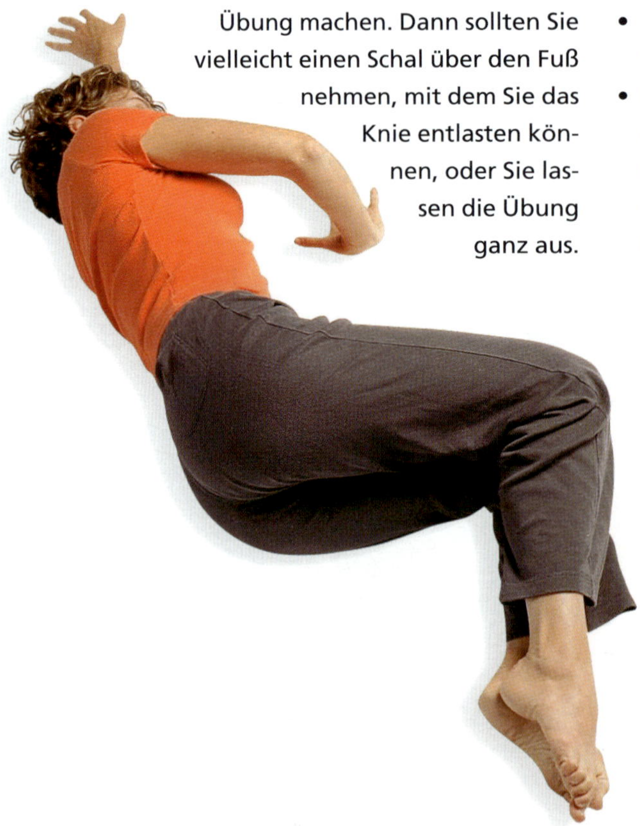

Es ist sehr wichtig, dass Sie während der gesamten Übung Becken und Wirbelsäule in der neutralen Stellung halten. Ihr Rücken sollte sich nicht wölben.

Hilfsmittel

Schal und – wenn Sie wollen – auch ein Kissen.

Ausgangsposition

- Legen Sie sich auf die Seite, den Kopf auf den nach oben ausgestreckten Oberarm. Wenn Sie möchten, können Sie auch ein flaches Kissen zwischen Arm und Kopf klemmen, um den Hals besser ausrichten zu können.
- Ziehen Sie die Knie so an, dass sie einen rechten Winkel zum Körper bilden.
- Der Rücken sollte in einer geraden Linie ausgerichtet bleiben, kann aber ruhig seine natürliche Krümmung beibehalten. Legen Sie alle Glieder und Gelenke paarweise übereinander: Fuß auf Fuß, Knie auf Knie und Schulter über Schulter.

Übung

1 Atmen Sie tief in die Seiten und machen Sie die Wirbelsäule lang.

2 Ausatmen, Nabel zur Wirbelsäule ziehen. Dabei ziehen Sie das obere Knie nach unten, sodass Sie den Vorderfuss umfassen können – versuchen Sie es allerdings nicht gewaltsam. Wenn es Ihnen nicht gelingt, nehmen Sie einen Schal zu Hilfe.

3 Atmen Sie ein, und achten Sie darauf, dass das Becken in der neutralen Stellung bleibt.

4 Ausatmen, der Nabel ist immer noch zur Wirbelsäule gerichtet. Ziehen Sie jetzt das obere Bein nach hinten und dehnen Sie die Vorderseite des Schenkels. Der Rücken sollte sich nicht wölben, das Steißbein bleibt gestreckt.

5 Halten Sie die Dehnung etwa 20 Sekunden. Setzen Sie dabei die Taille ein, um die Streckung des Rumpfes zu halten.

6 Nach 20 Sekunden entspannen Sie langsam, indem Sie das Bein in die Ausgangsposition zurückbewegen. Der Nabel ist immer noch zur Wirbelsäule gezogen.

7 Wiederholen Sie die Übung dreimal auf jeder Seite.

Hinweise

- Halten Sie die Taille gestreckt.
- Halten Sie die Schulterblätter nach unten in den Rücken gerichtet. Wichtig ist auch der Abstand zwischen Armen und Schultern.
- Kippen Sie nicht nach vorn. Halten Sie den Oberkörper aufrecht und offen.
- Wenn Sie den oberen Fuß in der Dehnung nicht erreichen, oder wenn die Dehnung zu stark ist und das Knie sich überanstrengen muss, legen Sie den Schal über den Vorderfuß. Damit können Sie ihn leichter nach hinten ziehen.

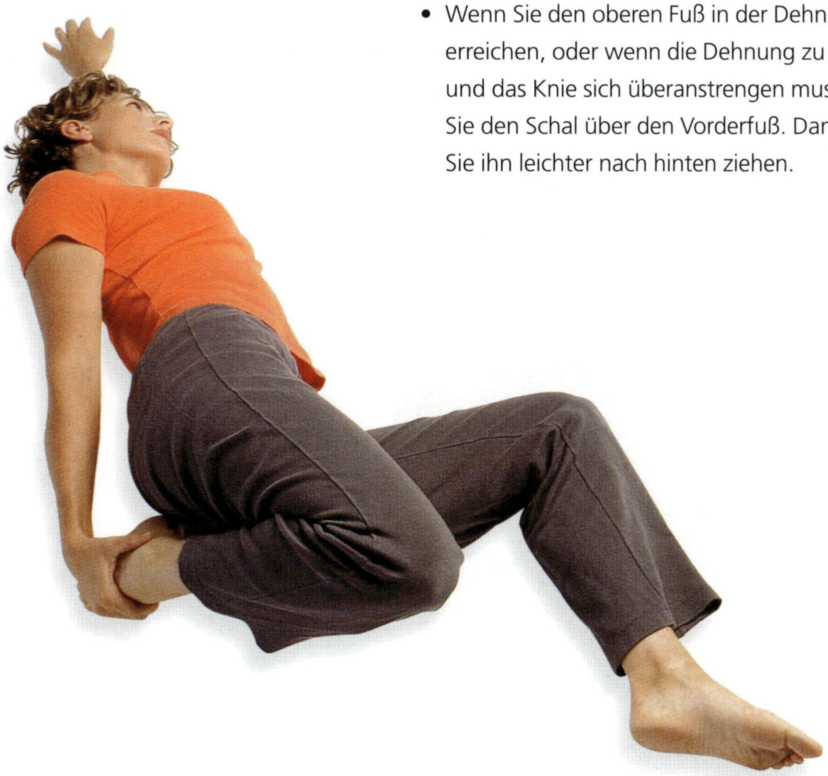

Kniepresse

Wirkung

Es geht darum, die Muskulatur des Beckenbodens zu erspüren und zusammen mit der tief liegenden Bauchmuskulatur zu trainieren. Dabei werden die tief liegenden stabilisierenden Muskeln eingesetzt. Auch die Muskulatur an der Innenseite der Schenkel wird auf diese Weise trainiert. Sie lernen, das Becken richtig auszurichten und den Unterleib zu „öffnen".

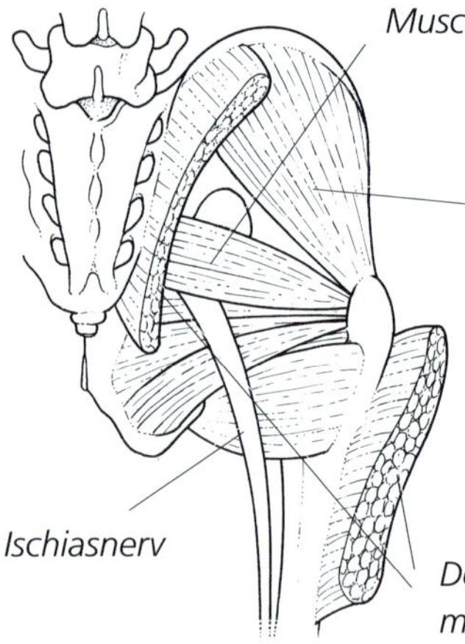

Die Gesäßmuskulatur

Diese Übung ist hervorragend geeignet, wenn Sie unter einer Ischialgie leiden, die durch Tonuserhöhung des Musculus piriformis (ein kleiner Gesäßmuskel) ausgelöst wurde.

Hilfsmittel

Ein dickes Kissen.

Ausgangsposition

- Legen Sie sich in die Entspannungsposition, setzen Sie aber die Füße nebeneinander flach auf den Boden.
- Klemmen Sie ein Kissen zwischen die Knie. Wenn Sie unter Ischias leiden, platzieren Sie es ganz oben zwischen die Knie.
- Vergewissern Sie sich, dass das Becken in neutraler Position ist.

Übung

1. Atmen Sie zur Vorbereitung tief in die Seiten.
2. Ausatmen, Nabel zur Wirbelsäule ziehen. Pressen Sie dabei das Kissen zwischen den Knien zusammen. Halten Sie das Becken in neutraler Position, das Steißbein liegt fest verankert im Boden. Versuchen Sie, um die Hüften herum locker zu bleiben.

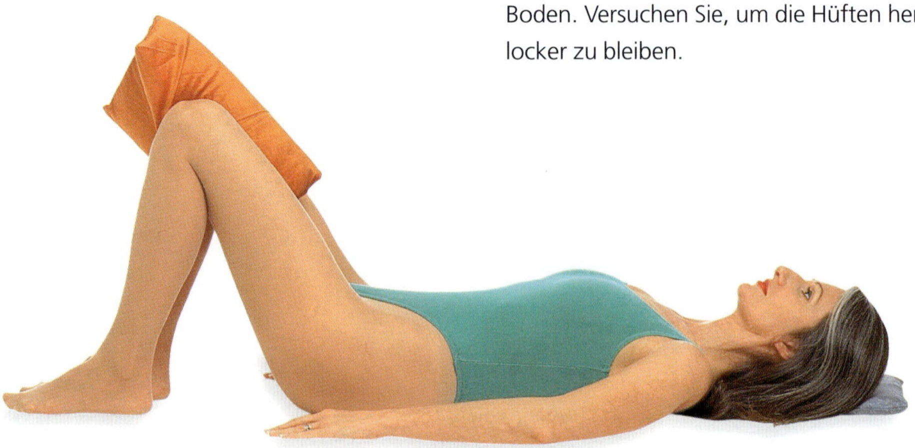

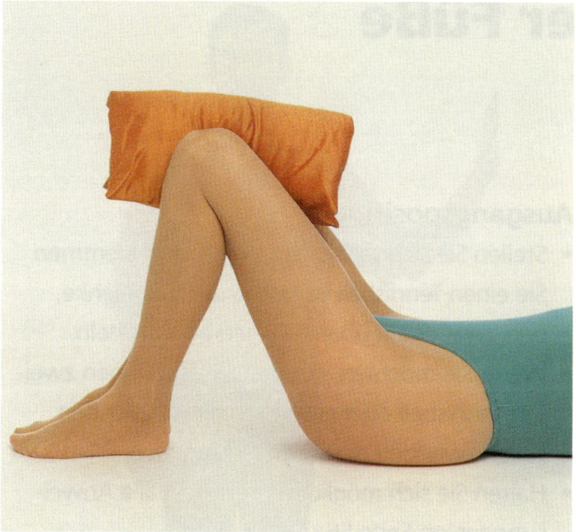

Richtig

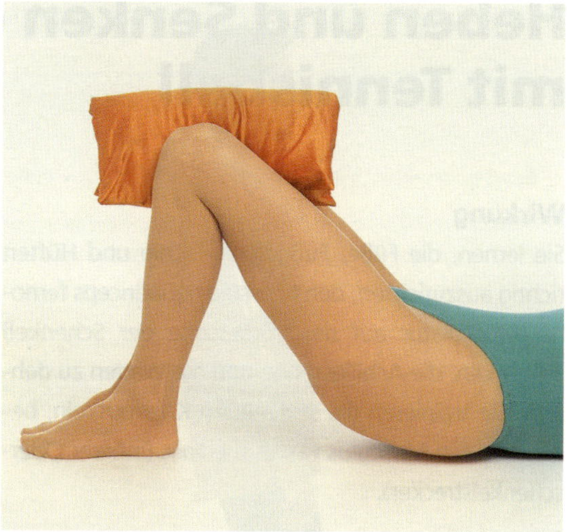

Falsch: Das Becken ist gekippt.

3 Atmen Sie normal weiter, und zählen Sie bis zehn, während Sie das Kissen zusammenpressen und dabei die Muskulatur des Beckenbodens und die tiefe Bauchmuskulatur aktivieren. Dann entspannen Sie sich.

4 Wiederholen Sie die Übung fünfmal.

Hinweise

- Vergessen Sie nicht zu atmen, sondern atmen Sie normal weiter.
- Der Hals soll entspannt und der Kiefer locker sein. Sie müssen den Hals nicht bewegen, um das Becken zu trainieren!
- Der häufigste Fehler bei dieser Übung ist, dass das Steißbein angehoben und das Becken gekippt wird. Denken Sie daran, die Länge des vorderen Beckens zu erhalten, also es weder einfallen zu lassen noch zu heben. Um sich zu prüfen, können Sie eine Hand unter die Taille legen. Dann kippen Sie das Becken absichtlich. Spüren Sie den Druck auf der Hand und wie Sie in die Wirbelsäule drücken. Danach versuchen Sie die Übung erneut – ohne Druck auf der Hand, das heißt in der neutralen Position.

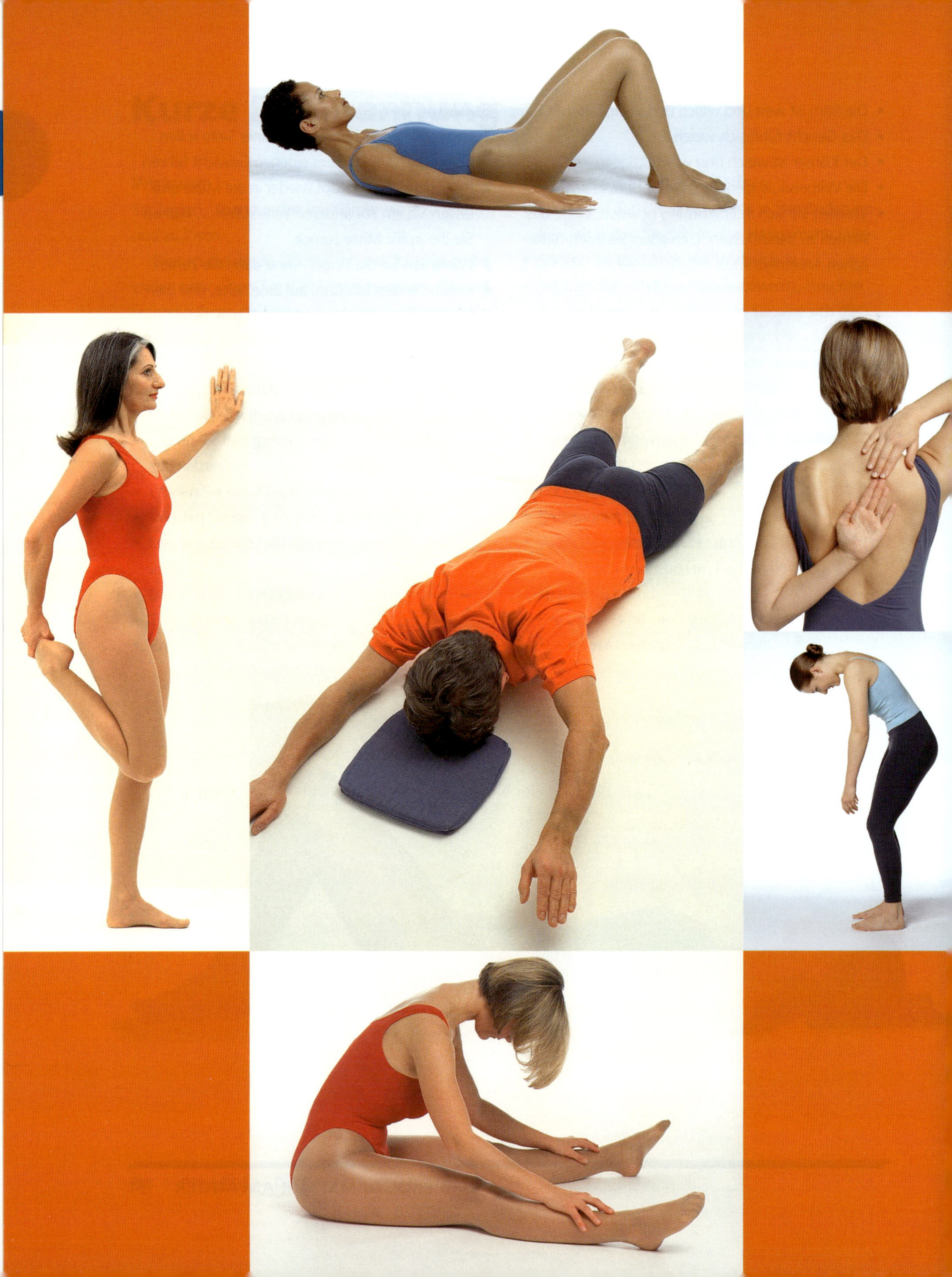

Das Programm der **Mittelstufe**

Mit den Übungen des Anfängerprogramms haben Sie gelernt, Ihren Körper bewusst auszurichten. Sie haben die tiefe Becken- und Rückenmuskulatur gekräftigt und die stützenden Muskeln der Schulterblätter erfühlt. Zusätzlich haben Sie sich mit der Seitenatmung vertraut gemacht und die Beweglichkeit Ihrer Wirbelsäule gesteigert. Nach den vorangegangenen Übungseinheiten haben Sie bereits eine Vorstellung von dem Kraftgürtel in Ihrer Körpermitte: Ist dieses natürliche Korsett stark und kräftig, können sich die höher liegenden Muskeln entspannen. Diese werden bei den Übungen ebenfalls sanft gedehnt.

Das Programm der Mittelstufe baut auf Ihre bereits erworbenen Fähigkeiten auf. Selbstverständlich können Sie sämtliche Übungen aus dem Anfängerprogramm in Ihr Mittelstufentraining aufnehmen.

Abrollen im Stehen

Wirkung

Lockerung von Wirbelsäule, Schultern und Oberkörper. Verbesserung der Elastizität der Wirbelsäule, Steigerung der Beweglichkeit sowie Stärkung der Muskeln und Erfühlen der Bereiche der Wirbelsäule. Aktivierung der stützenden Rücken- und Bauchmuskulatur.

Diese Grundübung kann in jedem Pilates-Training zum Aufwärmen oder Dehnen am Ende des Trainings ausgeführt werden. Sie ist sowohl Stabilisierungs- als auch Beweglichkeitstraining für die Wirbelsäule. Stellen Sie sich beim Aufrollen vor, dass die Wirbelsäule Wirbel für Wirbel wieder „zusammengebaut" und dadurch gestreckt wird.

Bei Wirbelsäulen- und vor allem Bandscheibenschäden sollten Sie sich vor dieser Übung von Ihrem Arzt beraten lassen.

Ausgangsposition

- Stellen Sie die Füße parallel und hüftbreit nebeneinander; Ihr Gewicht sollte gleichmäßig auf beide Füße verteilt sein. Achten Sie darauf, dass die Füße flach aufliegen und sich nicht einrollen. Die Knie sind dabei leicht gebeugt.
- Das Becken befindet sich in neutraler Position. Ziehen Sie Ihr Steißbein nach unten.

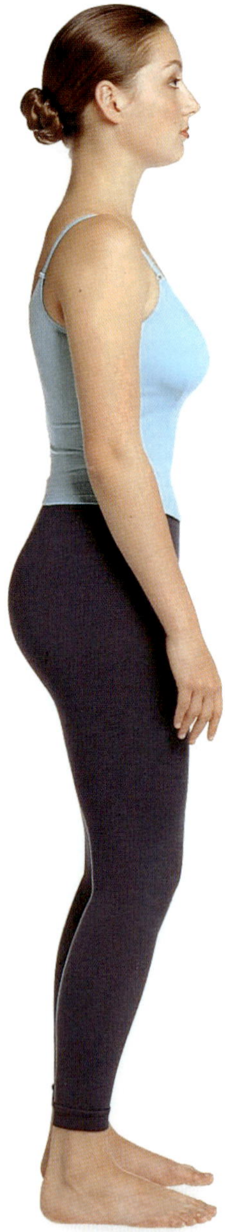

Übung

1 Atmen Sie tief ein und machen Sie sich dabei ganz lang. Kopf und Nacken sind entspannt.
2 Ausatmen, Bauchnabel zur Wirbelsäule ziehen und dabei das Kinn auf die Brust fallen lassen. Das Gewicht Ihres Kopfes zieht nun den Oberkörper nach unten. Der Kopf ist entspannt, die Arme hängen locker herab, die Körpermitte ist angespannt, die Knie sind locker.
3 In dieser gebeugten Position einatmen, Arme und Kopf locker baumeln lassen.
4 Wieder ausatmen und Bauchnabel zur Wirbelsäule ziehen, dabei geht das Steißbein nach unten. Das Schambein nach vorn drücken und das Becken nach hinten kippen, während Sie die Wirbelsäule Wirbel für Wirbel aufrollen.
5 Die Übung sechsmal wiederholen.

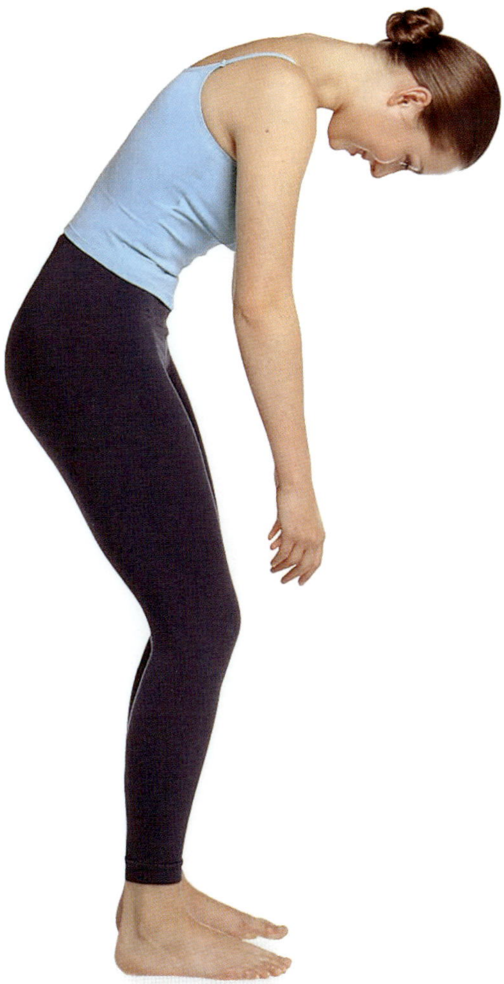

Hinweise

- Wahrscheinlich müssen Sie während der Übung häufiger ein- und ausatmen. Das ist in Ordnung, solange Sie die Bewegungen nur während des Ausatmens durchführen.
- Achten Sie darauf, dass Sie sich gerade nach unten beugen und nicht etwa zu einer Seite hin kippen. Kontrollieren Sie in der Beugung, dass sich Ihre Hände über Ihren Füßen befinden.
- Stellen Sie Ihre Füße flach und parallel auf den Boden. Sie sollten in einem stabilen Gleichgewicht stehen, das Gewicht sollte dabei weder vorn auf den Zehenspitzen noch hinten auf den Fersen liegen.

Auf einem Bein stehen

Wirkung

Körperbalance durch Konzentration erlernen. Training der Muskeln von Knöchel und Fersen. Beide Beine einzeln trainieren. Kräftigung der tiefen Muskeln des Musculus gluteus medius (mittlerer Gesäßmuskel) und Stabilisierung des Beckens.

Sicher haben auch Sie die Tendenz, ein Bein zu bevorzugen, das deshalb stärker ist als das andere. Dieses Ungleichgewicht kann sich auf den gesamten Körper auswirken. Gezielte Übungen kräftigen das schwächere Bein. Auch der mittlere Gesäßmuskel wird dabei trainiert; ist er zu schwach, wird der gegenüberliegende Musculus quadratus lumborum (quadratischer Lendenmuskel) zu stark!

Machen Sie diese Übung am besten vor einem Spiegel, damit Sie sehen können, ob Ihr Becken waagerecht bleibt. Wenn Sie am Anfang noch Gleichgewichtsprobleme haben, halten Sie sich an einer Stuhllehne fest.

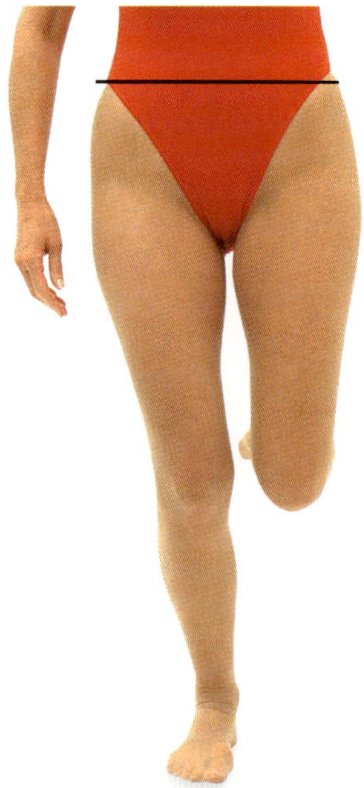

Richtig

Ausgangsposition

- Stellen Sie sich im Gleichgewicht hin und vergegenwärtigen Sie sich noch einmal die Richtlinien auf Seite 56.

Übung

1 Atmen Sie ein und machen Sie dabei die Wirbelsäule lang.

2 Ausatmen, Nabel zur Wirbelsäule ziehen und das Gewicht auf ein Bein verlagern. Das Becken bleibt dabei ganz gerade und ist nicht auf eine Seite geneigt. Heben Sie das andere Bein etwas vom Boden ab. Den Körper und die Taille strecken.

3 Halten Sie das Gleichgewicht, und atmen Sie einige Male ein und aus, bevor Sie den Fuß wieder auf den Boden setzen.

4 Diese Übung fünfmal je Bein wiederholen.

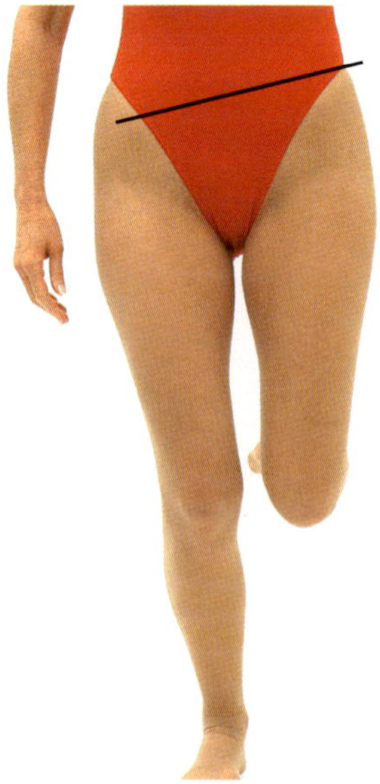

Falsch

Variante eins

Diese Variante beweist, wie sehr wir uns auf die Augen verlassen, um Balance zu halten. Ohne diese visuellen Botschaften an das Gehirn müssen alle anderen Sinne umso intensiver „arbeiten".

Schließen Sie bei dieser Übung die Augen!

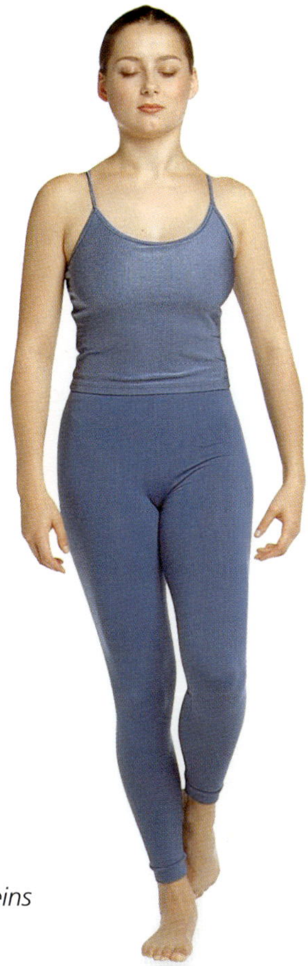

Variante eins

Hinweise

- Versuchen Sie, die Hüfte des Beins, auf dem Sie stehen, nicht absacken zu lassen.
- Strecken Sie die Taille.
- Belasten Sie beide Beine gleich stark, und zwar aus der starken Mitte heraus.
- Das Becken sollte waagerecht bleiben.

Variante zwei

Folgen Sie den vorangegangenen Anweisungen, doch strecken Sie das Bein diesmal am Boden entlang nach vorn und drehen Sie es aus der Hüfte heraus nach außen. Das Becken bleibt dabei waagerecht und ruhig. Achten Sie darauf, dass die Bewegung aus der Hüfte und nicht aus dem Knie kommt. Stellen Sie sich vor, dass Ihr Bein sich aus der Hüfte „herausdreht". Dann das Bein wieder in die Ausgangshaltung bringen und anziehen. Fünfmal auf jeder Seite wiederholen.

Hinweise

- Denken Sie beim Auswärtsdrehen des Beins an die Übung Drehung der Beine für die Stabilisierung des Beckens (S. 40).
- Das Becken bleibt stabil und waagerecht.

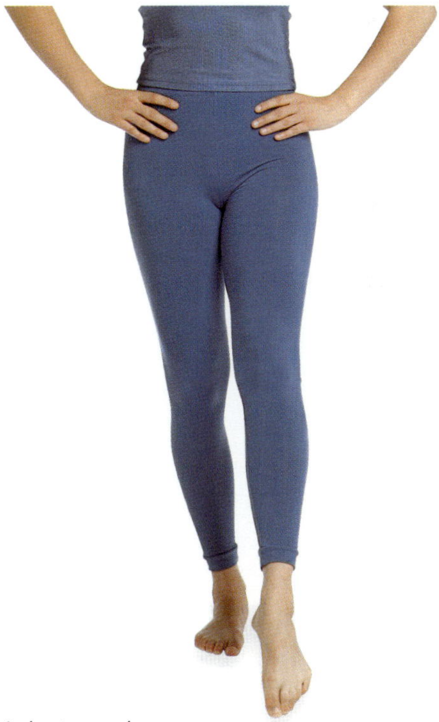

Variante zwei

Korkenzieher

Wirkung

Erlernen der korrekten Haltung und Training der Schultermuskulatur.

Warum heißt diese Übung Korkenzieher? Stellen Sie sich einen Korkenzieher vor, bei dem man zwei seitliche Hebel herunterdrückt, um den Korken herauszuziehen. Genauso soll Ihr Kopf nach oben kommen, wenn Sie die Arme sinken lassen.

Ausgangsposition

- Stellen Sie sich gerade hin (S. 56), das Gewicht ist gleichmäßig auf beide Beine verlagert, die Wirbelsäule ist gestreckt, der Bauchnabel zur Wirbelsäule gezogen.

Übung

1. Atmen Sie zuerst ein und machen Sie sich lang.
2. Atmen Sie aus, Nabel zur Wirbelsäule ziehen. Bleiben Sie nun während der gesamten Übung in dieser Haltung und lassen Sie Ihre Arme langsam nach oben wandern. Die Schultern bleiben entspannt. Stellen Sie sich vor, dass die Schulterblätter in Ihren Rücken sinken, während Sie die Arme heben. Verschränken Sie die Hände locker hinter dem Kopf.
3. Einatmen, dabei die Schultern zu den Ohren ziehen.
4. Ausatmen, Schultern fallen lassen.
5. Einatmen, die Ellbogen leicht nach hinten drücken. Ihre Schulterblätter ziehen sich dabei etwas zusammen. Sie sollten Ihre Ellbogen immer noch aus dem Augenwinkel sehen können.

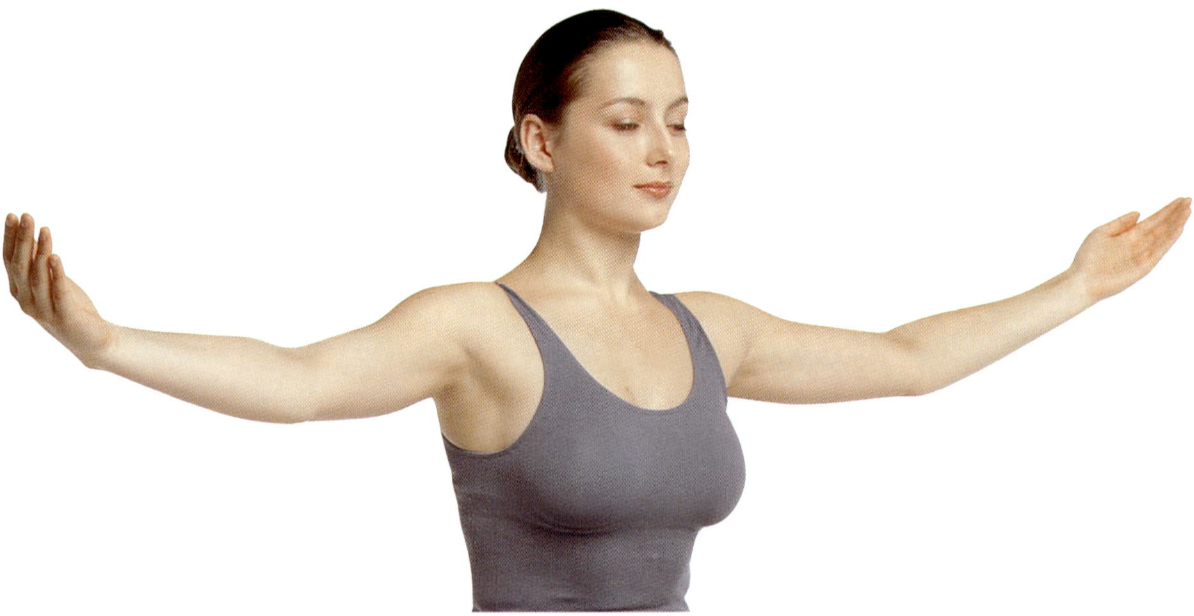

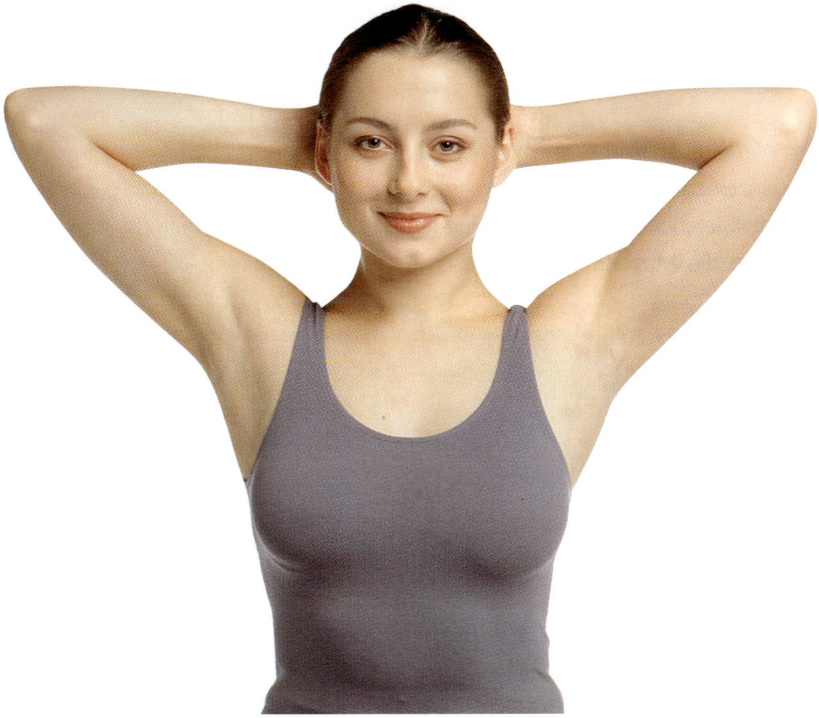

6 Ausatmen, die Hände loslassen und die Arme langsam wieder seitlich öffnen. Dabei werden die Muskeln unter den Schulterblättern trainiert. Heben Sie den Kopf, und strecken Sie Nacken und Wirbelsäule, die Arme lassen Sie langsam nach unten wandern. Denken Sie an den Korkenzieher.

7 Diese Übung fünfmal wiederholen.

Hinweise

- Halten Sie den Rücken gerade, wenn Sie die Ellbogen wieder nach vorn bewegen.
- Denken Sie beim seitlichen Heben der Arme daran, dass die Schulterblätter möglichst lange nach unten gerichtet bleiben. Spannen Sie dazu die Schultermuskeln an.

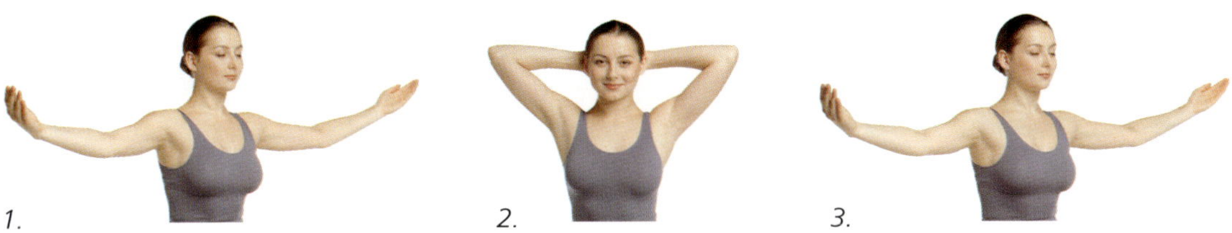

1. 2. 3.

Becken-Uhr

Wirkung

Sie erfühlen das Becken und die Bauchmuskeln. Lockerung des Beckens.

Diese Übung gehört zur Feldenkrais-Methode, einer bestimmten Form der Bewegungstherapie.

Ausgangsposition

- Legen Sie sich in der Entspannungsposition hin.

Übung

1. Stellen Sie sich eine große Uhr auf Ihrem Bauch vor. Ihr Steißbein ist 6 Uhr, der Nabel 12 Uhr. In der Mitte der Uhr denken Sie sich eine Murmel. Wenn Sie das Becken leicht drehen, rollt die Murmel von 6 Uhr nach 7 Uhr und 8 Uhr und einmal die ganze Uhr entlang, bis sie wieder bei 6 Uhr ankommt.
2. Machen Sie die Übung im Uhrzeigersinn und gegen den Uhrzeigersinn!
3. Sie werden vielleicht feststellen, dass die Bewegungen in manchen „Gegenden" des Beckens sehr leicht fallen, andere Bereiche jedoch verspannt sind und es hier sehr anstrengend ist, die Murmel wandern zu lassen. Für gewöhnlich sind die Bereiche zwischen 5 und 7 Uhr verspannter als der Rest.

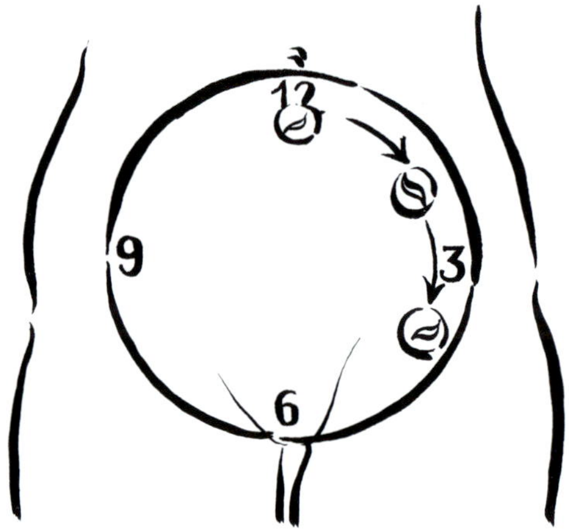

Wenn Sie die Becken-Uhr souverän beherrschen, können Sie die Übung auch in anderen Positionen probieren:

- auf der Seite in der Embryostellung (wie im Kreidekreis auf S. 138),
- auf allen vieren,
- im Stehen mit gebeugten Knien, die Füße hüftbreit auseinander,
- im Sitzen auf einem Stuhl.

Hinweise

- Versuchen Sie, kleine und kontrollierte Bewegungen zu machen.
- Halten Sie die Oberschenkel nicht mit den Händen fest, die Beine sind ruhig und entspannt.

Hüftdrehung

Wirkung

Sie lernen, die Hüften zu kreisen und zu koordinieren. Training der schrägen Bauchmuskeln. Körperbeherrschung und Stärkung der Schultermuskulatur.

Wenn Sie das Seitenrollen (S. 54) beherrschen und Ihre Bauchmuskeln gekräftigt sind, können Sie diese etwas schwierigere Übung angehen.

Hilfsmittel

Ein Tennisball.

Ausgangsposition

- Legen Sie sich auf den Rücken, die Arme ausgebreitet mit den Handflächen nach oben, das Becken ist in neutraler Position.
- Ihre Knie sollten angezogen sein und mit der Hüfte eine Linie bilden. Die Oberschenkel bilden einen rechten Winkel zum Oberkörper. Die Füße sind leicht gestreckt.
- Nehmen Sie den Tennisball zwischen die Knie.

Übung

1 Tief einatmen, beim Ausatmen Nabel zur Wirbelsäule ziehen und beide Beine langsam nach rechts zum Boden führen, dabei den Kopf nach links drehen. Drehen Sie die linke Handfläche nach unten, sodass das linke Schulterblatt den Boden berührt. Die Knie sollten in einer Höhe sein.

2 Einatmen, ausatmen, den Nabel zur Wirbelsäule ziehen und vom Zentrum aus die Beine wieder zur Mitte bewegen. Der Kopf geht ebenfalls zurück in die Mitte. Handflächen nach oben drehen.

3 Diese Übung auf jeder Seite achtmal wiederholen, dabei jedes Mal etwas mehr seitlich dehnen. Das den Knien gegenüberliegende Schulterblatt tief nach unten ziehen. Heben Sie den Körper jeweils ganz bewusst vom Boden ab – den Po, die Taille, den unteren Brustkorb – und führen Sie ihn (in umgekehrter Richtung) bewusst zum Boden zurück – den unteren Brustkorb, die Taille, den Po.

Hinweise

- Achten Sie darauf, dass die den Knien gegenüberliegende Schulter am Boden bleibt.
- Halten Sie die Knie auf einer Höhe. Sie dürfen nie die Kontrolle über die Bewegungen verlieren.
- Die Bauchmuskeln sind gespannt. Stellen Sie sich vor, die Beine aus dem Bauch heraus zu bewegen.
- Lassen Sie sich nicht vom Gewicht Ihrer Beine auf eine Seite ziehen. Kontrollieren Sie die Bewegung.
- Entspannen Sie den Nacken und drehen Sie ihn locker auf eine Seite.

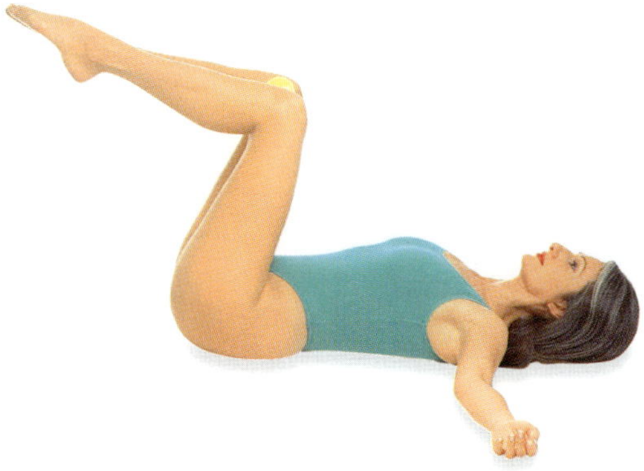

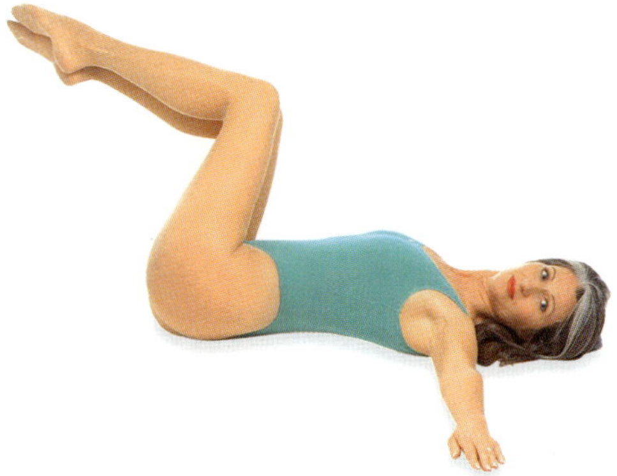

Windmühle

Wirkung

Verbesserung der Koordination, Steigerung der Beweglichkeit des Schultergürtels, Stärkung seiner Muskulatur.

Ausgangsposition

- Legen Sie sich in die Entspannungsposition, das Becken ist neutral, beide Arme zeigen nach oben an die Decke.
- Die Finger strecken, die Handflächen zeigen zu den Füßen, die Ellbogen sind locker.

Übung

1 Tief einatmen.

2 Ausatmen, Nabel zur Wirbelsäule ziehen, dabei den rechten Arm in einem Bogen nach hinten zum Boden führen. Gleichzeitig den linken Arm zur Hüfte bewegen. Das ist dieselbe Bewegung wie im „Seestern" auf S. 42. Die rechte Handfläche sollte zur Decke zeigen, die linke Handfläche zum Boden.

3 Einatmen und die Arme in einigem Abstand zum Boden langsam in die jeweils entgegengesetzte Richtung bewegen – wie bei einer Windmühle, deren Flügel sich drehen.

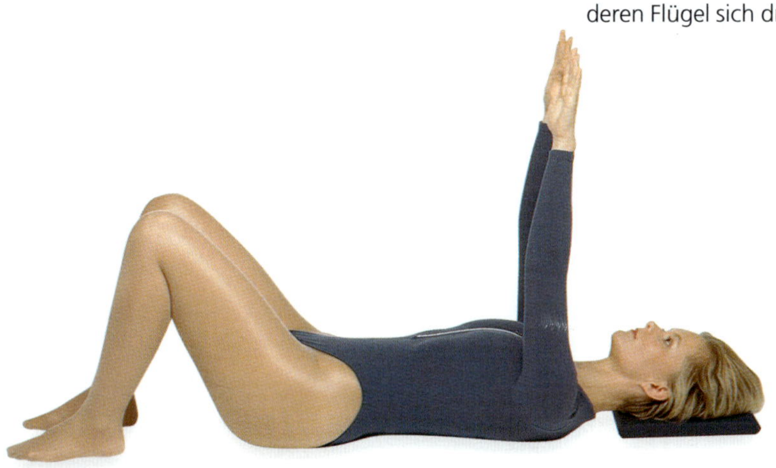

Ausgangsposition

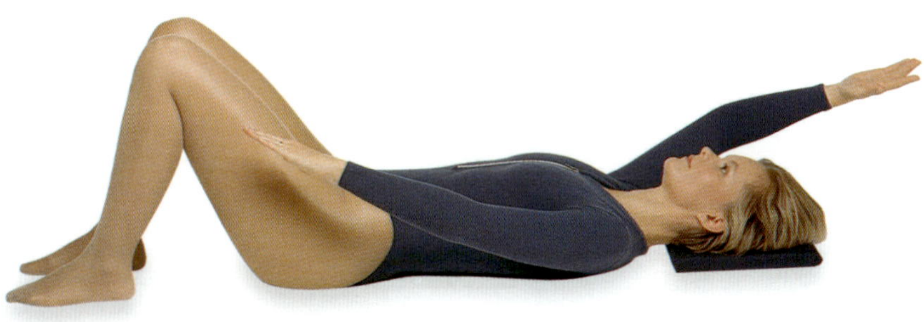

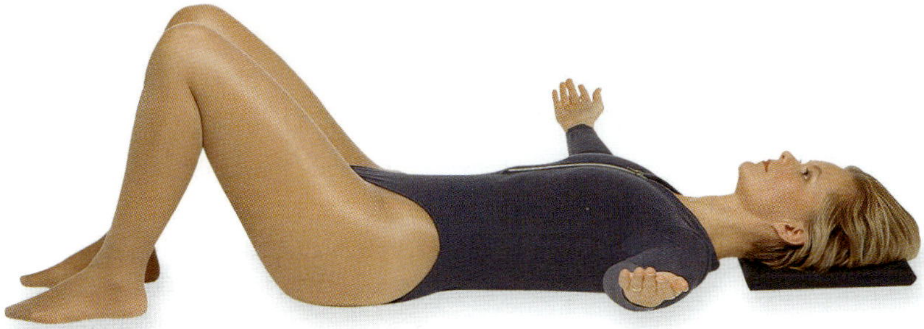

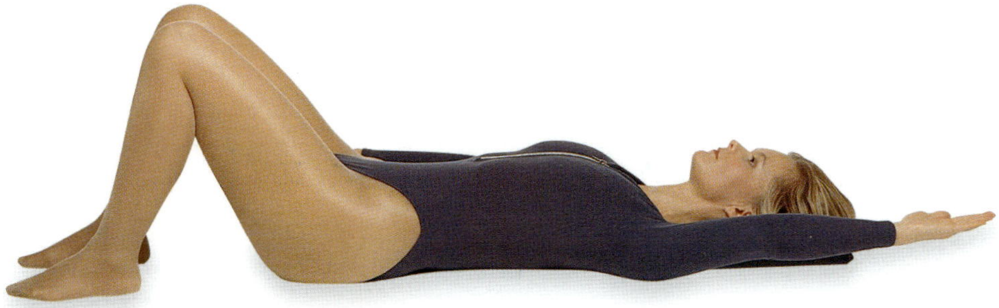

Am Schluss liegt die linke Hand mit der Handfläche nach oben über Ihrem Kopf und die rechte mit der Handfläche nach unten neben Ihrer Hüfte.

4 Ausatmen, dabei beide Arme von der Matte heben und in die Ausgangsposition zurückbewegen.

5 Die Übung fünfmal auf jeder Seite wiederholen.

Variante für Fortgeschrittene

Wechseln Sie nach jedem Mal die Richtung der Armbewegungen – das ist eine große Herausforderung für das Gehirn!

Hinweise

- Halten Sie Wirbelsäule und Becken bei dieser Übung in neutraler Stellung.
- Halten Sie die Schultern am Boden, die Arme müssen Sie nicht bewusst mitbewegen. Bleiben Sie immer innerhalb Ihres persönlichen Bewegungsspielraumes.

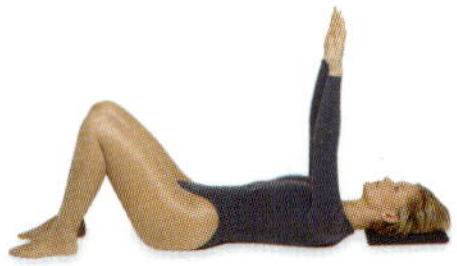

1. Ausgangsposition

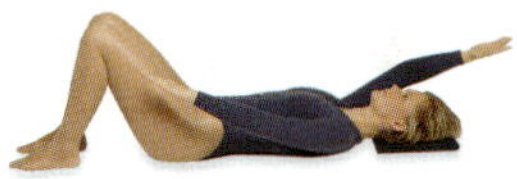

2.

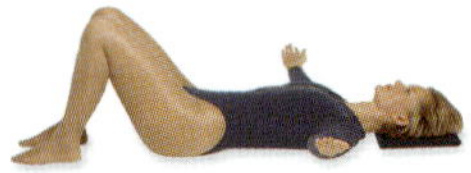

3.

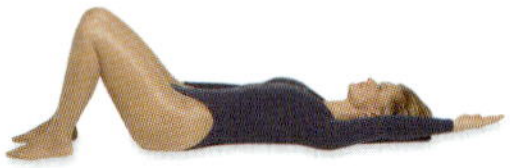

4.

Aufrollen im Liegen mit Armen

Wirkung

Training der Bauchmuskulatur, Verbesserung der Koordination durch zusätzliche Bewegung der Arme. Diese Übung ist eine Vorbereitung für die schwereren Bauch-Übungen wie z. B. die „Hundert", bei der Sie relativ lange in der Aufroll-Position verweilen müssen.

Erinnern Sie sich an alle Vorgaben, die beim „Hochrollen" auf S. 78 gemacht wurden.

Ausgangsposition

- Legen Sie sich in die Entspannungsposition und achten Sie auf die neutrale Position des Beckens.
- Verschränken Sie die Hände hinter dem Kopf. Die Ellbogen zeigen nach außen, die Schulterblätter sind nach unten in den Rücken gezogen.

Übung

1. Atmen Sie zuerst tief ein, um sich auf die Übung einzustellen.
2. Ausatmen, Bauchnabel zur Wirbelsäule ziehen, Spannung halten und das Kinn leicht senken. Den Kopf vom Brustbein aus nach vorn ziehen.
3. Den Bauch bei dieser Übung einziehen. Bleiben Sie mit geradem Becken und Steißbein am Boden liegen und machen Sie sich lang. Becken nicht kippen und den Nacken nicht verspannen!
4. Einatmen, in der Position bleiben, die rechte Hand hinter dem Kopf vornehmen und nach unten zur Hüfte führen. Die Schulterblätter dabei tief in den Rücken ziehen und die Finger nach unten strecken.

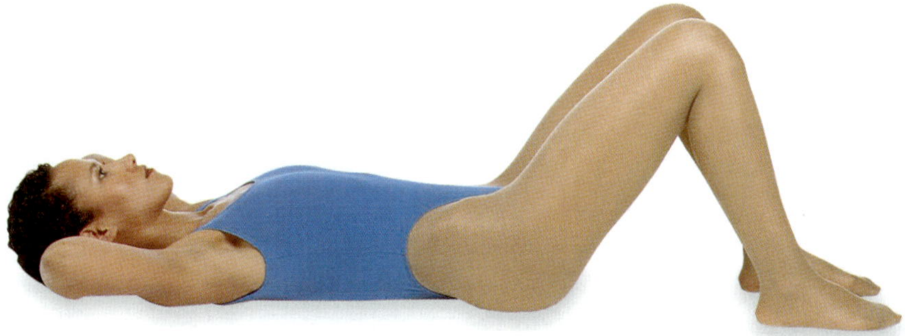

1. Ausgangsposition

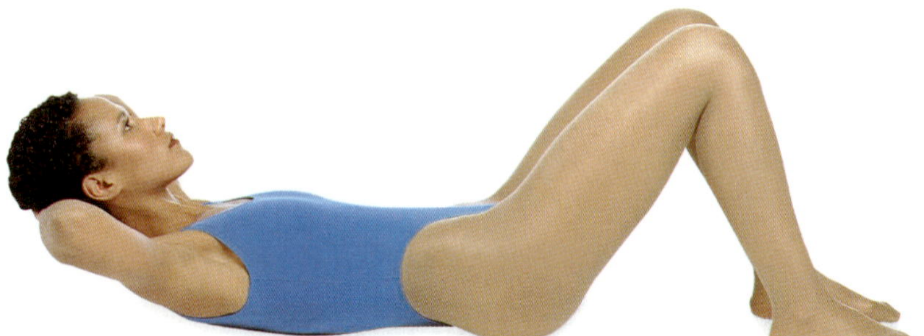

2. Übungsschritte 2 und 3

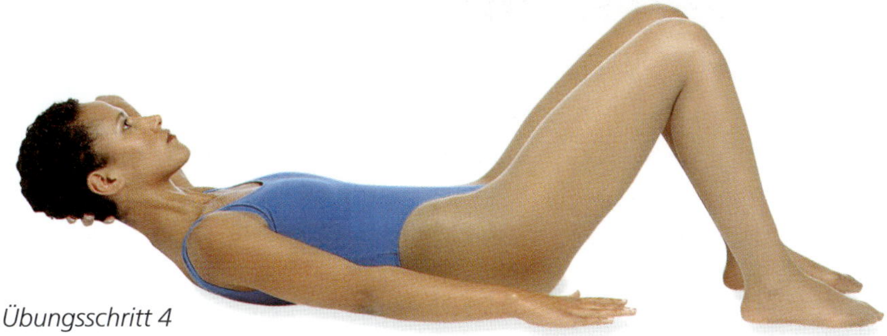

3. Übungsschritt 4

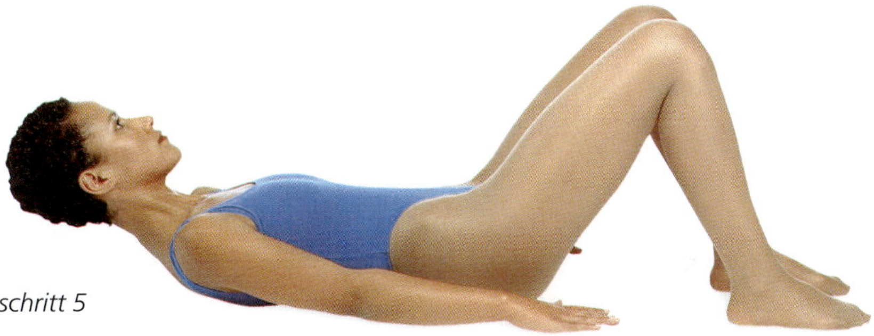

4. Übungsschritt 5

5 Ausatmen und die Bewegung mit der linken Hand wiederholen.

6 Einatmen und die rechte Hand wieder hinter den Kopf führen.

7 Ausatmen und die linke Hand zurück hinter den Kopf führen.

8 Einatmen und den Oberkörper langsam zu Boden sinken lassen.

9 Diese Übung zehnmal wiederholen.

Hinweise

- Achten Sie stets auf die neutrale Beckenposition. Das Becken nicht nach oben ziehen.
- Lassen Sie den Nacken entspannt. Fühlen Sie Verspannungen, brechen Sie die Übung ab.
- Ziehen Sie während der gesamten Übung den Nabel zur Wirbelsäule.
- Greifen Sie mit den Fingern beider Hände fest ineinander und ziehen Sie dabei die Schulterblätter etwas zusammen. Den Abstand zwischen Ohren und Schultern halten.

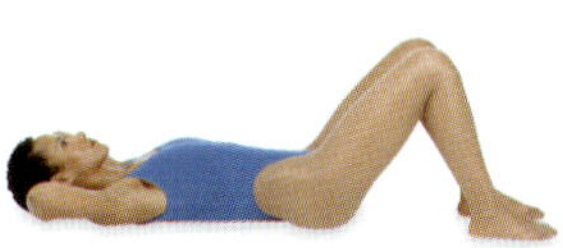

1. Ausgangsposition

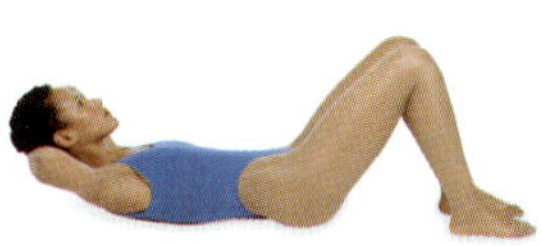

2.

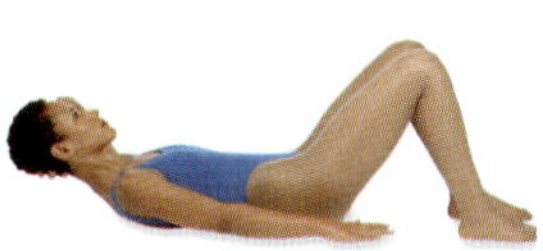

3.

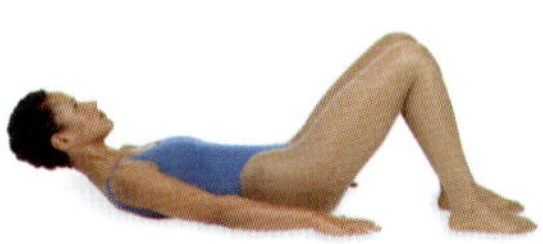

4.

Dehnung mit einem Bein

Wirkung

Dies ist eine klassische Pilates-Übung, die am besten in einzelnen Schritten geübt wird. Trainiert werden sowohl die Bauchmuskeln als auch die Koordination. Diese Übung kombiniert *alle* acht Prinzipien der Pilates-Technik.

Stufe eins

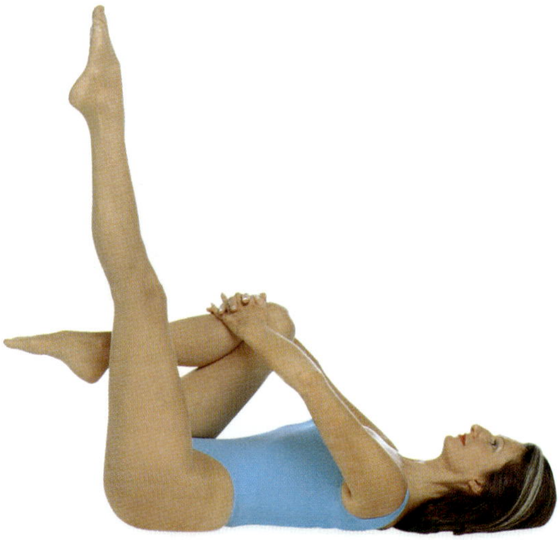

Ausgangsposition

- Legen Sie sich in die Entspannungsposition, das Becken ist in neutraler Haltung.

Übung

1 Atmen Sie tief ein.

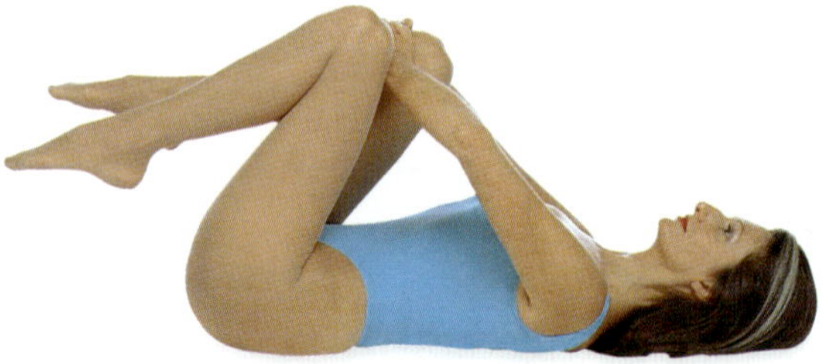

2 Ausatmen, Nabel zur Wirbelsäule ziehen, dabei nacheinander beide Knie auf die Brust ziehen.

3 Einatmen und mit beiden Händen das rechte Bein umfassen. Die Ellbogen zeigen nach außen, das Brustbein ist locker. Die Schulterblätter bleiben tief unten im Rücken. Der Nacken ist entspannt.

4 Ausatmen, Nabel zur Wirbelsäule ziehen, und das linke Bein langsam gerade nach oben in die Luft strecken. Der Rücken bleibt gerade am Boden liegen.

5 Einatmen und das linke Knie wieder zur Brust hin beugen. Mit den Händen nun das linke Bein umfassen.

6 Diese Übung zehnmal mit jedem Bein wiederholen. Lassen Sie das Bein nicht zu einer Seite kippen. Der Rücken bleibt fest am Boden verankert. Erst wenn Sie diese Übung mühelos beherrschen, sollten Sie die schwierigere Stufe zwei in Angriff nehmen.

Stufe zwei

Das ist wahrscheinlich die beste Bauchmuskelübung, die es gibt!

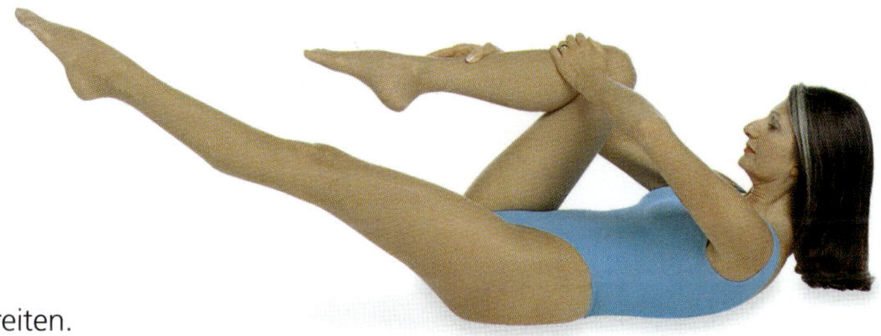

Ausgangsposition

- Legen Sie sich in die Entspannungsposition.

Übung

1 Einatmen und auf die Übung vorbereiten.

2 Ausatmen, Nabel zur Wirbelsäule ziehen, dabei beide Knie gleichzeitig zur Brust heranziehen. Die Füße berühren sich nur an den Zehenspitzen leicht. Halten Sie die Zehenspitzen leicht gestreckt. Die Hände seitlich auf die Waden legen.

3 Einatmen und darauf achten, dass die Ellbogen nach außen zeigen, damit sich der Brustkorb möglichst weit dehnen kann. Die Schulterblätter liegen tief unten im Rücken.

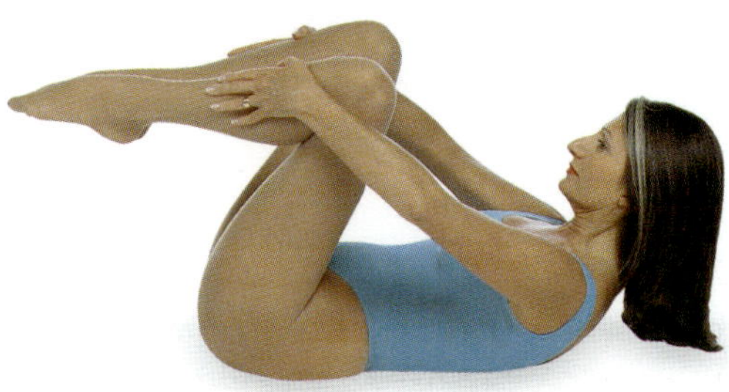

4 Ausatmen, Nabel zur Wirbelsäule ziehen, Brustbein lockern und den Oberkörper vom Boden heben.

5 Einatmen und die rechte Hand seitlich auf den rechten Knöchel legen, die linke Hand auf die Innenseite des rechten Knies.

6 Beim Ausatmen bleibt der Nabel zur Wirbelsäule gerichtet. Dabei langsam das linke Bein parallel nach vorn strecken, es bildet einen 45-Grad-Winkel zum Boden. Die Zehenspitzen sind leicht gestreckt.

7 Tief einatmen und das linke Bein auf die Brust ziehen.

8 Die Handpositionen vertauschen. Die linke Hand seitlich auf den linken Knöchel und die rechte auf die Innenseite des linken Knies legen.

9 Ausatmen, Nabel zur Wirbelsäule ziehen und dabei das rechte Bein parallel nach vorn strecken. Es sollte nicht zu nah am Boden sein.

10 Einatmen und das Bein wieder anziehen.

11 Wiederholen Sie die Dehnungen zehnmal mit jedem Bein, und achten Sie während der gesamten Übung darauf, dass Ihr Zentrum stark bleibt, die Schulterblätter tief unten im Rücken liegen und die Ellbogen nach außen zeigen.

Hinweise

- Ziehen Sie den Nabel während der gesamten Übung zur Wirbelsäule und halten Sie den Rücken gestreckt und das Becken neutral.
- Der Nacken bleibt entspannt und der Oberkörper offen, die Schulterblätter sind nach unten gezogen.

ung mit beiden Beinen

der Bauchmuskeln und der tiefen Nac… gemuskeln. Koordination von Atmung und Bewegung. Ausdauertraining. Stärkung der Beinmuskeln.

Diese klassische Pilates-Übung wird hier schrittweise erklärt, damit Sie sicher und bequem trainieren können. Die Version für Fortgeschrittene finden Sie auf S. 156. Eine weitere Version gibt es in der Fünferserie auf S. 176.

Bei Nackenproblemen lassen Sie sich bitte von Ihrem Arzt beraten, bevor Sie diese Übung machen.

Ausgangsposition

- Legen Sie sich hin, die Knie sind gebeugt.
- Verschränken Sie die Hände locker hinter dem Kopf. Die Ellbogen zeigen nach außen und bilden eine Linie mit Ihren Ohren. Sie sollten die Ellbogen aus dem Augenwinkel sehen können.

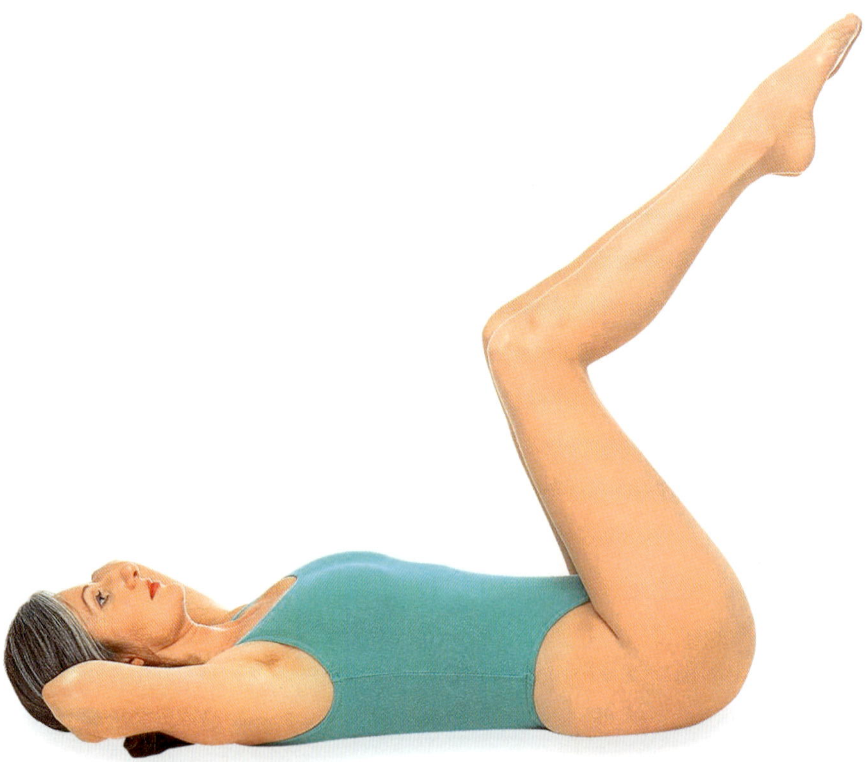

Übung

1 Atmen Sie ein und bereiten Sie sich auf die Übung vor.

2 Ausatmen, Nabel zur Wirbelsäule ziehen und dabei den Kopf langsam vom Boden heben und bis zum Brustbein führen, den Nacken locker und lang machen, das Kinn leicht senken. Strecken Sie gleichzeitig die Beine, aber nur so weit, wie es für Sie noch angenehm ist. Die Zehenspitzen sind leicht gestreckt. Lassen Sie die Beine nicht seitlich weggleiten, der Rücken bleibt fest auf dem Boden verankert.

3 Einatmen.

4 Ausatmen, Nabel zur Wirbelsäule ziehen und den Kopf langsam wieder auf den Boden sinken lassen. Dabei die Knie zurück zur Brust beugen.

Hinweise

- Den Nacken gestreckt halten, die Hände sollen nur das Gewicht des Kopfes tragen.
- Lassen Sie den Oberkörper offen. Drücken Sie weder die Ellbogen noch die Schultern zusammen.

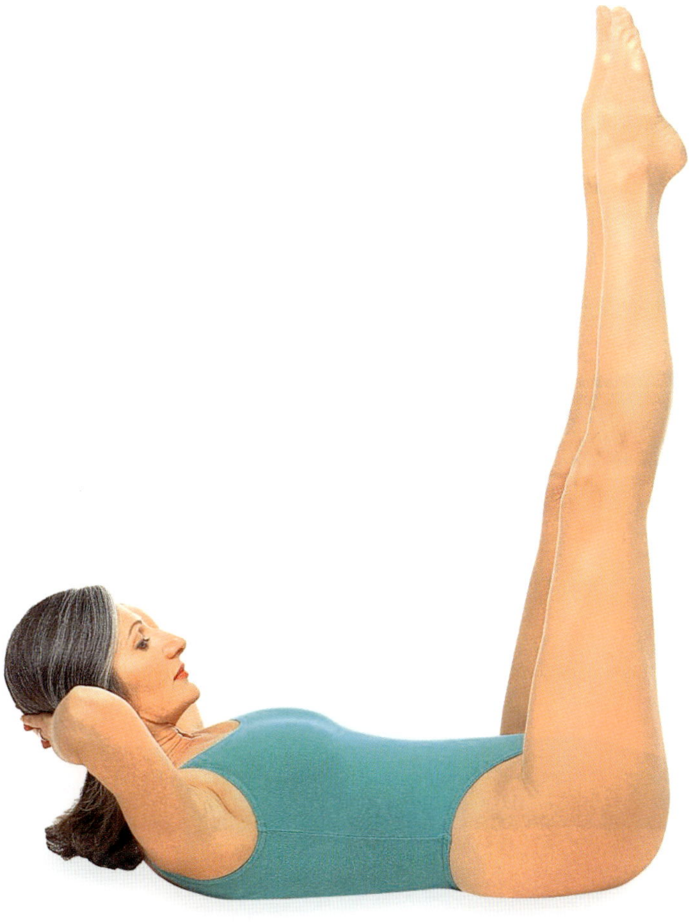

Treten mit einem Bein

Wirkung

Verbesserung der Koordination. Sie lernen, wie Sie den Rücken vorsichtig dehnen und stabilisieren können. Leichte Dehnung der Schenkelstrecker und Kräftigung der Beinbeuger. Kräftigung des Fußgelenks und Steigerung seiner Beweglichkeit.

Diese Übung kann entweder in der Sphinxposition (Bild 1) mit gestrecktem vorderen Rücken oder mit gesenktem Kopf auf den gefalteten Händen (Bild 2) durchgeführt werden. Sie sollten allerdings zuerst die Diamant-Presse und die Pfeil-Übung beherrschen, bevor Sie den Rücken noch weiter dehnen.

Bei Rücken- oder Knieverletzungen lassen Sie sich bitte von Ihrem Arzt beraten, bevor Sie diese Übung machen.

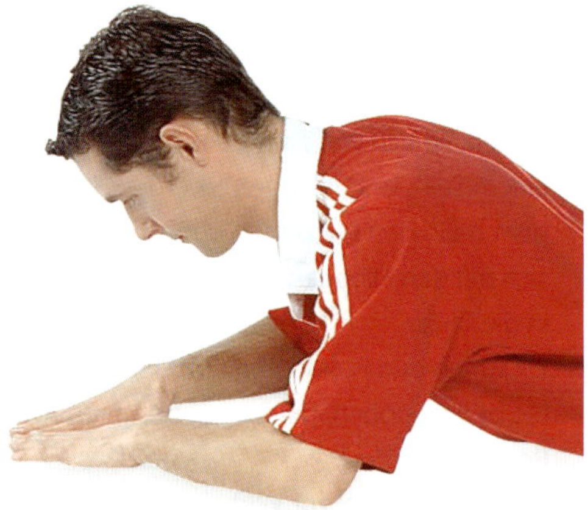

1. Sphinxposition

Ausgangsposition

- Legen Sie sich auf den Bauch.
- Wenn Sie sich für die Sphinxposition wie in Bild 1 entscheiden, legen Sie die Hände und Arme wie bei der Diamant-Presse auf S. 112 auf den Boden.
- Ziehen Sie den Nabel zur Wirbelsäule und drücken Sie mit den Unterarmen den Oberkörper vom Boden. Die Ellbogen bleiben unten. Der Nacken ist lang gestreckt, die Schultern sind nicht zu den Ohren hochgezogen und fallen auch nicht zum Brustbein hin ein. Becken und Schambein bleiben am Boden, der Nabel ist während der ganzen Übung zur Wirbelsäule gezogen. Sie sollten sich in dieser Position wohl fühlen. Wenn Sie ein Ziehen im Rücken verspüren, nehmen Sie die alternative Position ein.
- Für die alternative Position legen Sie die Stirn auf die gefalteten Hände. Der obere Rücken bleibt dabei offen und entspannt (Bild 2).

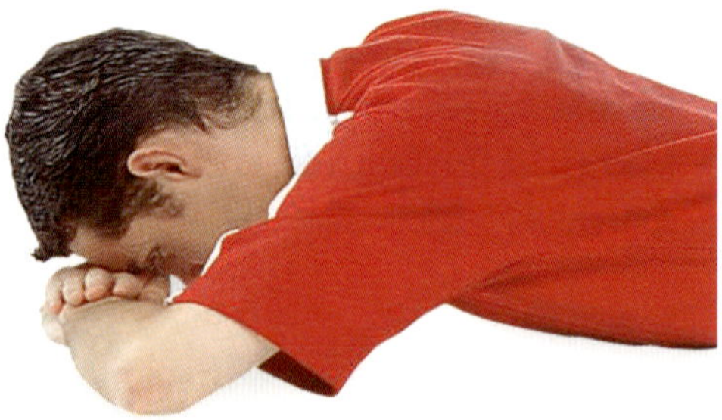

2. Gefaltete Hände

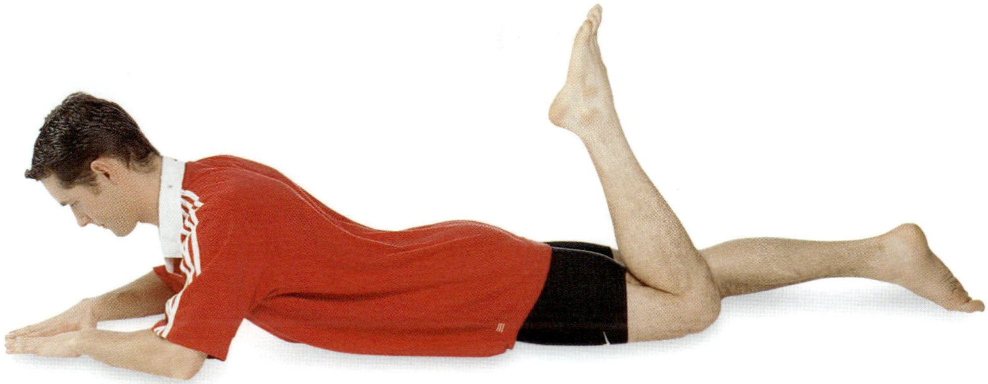

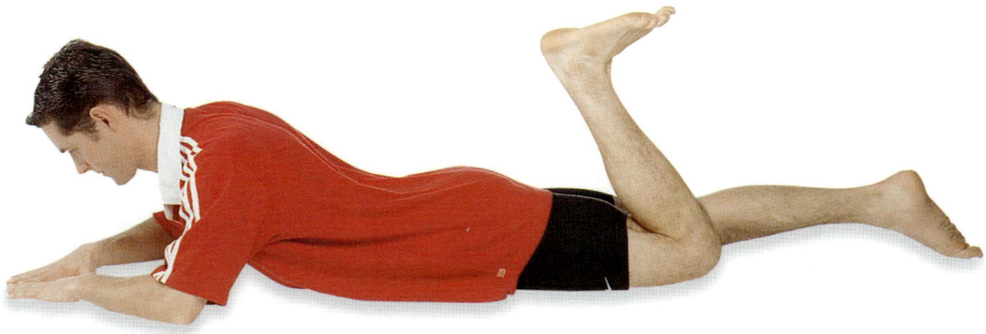

Übung

1 Die Beine leicht spreizen. Nabel zur Wirbelsäule ziehen und mit dem rechten Fuß in Richtung Po „kicken". Die Zehenspitzen bleiben gestreckt. Bein kurz lockern, dann mit angewinkeltem Fuß noch einmal kicken.

2 Diese Übung mit dem anderen Fuß wiederholen.

3 Während der Übung normal atmen.

4 Die Übung achtmal mit jedem Bein wiederholen.

Hinweise

- Wenn Sie die Übung in der Sphinxposition durchführen, achten Sie darauf, den Körper nicht absinken zu lassen. Bleiben Sie stets lang gestreckt, der Nabel ist zur Wirbelsäule gezogen.
- Achten Sie in jeder Position darauf, dass die beiden Hüften gerade ausgerichtet bleiben.

Stern

Wirkung

Sie lernen, wie Sie sich aus einem starken, stabilen Zentrum herausbewegen. Training der tiefen Gesäßmuskeln und der Muskeln des oberen Rückens. Sie lernen, die Beine souverän zu strecken.

Wenn Ihnen die Bauchlage unbequem ist, legen Sie ein kleines flaches Kissen unter den Unterleib, um das Becken richtig auszurichten. **Wenn Sie unter Ischiasproblemen leiden, lassen Sie die Beine parallel.**

Die Übung wird hier in zwei Stufen unterteilt.

Stufe eins

Ausgangsposition

- Legen Sie sich auf den Bauch, die Füße liegen hüftbreit auseinander, die Beine sind aus der Hüfte nach außen gedreht (s. Hinweis oben).
- Legen Sie die Stirn auf die übereinander gefalteten Arme.

Übung

1 Atmen Sie ein und machen Sie dabei die Wirbelsäule lang.
2 Ausatmen, Nabel zur Wirbelsäule ziehen. Lang machen, dann das linke Bein nicht weiter als etwa fünf Zentimeter vom Boden heben. Aus dem Zentrum heraus das Bein möglichst lang strecken. Halten Sie das Becken dabei gerade, beide Hüftknochen bleiben auf dem Boden. Versuchen Sie, die Schultern entspannt zu halten, der Oberkörper ist locker und Sie spüren ein Gefühl von Weite.
3 Einatmen und entspannen.
4 Diese Übung fünfmal mit jedem Bein wiederholen.

Hinweise

- Die unteren Bauchmuskeln tragen das Gewicht des unteren Rückens.
- Stellen Sie sich vor, dass Sie um das Hüftgelenk herum Platz schaffen, während Sie das Bein strecken.
- Lassen Sie beide Hüftknochen auf dem Boden – Sie heben nur das Bein.
- Das Becken sollte sich nicht verdrehen oder wegleiten, sondern waagerecht stehen.
- Der Nacken bleibt lang und entspannt, der Kopf liegt während der gesamten Übung auf den Händen.
- Möglicherweise neigen Sie dazu, das Bein zu hoch zu heben. Es reichen jedoch einige Zentimeter.

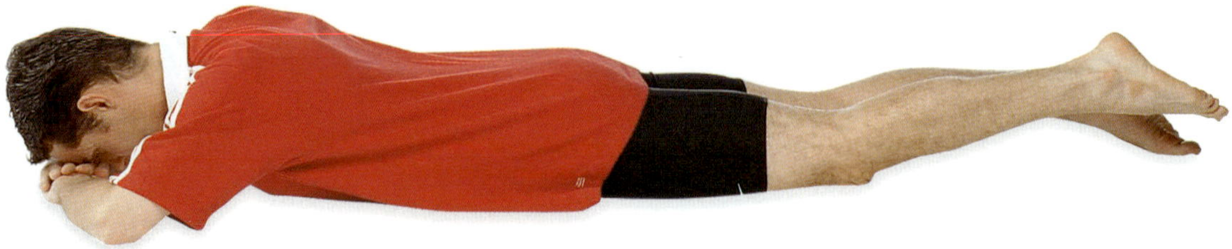

Stufe zwei: Der volle Stern

Hilfsmittel

Ein kleines flaches Kissen oder ein zusammengefaltetes Handtuch.

Ausgangsposition

- Öffnen Sie die Arme mehr als schulterbreit, der Körper ist „sternförmig" ausgebreitet. Ziehen Sie die Schulterblätter tief in den Rücken hinunter.
- Sie können ein kleines, ziemlich flaches Kissen oder ein zusammengefaltetes Handtuch unter die Stirn legen. Der Nacken sollte gestreckt bleiben.

Übung

1 Atmen Sie ein und machen Sie dabei die Wirbelsäule lang.

2 Ausatmen, Nabel zur Wirbelsäule ziehen. Dann das linke Bein und den rechten Arm gleichzeitig nur etwa fünf Zentimeter vom Boden heben. Aus dem starken Zentrum heraus Arm und Bein möglichst lang strecken. Das Becken gerade halten, beide Hüftknochen bleiben auf dem Boden. Sie sollten ein Gefühl der Weite im Oberkörper verspüren.

3 Einatmen und entspannen.

4 Auf der anderen Seite wiederholen.

5 Diese Übung fünfmal auf jeder Seite wiederholen.

6 Wenn Sie die Übung beendet haben, kehren Sie auf allen vieren in die Entspannungsposition (S. 73) zurück. **Lassen Sie diesen Abschluss jedoch weg, wenn Sie Knieprobleme haben.**

Hinweise

- Siehe Stufe eins.
- Überdehnen Sie die Arme nicht. Lassen Sie die Ellbogen leicht gebeugt und locker.
- Der Nacken bleibt lang und entspannt, der Kopf ruht während der gesamten Übung auf dem Boden.

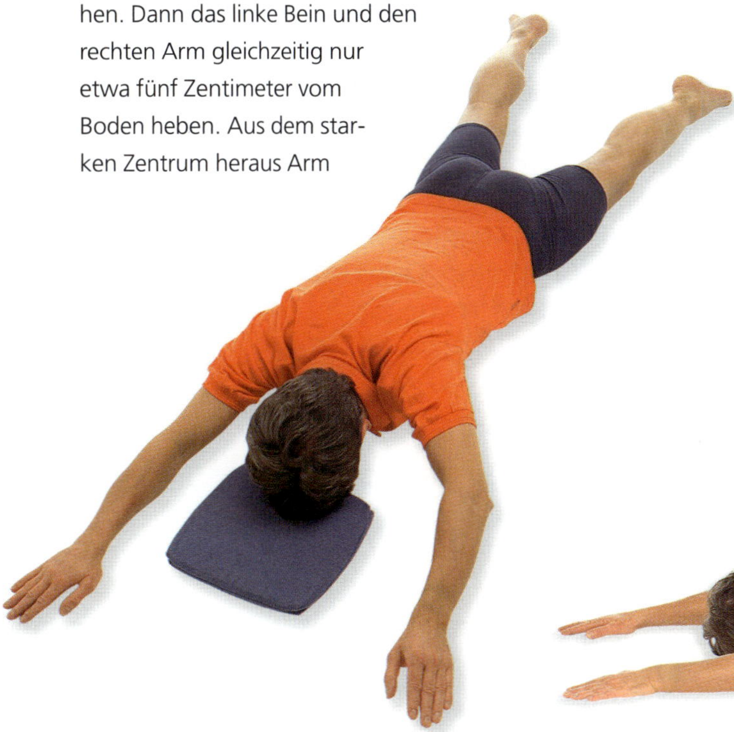

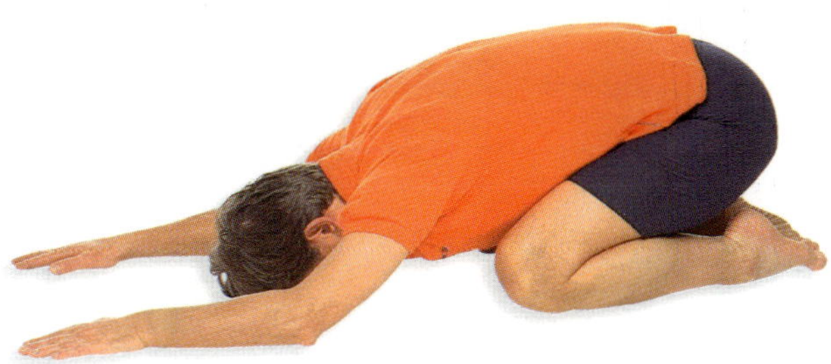

Entspannungsposition

Seitendehnung im Liegen

Wirkung

Stärkung der Taillenmuskulatur, Halten der Körperspannung. Training der stabilisierenden Schultermuskulatur. Kräftigung der Muskeln, die seitlich an Beinen und Hüften verlaufen.

Ausgangsposition

- Legen Sie sich auf die Seite, das untere Bein ist ein wenig angezogen, der Oberschenkel bildet einen Winkel von etwa 70 Grad zum Oberkörper, das obere Bein bildet eine Linie mit dem Oberkörper.
- Ihr Kopf sollte eine Linie mit der Wirbelsäule und dem ausgestreckten unteren Arm bilden. (Ist dies für Sie unbequem, dann strecken Sie den Arm im rechten Winkel zum Oberkörper nach vorn und legen Sie ein Kissen unter den Kopf.)
- Schultern und Hüftknochen halten Sie in gerader Position übereinander.
- Das obere Bein bildet eine Linie mit dem Oberkörper und bleibt gerade, der Fuß ist angewinkelt.
- Der obere Arm ist seitlich am Körper gestreckt, die Handfläche liegt auf dem Oberschenkel.

Übung

1. Tief einatmen, das obere Bein mit dem Fuß am Boden gerade halten, aus der Hüfte heraus das Bein bis zur Ferse strecken.
2. Ausatmen, Nabel zur Wirbelsäule ziehen und das obere Bein parallel bis in Hüfthöhe heben. Gleichzeitig den Oberkörper aus der Taille heraus beugen und dabei die obere Hand am Oberschenkel nach unten in Richtung Knie führen. Die Bewegung des Oberkörpers hebt den Kopf mit an. Achten Sie bei alledem auch auf die bewusste Ausführung in Kopf, Nacken und Wirbelsäule.
3. Einatmen, oberes Bein absetzen, ausruhen.
4. Diese Übung bis zu achtmal auf jeder Seite wiederholen.

Hinweise

- Halten Sie das obere Bein parallel.
- Achten Sie genau auf die bewusste Ausführung der Bewegungen in Kopf und Oberkörper.
- Machen Sie die Taille auf der unteren Seite möglichst lang, die Brust bleibt offen.
- Falls Sie sich bei dieser Übung im Nacken verspannen, drehen Sie den Kopf nach unten und dehnen Sie den Nacken.

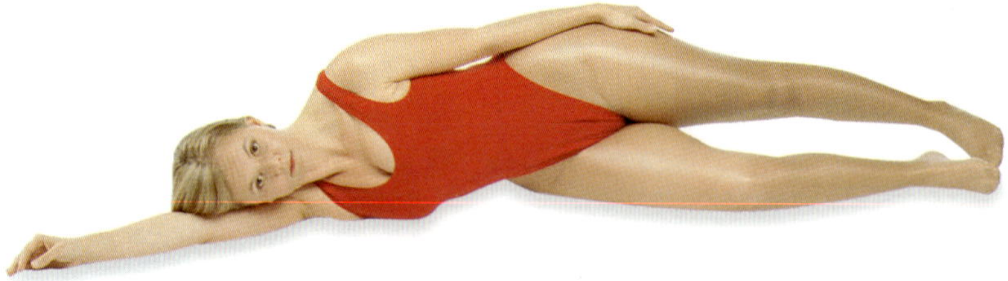

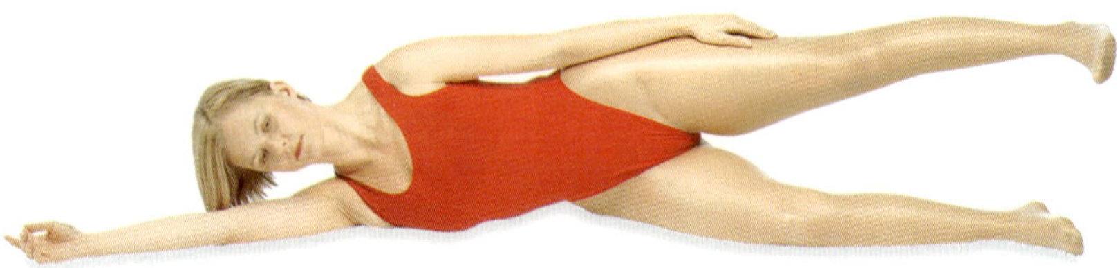

Trizepsdehnung

Wirkung

Dehnung des Musculus triceps brachii (dreiköpfiger Armmuskel) am hinteren Oberarm. Öffnung des Oberkörpers, tiefe Atmung in den Seiten und im Brustkorb.

Hilfsmittel

Ein Schal oder Thera-Band.

Ausgangsposition

- Setzen oder stellen Sie sich hin, das Becken ist in neutraler Position.
- Legen Sie eine Hand an das obere Ende der Wirbelsäule hinter den Kopf und die andere Hand an das untere Ende der Wirbelsäule.
- Sie sollten ein Gefühl der Offenheit im vorderen Oberkörper haben. Den Rücken gerade halten.

Übung

1 Atmen Sie ein und machen Sie dabei die Wirbelsäule lang.

2 Ausatmen, Nabel zur Wirbelsäule ziehen und beide Hände die Wirbelsäule entlang nach oben bzw. unten führen, bis die Hände sich treffen. Wahrscheinlich schaffen Sie das nicht sofort. Versuchen Sie es auf keinen Fall gewaltsam! Wenn Sie einen Schal haben, können Sie diesen zwischen die Hände nehmen, überdehnen Sie sich aber nicht. Der Rücken bleibt die ganze Zeit gerade.

3 Atmen Sie zweimal tief ein und aus, der Kopf bleibt in der Mitte, die Rippen sind weit.

4 Ausatmen, Nabel zur Wirbelsäule ziehen und die Hände langsam wieder entlang der Wirbelsäule zur Ausgangsposition zurückführen.

5 Diese Übung dreimal auf jeder Seite wiederholen. Meist fällt die Übung auf einer Seite schwerer als auf der anderen.

Hinweise

- Der Kopf sollte nicht auf eine Seite gezogen werden.
- Den Rücken gerade halten.

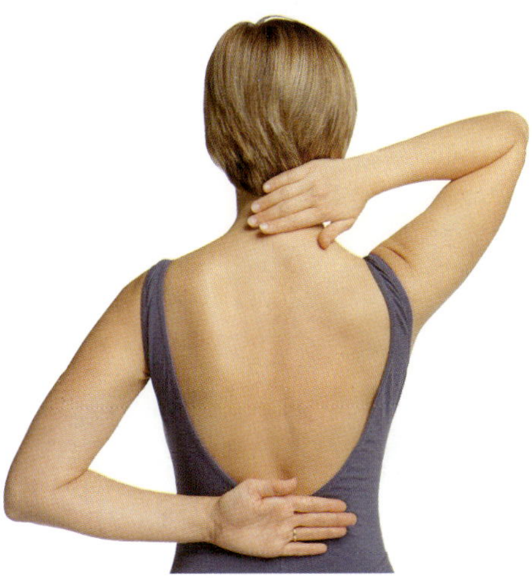

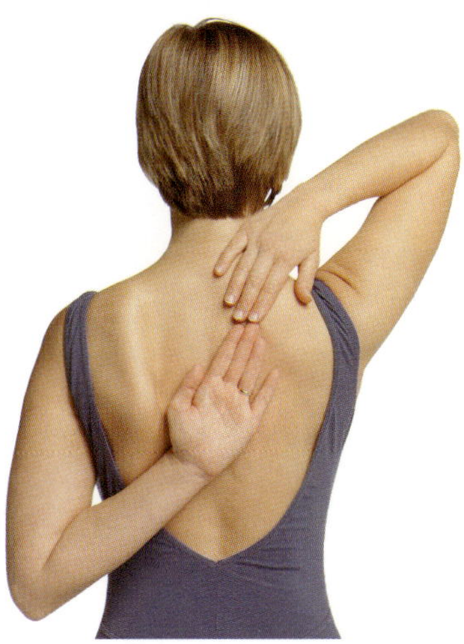

Tischplatte

Wirkung

Sie lernen, Ihr Körperzentrum zu stabilisieren und die Extremitäten zu bewegen, während der Oberkörper neutral und gestreckt bleibt. Training für Gleichgewicht und Körperkontrolle. Stabilisierung des Beckens und Kräftigung der tiefen Gluteusmuskeln (Gesäßmuskeln).

Der Schlüssel zu dieser Übung ist ein starker Kraftgürtel in der Körpermitte, der die Wirbelsäule stützt und die Taille auf beiden Seiten sozusagen „in die Länge" streckt sowie das Becken neutral und gerade hält. Der Oberkörper sollte sich nicht verspannen.

Die gegensätzliche Übung hierzu ist das Stehen auf einem Bein (S. 96).

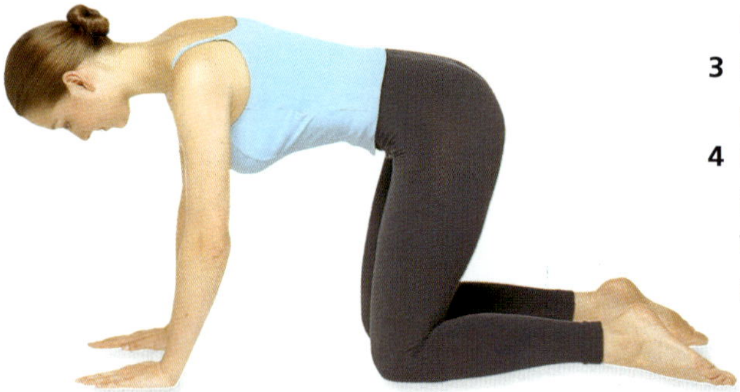

Ausgangsposition

Stufe eins

Ausgangsposition

- Knien Sie auf allen vieren, die Hände setzen direkt unter den Schultern, die Knie unter den Hüften auf den Boden auf. Halten Sie das Becken gerade.

Übung

1. Tief einatmen und sich auf die Übung vorbereiten. Die Wirbelsäule vom Kopf bis zum Steißbein lang machen.
2. Ausatmen, Nabel zur Wirbelsäule ziehen und das linke Bein am Boden entlang nach hinten strecken. Rücken und Becken bleiben möglichst unbewegt.
3. Einatmen und das Bein langsam in die Ausgangsposition zurückbewegen.
4. Diese Übung fünfmal mit jedem Bein wiederholen. Das Becken bleibt gerade und stabil. Versuchen Sie, das Gewicht gleichmäßig auf beide Hände zu verteilen.

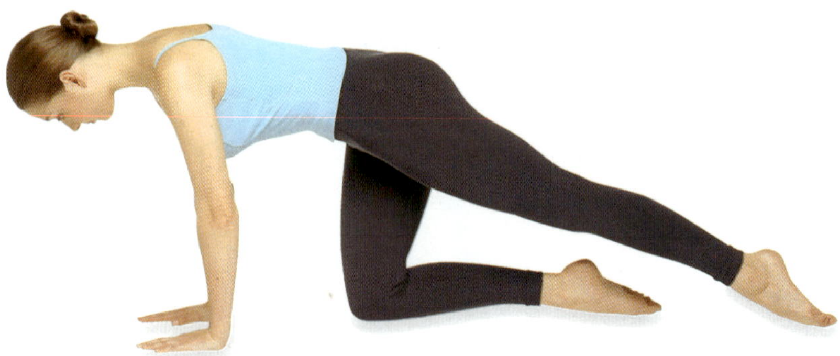

Stufe eins

Stufe zwei: Tischplatte mit erhobenem Bein

Übung

Befolgen Sie Schritt 1 und 2 von Stufe eins, dann fahren Sie folgendermaßen fort:

3 Nachdem Sie das Bein am Boden ausgestreckt haben, atmen Sie ein und aus, während Sie das Bein langsam in Hüfthöhe anheben – nicht höher! Das Becken sollte völlig gerade bleiben, den unteren Rücken nicht durchbiegen. Versuchen Sie, das Gewicht gleichmäßig auf beide Hände zu verteilen.

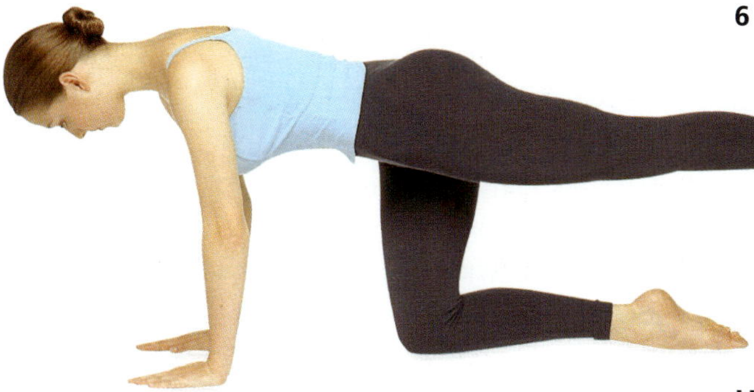

Stufe zwei

Stufe drei

Übung

Wenn Sie das Bein mühelos heben können, befolgen Sie Schritt 1 bis 3 der vorhergehenden Stufe, danach fahren Sie folgendermaßen fort:

4 Heben Sie beim Ausatmen das Bein und gleichzeitig den gestreckten Arm der Gegenseite bis auf Schulterhöhe. Nicht überdehnen. Die Schulterblätter bleiben unten, der Nacken lang. Das Becken steht im rechten Winkel zum Boden. Blicken Sie während der Übung auf den Boden, der Kopf streckt sich vom Steißbein weg.

5 Einatmen und Arm und Bein absetzen.

6 Diese Übung fünfmal wiederholen, dabei jedes Mal die Seiten wechseln.

Hinweise

- Die Bauchmuskeln sind während der gesamten Übung angespannt.
- Das Becken sollte sich nicht auf eine Seite drehen.
- Blicken Sie gerade nach unten auf den Boden. Wenn Sie den Kopf heben, verkürzen Sie die Muskeln des Nackens.

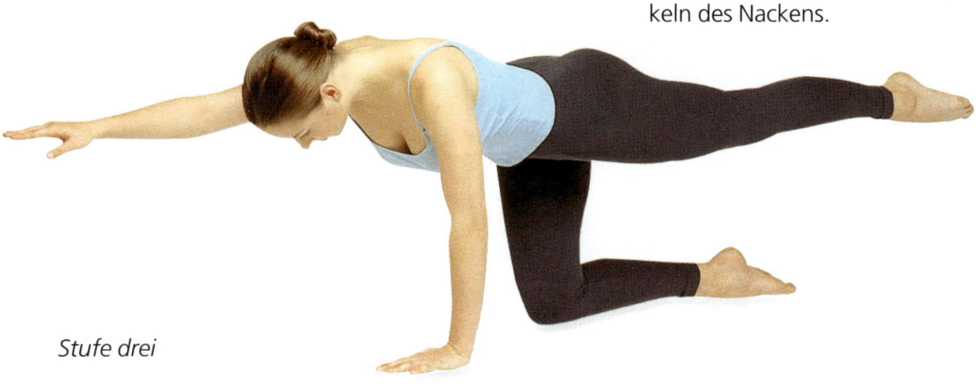

Stufe drei

Die Hundert

Wirkung

Sie lernen die Atemtechnik der „Hundert": das Atmen in einem bestimmten Rhythmus in den unteren Brustkorb. Stärkung der Brustmuskulatur. Stabilisierung der Schulterblätter. Kräftigung der Bauchmuskeln.

Die Hundert gehört zu den klassischen Pilates-Übungen. Sie ist eine beliebte Aufwärmübung vor den Mattenübungen. Damit werden Sie richtig warm! Wir haben die Übung in mundgerechte Stücke unterteilt; wenn Sie eine Stufe beherrschen, können Sie die nächste probieren. Die erste Stufe behandelt die Atemtechnik: Diese regt den Kreislauf an und versorgt das Blut mit reichlich Sauerstoff.

Bei Nacken-, Atemwegs- oder Herzproblemen lassen Sie sich bitte von Ihrem Arzt beraten, bevor Sie die Übung machen.

Stufe eins

Atemübung

- Begeben Sie sich in die Entspannungsposition.
- Legen Sie die Hände auf den unteren Brustkorb. Atmen Sie tief in die Seiten des Brustkorbs und in den Rücken und zählen Sie bis fünf. Dann atmen Sie wieder aus und ziehen den Nabel zur Wirbelsäule. Zählen Sie dabei ebenfalls bis fünf.
- Diese Übung zehnmal wiederholen, dabei beim Ein- und Ausatmen stets den Bauchnabel zur Wirbelsäule ziehen. Wenn Ihnen der Zeitraum zwischen den Atemzügen zu lang erscheint, zählen Sie nur bis drei.

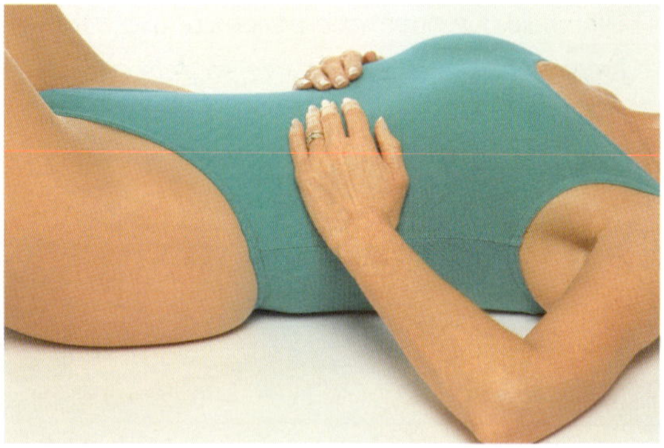

Stufe eins

Stufe zwei

Ausgangsposition

- Legen Sie sich in die Entspannungsposition. Sie können sich ein festes, flaches Kissen unter den Kopf legen.
- Nabel zur Wirbelsäule ziehen und die Knie gleichzeitig und parallel zur Brust beugen. Die Arme sind seitlich am Körper gestreckt, die Handflächen zeigen nach unten, die Handgelenke sind gerade.
- Der Kopf bleibt am Boden.

Übung

1 Atmen Sie tief in die Seiten und in den Rücken und heben und senken Sie Ihre Arme nur etwa 15 Zentimeter vom Boden. Dabei zählen Sie bis

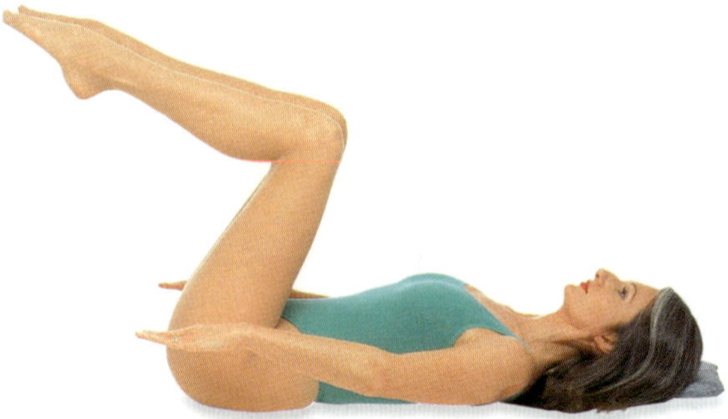

Stufe zwei

drei oder fünf. Die Schulterblätter bleiben unten, die Finger sind durchgestreckt.

2 Ausatmen, Arme heben und senken, auf drei oder fünf zählen.
3 Wiederholen Sie diese Übung mindestens zehnmal, steigern Sie allmählich auf 20-mal – deshalb der Name „Die Hundert".

Hinweise

- Die Atmung sollte Ihnen angenehm sein. Hyperventilieren Sie nicht. Wenn Ihnen schwindlig wird, machen Sie eine Pause.
- Achten Sie bei der Bewegung der Arme darauf, dass Sie sich im Nacken nicht verspannen. Locker lassen.
- Ziehen Sie die Schulterblätter tief nach unten in den Rücken, wenn Sie die Arme ausstrecken.

Stufe drei

Wirkung

Die Atemtechnik üben und zusätzlich die Bauchmuskeln trainieren. Kräftigung der tiefen Nackenbeugemuskeln, die obere Nackenmuskulatur dabei lockern.

Ausgangsposition

- Legen Sie sich in die Entspannungsposition.
- Die Knie einzeln zur Brust ziehen, die Beine dabei aber parallel halten. Die Arme halten Sie lang gestreckt an den Seiten. Rollen Sie den Kopf langsam von einer Seite zur anderen, um den Nacken zu entspannen.

Übung

1 Tief einatmen zur Vorbereitung auf die Übung.
2 Ausatmen, Nabel zur Wirbelsäule ziehen und den Oberkörper vom Boden abrollen. Denken Sie dabei an das Hochrollen (S. 78): Das Kinn ist leicht vorgestreckt, der Kiefer entspannt, das Brustbein locker und der Nacken ebenfalls entspannt.
3 Während der Nabel zur Wirbelsäule gezogen bleibt, führen Sie die Atemübung und die Armbewegungen von Stufe zwei durch: Tief in die Seiten einatmen und auf fünf zählen, dann ausatmen und wieder auf fünf zählen. Die Schulterblätter tief und den Abstand zwischen Ohren und Schultern möglichst groß halten.
4 Diese Übung 20-mal wiederholen, bis Sie die Hundert erreicht haben, dann Füße und Kopf langsam wieder zum Boden führen und absetzen.

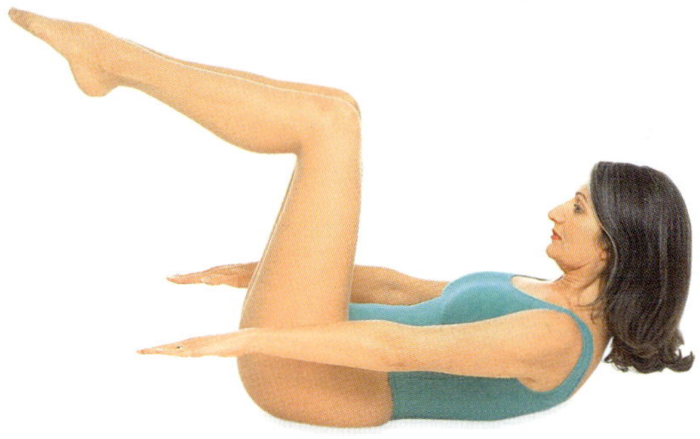

Stufe drei

Hinweise

- Setzen Sie Arme und Beine sofort wieder ab, wenn Sie Nackenverspannungen spüren.
- Um Verspannungen vorzubeugen und den tiefen Nackenbeugemuskel zu trainieren, senken Sie das Kinn etwas, aber nicht zu stark. Ihr Blick sollte zwischen die Oberschenkel gerichtet sein. Der Nacken bleibt gestreckt, die Stirn entspannt.
- Atmen Sie tief in die Seiten des Brustkorbs, sonst geraten Sie außer Atem. Wenn das passiert, brechen Sie die Übung sofort ab.
- Der Oberkörper sollte sich weit anfühlen. Ziehen Sie die Schultern nicht nach vorn und lassen Sie das Brustbein entspannt. ▷

Stufe vier

Bei Nacken-, Atemwegs- oder Herzproblemen befragen Sie bitte Ihren Arzt, bevor Sie diese Übung machen.

Ausgangsposition

- Legen Sie sich in die Entspannungsposition und ziehen Sie den Nabel zur Wirbelsäule.
- Erst das eine, dann das andere Knie zur Brust ziehen, die Beine dabei parallel halten. Die Arme halten Sie möglichst lang gestreckt an der Seite, das Becken ist neutral.
- Rollen Sie den Kopf langsam von einer Seite zur anderen, um den Nacken zu entspannen.

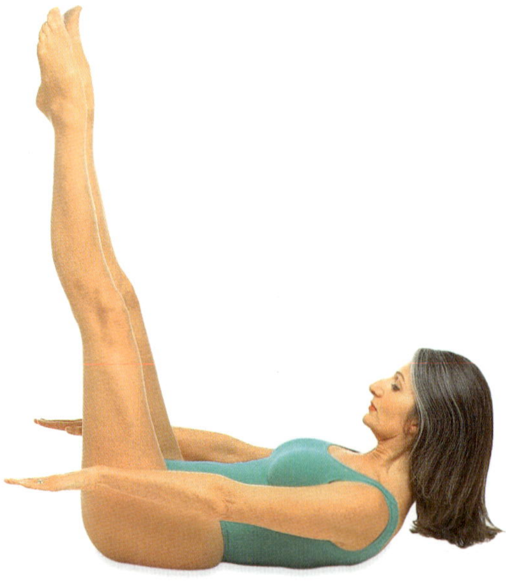

Stufe vier

Übung

1 Tief einatmen zur Vorbereitung auf die Übung.

2 Ausatmen, Nabel zur Wirbelsäule ziehen und den Oberkörper wieder vom Boden abrollen. Denken Sie dabei wieder an das Hochrollen (S. 78): Das Kinn ist leicht vorgestreckt, der Kiefer entspannt, Brustbein und Nacken locker.

3 Einatmen, ausatmen, Nabel zur Wirbelsäule ziehen und dabei die Beine so weit in die Luft strecken, wie es Ihnen noch angenehm ist. Lassen Sie die Beine nicht zur Seite weggleiten und biegen Sie den Rücken nicht durch. Er sollte fest am Boden verankert sein, das Becken bleibt neutral. Die Zehenspitzen sind leicht gestreckt.

4 Während der Nabel zur Wirbelsäule gezogen bleibt, führen Sie die Atemübung und die Armbewegungen von Stufe zwei durch. Tief in die Seiten einatmen und auf fünf zählen, dann ausatmen und ebenfalls auf fünf zählen. Die Schulterblätter tief halten, der Abstand zwischen Ohren und Schultern sollte wieder möglichst groß sein.

5 Diese Übung 20-mal wiederholen, bis Sie die Hundert erreicht haben, dann langsam Füße und Kopf wieder am Boden absetzen.

Hinweise

- Setzen Sie Arme und Beine sofort wieder auf den Boden, wenn Sie Nackenverspannungen spüren.
- Um Verspannungen vorzubeugen und den tiefen Nackenbeugemuskel zu trainieren, senken Sie das Kinn etwas, aber nicht zu stark. Ihr Blick sollte zwischen die Oberschenkel gerichtet sein. Der Nacken bleibt gestreckt, die Stirn entspannt.
- Atmen Sie tief in die Seiten des Brustkorbs, sonst geraten Sie außer Atem. Wenn dies passiert, brechen Sie die Übung sofort ab.
- Sie sollten ein Gefühl von Weite im Oberkörper verspüren. Ziehen Sie die Schultern nicht nach vorn und lassen Sie das Brustbein entspannt.

Dehnung der Beinbeuger im Sitzen

Wirkung

Sanfte Dehnung der Beinbeuger- und Rückenmuskulatur. Stabilisierung der Schultern und Einübung der seitlichen Brustatmung.

Die Beinbeuger-Muskeln sind Mobilisatoren, haben aber die Tendenz, die Funktion von Stabilisatoren zu übernehmen, wenn die Stabilität in der Körpermitte und die bewusste Ausrichtung fehlen. Deshalb sind sie oft stark verkürzt. Wenn Sie sie nicht gut dehnen können, sollten Sie sie neu ausbalancieren.

Bei Knie-, Hüft- oder Bandscheibenschäden lassen Sie sich bitte von Ihrem Arzt beraten, bevor Sie diese Übung machen.

Hilfsmittel

Eventuell ein zusammengerolltes Handtuch.

Ausgangsposition

- Setzen Sie sich mit angewinkelten Beinen so hin, dass die Fußsohlen sich berühren. Ziehen Sie die Füße nicht zu nah an den Körper, Sie sollen sich in der Position wohl fühlen.
- Das Becken ist waagerecht. Strecken Sie nun ein Bein parallel nach vorn, es sollte eine Linie mit der Hüfte bilden, die Kniescheibe zeigt nach oben. Die Fußsohle Ihres angewinkelten Beines liegt an der Innenseite des Knies. Der Fuß ist entspannt.
- Möglicherweise fällt Ihnen die Übung leichter, wenn Sie sich auf ein zusammengerolltes Handtuch setzen.

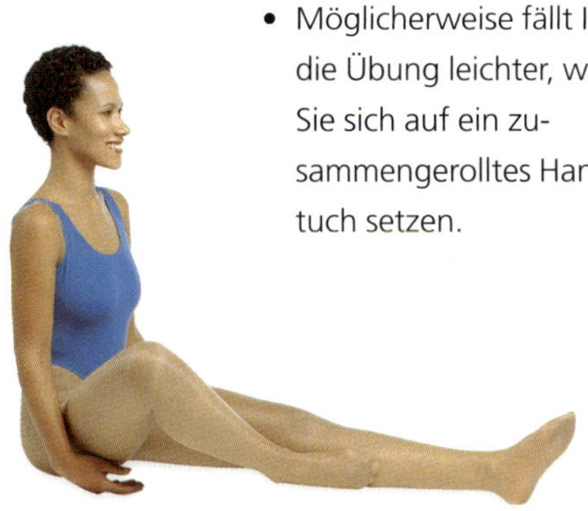

Übung

1 Atmen Sie ein, machen Sie die Wirbelsäule lang.
2 Ausatmen, Nabel zur Wirbelsäule ziehen und aus der Hüfte heraus den Oberkörper leicht nach vorn neigen. Den Oberkörper sollten Sie dabei nicht verdrehen, Sie bleiben ganz gerade.
3 In dieser Position zwölfmal ein- und wieder ausatmen, entspannen Sie sich in der Dehnung. Sie atmen tief in den unteren Brustkorb und Rücken. Ihr Nacken ist gestreckt, die Schulterblätter sind nach unten gerichtet, die Arme liegen entspannt vor Ihrem Körper. Das Gewicht ist gleichmäßig auf beide Gesäßknochen verteilt.
4 Wenn Sie möchten, können Sie den Arm auf der Seite des gebeugten Knies nach hinten nehmen und die Handfläche nach oben drehen. Der Arm auf der Seite des gestreckten Beines liegt neben dem Bein. So können Sie die Schultern besser gerade halten (s. Bild).
5 Nachdem Sie zwölfmal ein- und wieder ausgeatmet haben, ziehen Sie beim nächsten Ausatmen den Nabel zur Wirbelsäule und richten die Wirbelsäule Wirbel für Wirbel wieder auf.
6 Diese Übung auf der anderen Seite wiederholen.

Hinweise

- Ziehen Sie den höchsten Punkt Ihres Kopfes in die Länge. Die Kiefer sind entspannt, das Kinn leicht nach hinten gerichtet.
- Drücken Sie das Knie nicht durch, das gestreckte Bein sollte gerade, aber entspannt sein.

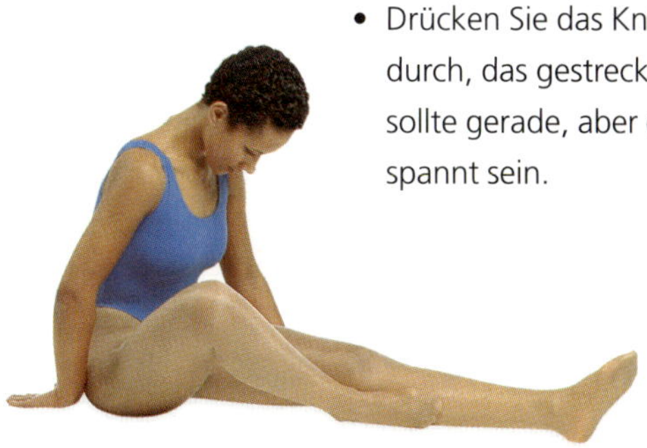

Rückenschwimmen mit Hanteln

Wirkung

Sie lernen, die Schultern korrekt zu bewegen, und stabilisieren dabei die Schulterblätter. Die Schulterblätter werden geöffnet. Dies hilft gegen einen Rundrücken. Training der Adduktoren.

Eine wunderbare Übung gegen die gekrümmte Haltung, die wir im Alltag so oft unwillkürlich einnehmen. Genießen Sie das Gefühl, sich weit zu öffnen.

Hilfsmittel

Hanteln mit einem Gewicht zwischen 0,5 und 1 Kilogramm, Tennisball oder Kissen.

Ausgangsposition

- Legen Sie sich in die Entspannungsposition, wenn möglich auf eine schmale Bank.
- Die Füße stellen Sie in einer Linie nebeneinander.
- Klemmen Sie einen Tennisball zwischen die Knie.
- Nehmen Sie die Hanteln, und strecken Sie die Arme nach oben, die Handflächen sind vom Gesicht weggedreht, die Ellbogen sind leicht angewinkelt. Während der gesamten Übung den Nabel zur Wirbelsäule ziehen und das Kissen oder den Tennisball zwischen den Knien leicht zusammendrücken.

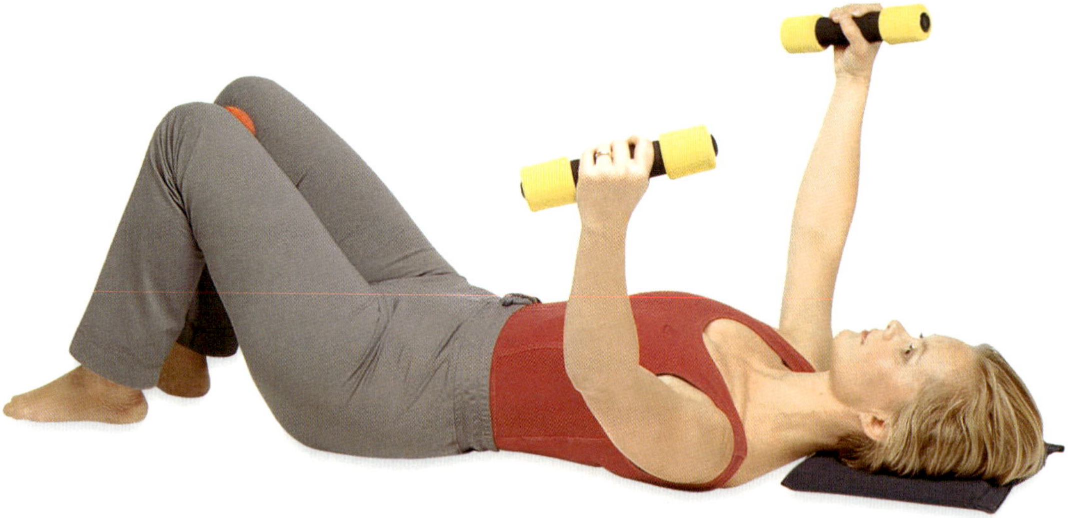

Übung

1 Zur Vorbereitung tief einatmen.
2 Ausatmen, Nabel zur Wirbelsäule ziehen und den rechten Arm nach hinten auf den Boden, die linke Hand nach vorn neben die Hüfte führen.
3 Einatmen und die Arme wieder in die Ausgangsposition bringen.
4 Ausatmen und dabei die Bewegung seitenverkehrt durchführen.
5 Die inneren Oberschenkel zusammengedrückt und die untere Bauchmuskulatur mit dem Nabel zur Wirbelsäule angespannt halten.
6 Diese Übung zehnmal auf jeder Seite wiederholen.

Hinweise

- Das Becken bitte immer in neutraler Position lassen.
- Den Arm etwas außerhalb der Schulterlinie nach hinten führen.
- Wenn Sie auf einer Bank trainieren, bleibt der Arm in einer Linie zum Körper und parallel zu Ihrer Körperseite.
- Drücken Sie die Oberschenkel zusammen, aber heben Sie dabei nicht das Steißbein.
- Lassen Sie den Oberkörper geöffnet und ziehen Sie die Schulterblätter nach unten in den Rücken.

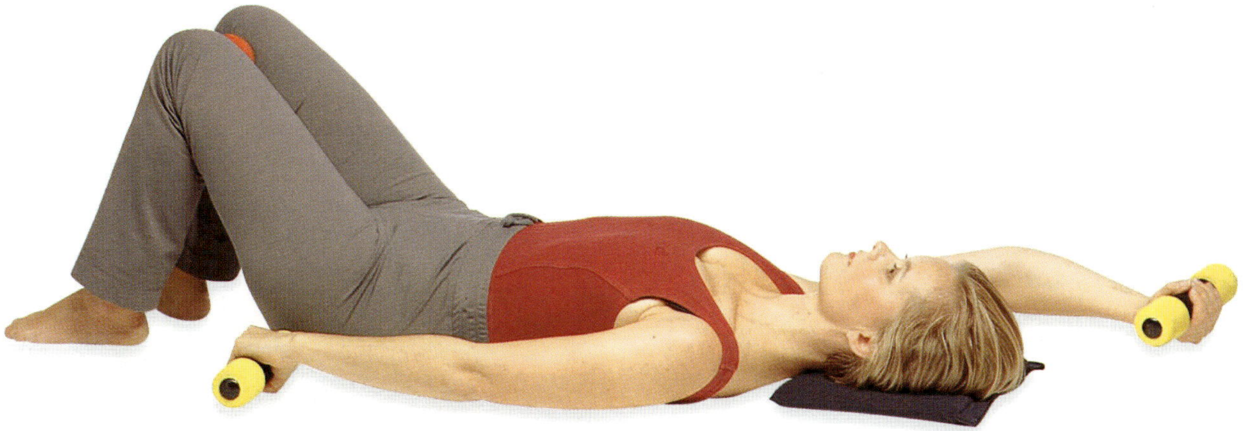

Kräftigung des Trizeps mit Hanteln

Wirkung

Kräftigung des Musculus triceps brachii (dreiköpfiger Armmuskel), der Nacken bleibt dabei locker. Durch die Verwendung eines Kissens kräftigen Sie die inneren Oberschenkel.

Es gibt mehrere Methoden, den hinteren Armmuskel zu trainieren. Diese hier ist hervorragend, weil Sie kein Risiko eingehen, die Nackenmuskeln zu stark zu beanspruchen. Sie sollten die Hanteln jedoch gut festhalten.

Hilfsmittel

Ein Gewicht: Sie können entweder eine Hantel oder eine große Konservendose oder ein schweres Nudelholz verwenden. Das Gewicht sollte 1–3,5 Kilogramm betragen. Am besten beginnen Sie mit dem leichtesten Gewicht und arbeiten sich dann langsam nach oben.

Sie brauchen eventuell auch ein Kissen oder einen Tennisball.

Ausgangsposition

- Legen Sie sich mit angezogenen Beinen auf den Boden, das Becken ist in neutraler Position.
- Wenn Sie möchten, können Sie ein kleines Kissen oder einen Tennisball zwischen die Knie klemmen und während der Übung zusammendrücken, um die Oberschenkel zu kräftigen.
- Halten Sie das Gewicht an beiden Enden mit den Handflächen nach oben fest. Die Ellbogen sind angewinkelt und befinden sich direkt über den Schultern, die Oberarme sind über den Kopf gesenkt.

Übung

1. Einatmen, um sich auf die Übung vorzubereiten.
2. Ausatmen, Nabel zur Wirbelsäule ziehen und die Arme langsam strecken, die Ellbogen bleiben dabei möglichst an derselben Stelle. Arme nicht ganz durchstrecken.
3. Einatmen und Arme senken.
4. Diese Übung bis zu 20-mal wiederholen.

Hinweise

- Halten Sie das Gewicht gut fest.
- Lassen Sie den Nacken entspannt, die Schulterblätter liegen tief unten im Rücken.
- Wenn Sie das Kissen zwischen den Knien zusammendrücken, achten Sie darauf, dass Sie Steißbein und Becken gerade halten (s. „Kniepresse" auf S. 86).

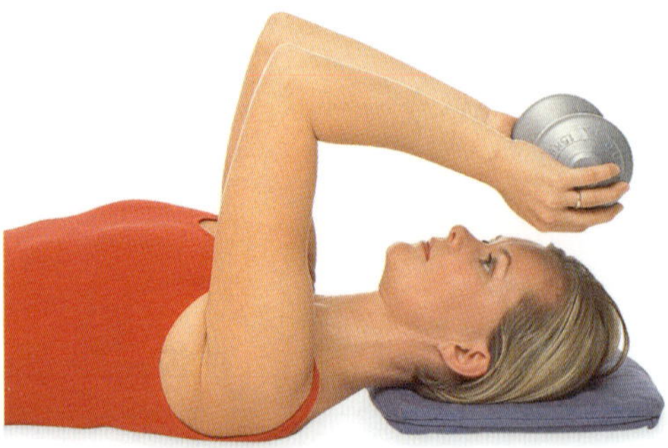

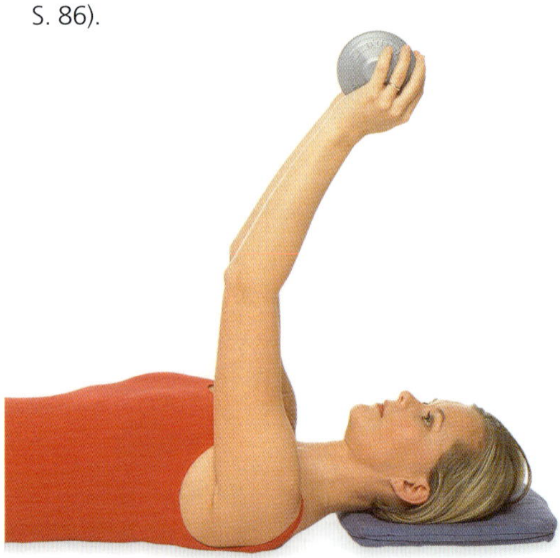

Kräftigung des Bizeps mit Hanteln

Wirkung

Kräftigung des Musculus biceps brachii (vorderer Oberarm), Stabilisierung der Schulterblätter.

Hilfsmittel

Hanteln mit einem Gewicht bis zu je 2,5 Kilogramm.

Ausgangsposition

- Stellen Sie sich korrekt hin und befolgen Sie dabei alle Anweisungen auf S. 56.
- Halten Sie die Gewichte mit den Handflächen nach innen.

Übung

1 Atmen Sie tief ein, und bereiten Sie sich auf die Übung vor, die Wirbelsäule ganz lang machen.
2 Ausatmen, Nabel zur Wirbelsäule ziehen und einen Arm heben, dabei bleibt der Ellbogen in der Ausgangsposition. Drehen Sie den Arm so, dass die Handfläche nun nach hinten zeigt. Die Hand bis kurz vor die Schulter ziehen.
3 Einatmen, die Hand wieder nach unten führen.
4 Diese Übung zehnmal mit einem Arm wiederholen, dann die Seite wechseln. Versuchen Sie eine Übungseinheit von je drei Übungen auf jeder Seite. Während der gesamten Übung den Nabel zur Wirbelsäule ziehen.

Hinweise

- Halten Sie die Ellbogen ruhig. Wenn Sie sie doch bewegen, legen Sie das zweite Gewicht weg und halten Sie mit der freien Hand den Ellbogen fest.
- Denken Sie an die Anweisungen für das richtige Stehen, die Wirbelsäule sollte ganz lang sein.
- Lassen Sie die Schulterblätter tief unten im Rücken, der Oberkörper ist offen.
- Treten Sie während der Übung nicht vor oder zurück.

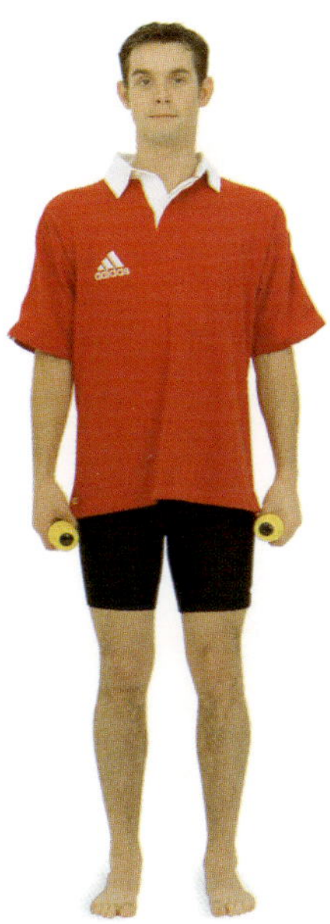

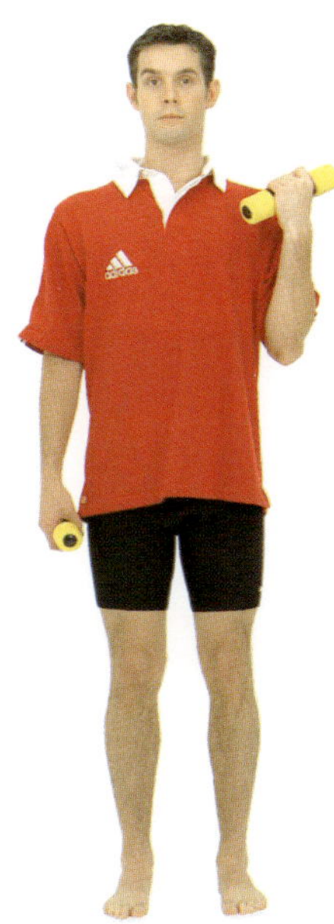

Kräftigung der abspreizenden Muskeln mit Beingewichten

Wirkung

Diese Übungsreihe stärkt die äußeren abspreizenden Oberschenkelmuskeln (Abduktoren) und die Gesäßmuskeln (Musculus gluteus). Sie kräftigt die Oberschenkel und wirkt gegen Cellulitis.

Für diese Serie benötigen Sie Stabilität in Becken und Steißbein. Gute Übungen zur Vorbereitung sind das Stehen auf einem Bein und die Tischplatte mit erhobenem Bein (Seiten 96 und 121).

Hilfsmittel

Machen Sie diese Übungen zunächst ohne Gewichte, bis Sie sie souverän beherrschen. Danach können Sie Beingewichte von bis zu je 1,5 Kilogramm an die Knöchel binden. Beginnen Sie mit dem leichtesten Gewicht.
Ein kleines Stück Schaumstoff.

Ausgangsposition

- Legen Sie sich gerade auf die linke Seite. Das ist gar nicht so einfach, deshalb können Sie sich auch mit dem Gesicht zu einer Wand lehnen, um die Ausrichtung zu überprüfen. Aber nicht gegen die Wand lehnen!
- Das Becken bleibt neutral.
- Strecken Sie den linken Arm nach oben und legen Sie den Kopf auf den Oberarm. Sie können ein Kissen unter das Ohr legen, damit der Kopf auf eine Linie mit der Wirbelsäule kommt.
- Ziehen Sie beide Beine in einem Winkel von knapp 90 Grad an.
- Stützen Sie sich mit dem rechten Arm vorn ab.
- Während der gesamten Übung die Taille vom Boden heben und den Oberkörper lang machen.
- Wenn Sie in der glücklichen Lage sind, dass kein natürliches Polster Ihre Hüften umschließt, empfinden Sie diese Haltung möglicherweise als unbequem. In diesem Fall legen Sie ein Stück Schaumstoff unter die Hüfte.

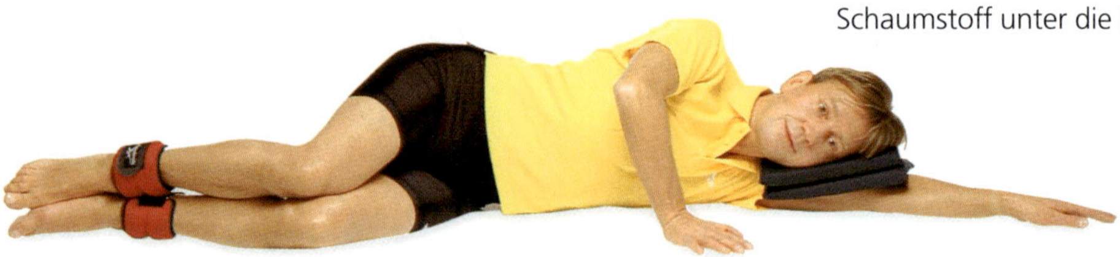

Ausgangsposition für die Abduktorenkräftigung

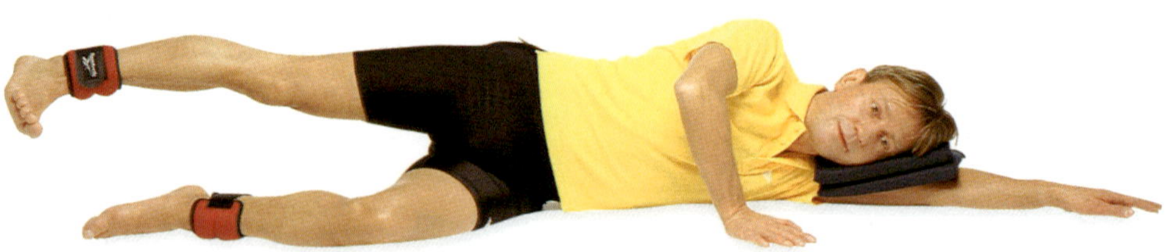

Übungsposition

Übung

1 Nabel zur Wirbelsäule ziehen (und während der gesamten Übung halten). Strecken und heben Sie das obere Bein so an, dass es mit der Hüfte eine Linie bildet – ungefähr 12 Zentimeter vom Boden entfernt. Lassen Sie es auf keinen Fall nach hinten sacken! Drehen Sie das Bein leicht aus der Hüfte heraus nach innen, das Becken bleibt dabei unbeweglich, und winkeln Sie den Fuß an.
2 Ausatmen und das Bein langsam um circa 15 Zentimeter anheben, dann einatmen und das Bein wieder senken.
3 Heben und senken Sie das Bein zehnmal, ohne es auf dem Boden abzusetzen.
4 Legen Sie nun das angewinkelte Bein auf das untere Bein.
5 Drehen Sie sich auf die andere Seite und wiederholen Sie die Übung. Sie können jedoch auch zuerst die anderen Übungen mit Beingewichten machen und dann die Seite wechseln.

Hinweise

- Ziehen Sie während der gesamten Übung den Nabel zur Wirbelsäule, um den unteren Rücken zu schützen und ihn gerade zu halten. So fällt auch die Taille nicht auf den Boden zurück.
- Machen Sie das Bein aus der Hüfte heraus so lang wie möglich.
- Die Innendrehung erfolgt ebenfalls aus der Hüfte, drehen Sie das Bein nicht vom Knöchel aus.
- Halten Sie die Taille die ganze Zeit vom Boden weg und machen Sie den Oberkörper ganz lang.
- Das Becken sollte völlig unbewegt sein, es schwankt nicht vor oder zurück.
- Vergessen Sie nicht, den Oberkörper zu öffnen, die Schulterblätter liegen tief unten am Rücken.
- Bewegen Sie sich nicht unwillkürlich nach vorn.

Beinheben mit Gewichten

Eine fortgeschrittenere Variante, für die Sie bereits ein sehr starkes Körperzentrum brauchen.

Wirkung

Stärkung der Gluteusmuskeln, vor allem des Musculus gluteus medius (mittlerer Gesäßmuskel).

Übung

1 Befolgen Sie die vorhergehenden Anweisungen, aber strecken Sie diesmal das Bein nach vorn. Versuchen Sie, das Bein rechtwinklig zum Oberkörper zu halten (Vergrößern Sie dazu allmählich den Winkel zwischen Bein und Oberkörper).
2 Das Bein nun 20-mal um etwa zehn Zentimeter anheben und wieder auf Hüfthöhe senken, während der gesamten Übung den Nabel zur Wirbelsäule ziehen.

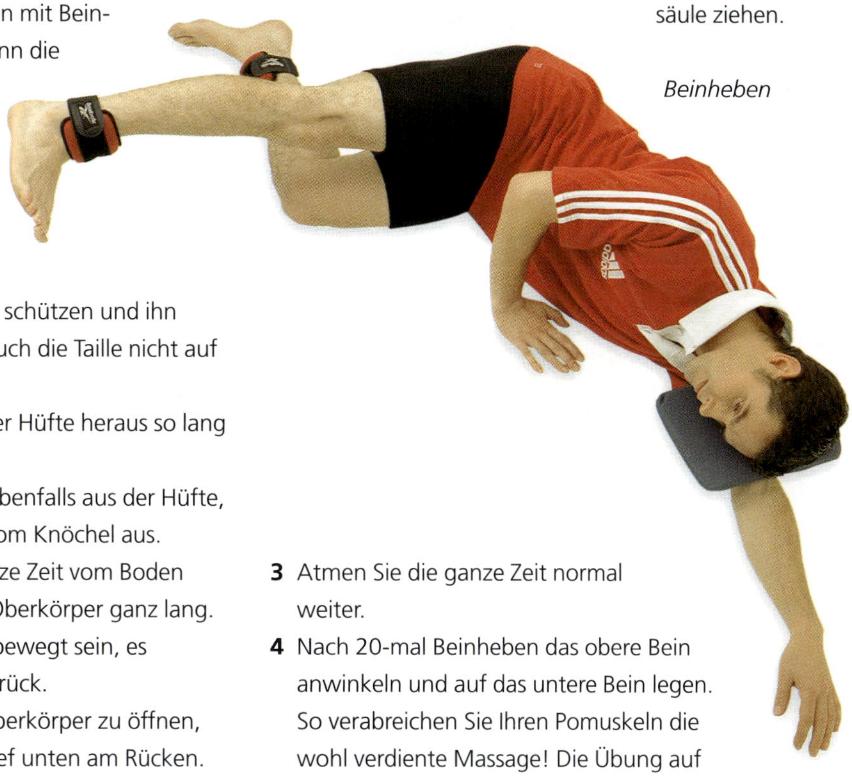

Beinheben

3 Atmen Sie die ganze Zeit normal weiter.
4 Nach 20-mal Beinheben das obere Bein anwinkeln und auf das untere Bein legen. So verabreichen Sie Ihren Pomuskeln die wohl verdiente Massage! Die Übung auf der anderen Seite wiederholen.

Kräftigung der heranziehenden Muskeln mit Beingewichten

Wirkung

Stärkung der inneren Oberschenkelmuskeln, Training der Stabilität des Beckens.

Hilfsmittel

Wie bei der Kräftigung der abspreizenden Muskeln (S. 132), zusätzlich ein breites Kissen.

Ausgangsposition

- Legen Sie sich auf die linke Seite wie bei der Abduktorenkräftigung, winkeln Sie aber diesmal das obere Bein an und legen Sie es auf ein Kissen. So bleibt Ihr Becken gerade und kippt nicht nach vorn.
- Strecken Sie das untere Bein etwas vom Körper weg und drehen Sie es aus der Hüfte heraus nach außen. Fuß anwinkeln oder strecken, beides ist erlaubt.

Übung

1 Atmen Sie tief ein und bereiten Sie sich auf die Übung vor.

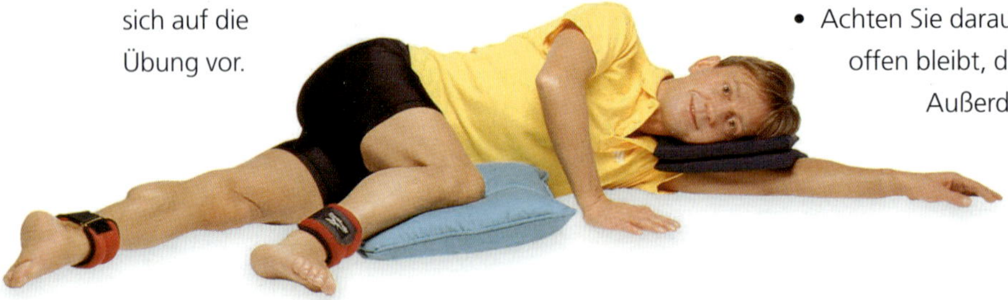

2 Das gestreckte Bein bleibt aus der Hüfte heraus nach außen gedreht. Ausatmen, Nabel zur Wirbelsäule ziehen (und halten) und das untere Bein langsam nach oben heben. Strecken Sie es dabei ganz lang. Die Taille sackt dabei nicht nach unten ab. Halten Sie die Spannung.

3 Einatmen und das Bein senken.

4 Diese Übung 20-mal auf jeder Seite wiederholen.

Hinweise

- Ziehen Sie während der gesamten Übung den Nabel zur Wirbelsäule.
- Lassen Sie die Taille nicht nach unten sinken, machen Sie den Oberkörper ganz lang.
- Achten Sie darauf, dass Sie das ganze Bein bei der Auswärtsdrehung bewegen und die Drehung nicht nur aus dem Knie erfolgt.
- Versuchen Sie nicht, beim Heben des Beins mit dem Fuß nachzuhelfen. Die Bewegung kommt aus dem Oberschenkel.
- Achten Sie darauf, dass der Oberkörper offen bleibt, die Schultern bleiben unten. Außerdem sollten Sie sich nicht unwillkürlich nach vorn neigen.

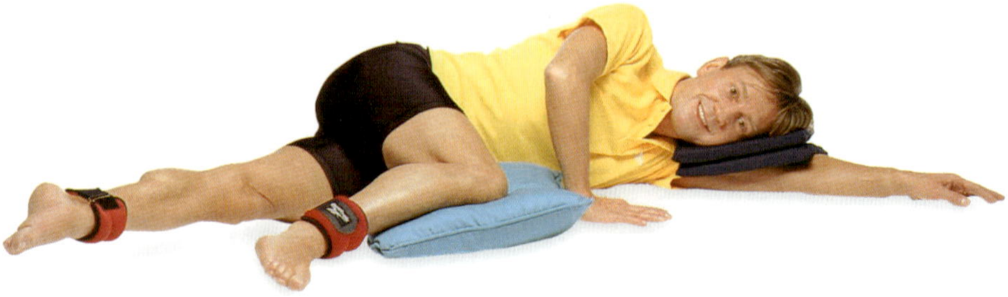

Knöchelkreisen an der Wand

Wirkung

Kräftigung der Knöchelgelenke und Steigerung ihrer Beweglichkeit. Training der Unterschenkelmuskulatur. Anregung des Kreislaufs. Dehnung der Beinbeuger.

Es gibt keinen wirklich eleganten Weg, um in diese Position zu gelangen. Rutschen Sie so nah wie möglich an die Wand heran und schwingen Sie dann die Beine hinauf (wo sie natürlich bleiben sollten). Je näher Sie an die Wand heranrutschen, desto stärker ist die Dehnung der Beinbeuger. Wenn diese also noch nicht sehr gedehnt sind, lassen Sie Abstand zwischen Ihrem Steißbein und der Wandleiste oder winkeln Sie die Knie leicht an. Am wichtigsten ist hier, dass Ihr Becken in neutraler Position am Boden ruht.

Brechen Sie die Übung ab, wenn Sie ein Kribbeln in den Beinen verspüren.

Hilfsmittel

Ein flaches Kissen.

Ausgangsposition

- Legen Sie sich mit dem Po so nah an die Wand, wie es noch angenehm ist, und strecken Sie die Beine parallel und hüftbreit gespreizt an der Wand nach oben.
- Prüfen Sie, ob Sie rechtwinklig zur Wand liegen.
- Das Becken ist neutral.
- Sie können den Kopf auf ein flaches Kissen legen.

Übung

1 Halten Sie die Beine ganz ruhig und drehen Sie die Füße aus dem Knöchelgelenk heraus nach außen. Kreisen Sie sehr langsam und holen Sie dabei möglichst weit aus.

2 Machen Sie zehn Kreise in jede Richtung.

Hinweise

- Drehen Sie nicht nur mit den Zehen, bewegen Sie den gesamten Fuß aus dem Knöchelgelenk heraus.
- Halten Sie die Beine möglichst ruhig und parallel.

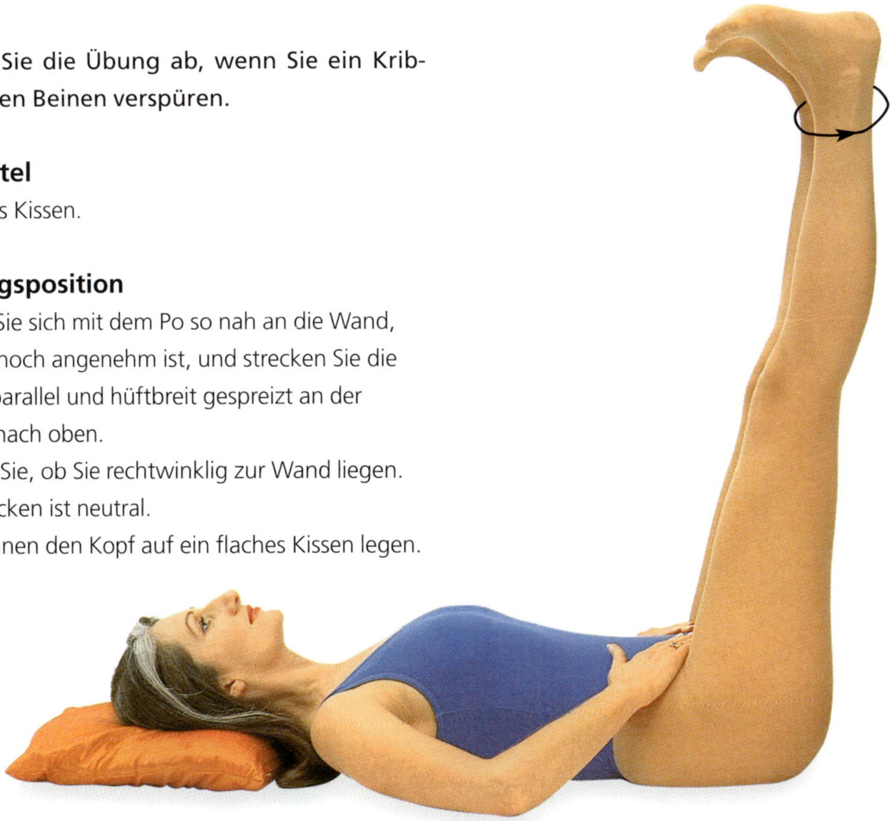

Dehnung des Schenkelstreckers im Stehen

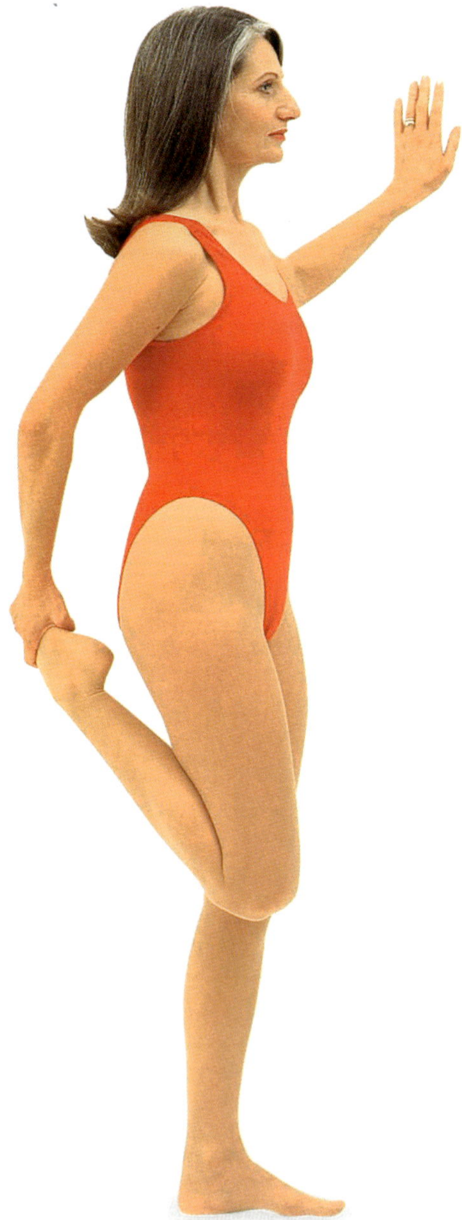

Wirkung

Dehnung der vorderen Oberschenkel, dabei bleibt der Körper bewusst ausgerichtet.

Dies ist eine ergänzende Dehnübung zur Dehnung der Schenkelstrecker und der Hüftbeuger in Seitenlage auf S. 84. Wie immer ist die bewusste Ausrichtung entscheidend, also halten Sie den Rücken gerade!

Bei Knieverletzungen lassen Sie sich bitte von Ihrem Arzt beraten, bevor Sie diese Übung machen.

Hilfsmittel

Eventuell ein Schal (s. Hinweise unten).

Ausgangsposition

- Stellen Sie sich seitlich an eine Wand und stützen Sie sich mit der linken Hand daran ab. Denken Sie dabei an alle Anweisungen für das richtige Stehen (S. 56).

Übung

1 Atmen Sie ein und machen Sie dabei die Wirbelsäule lang.
2 Ausatmen, Nabel zur Wirbelsäule ziehen und das rechte Knie anwinkeln, bis Sie den Fußknöchel fassen können. Achten Sie darauf, dass der Rücken dabei ganz gerade bleibt. Stellen Sie sich vor, ein kleines Gewicht sei an Ihrem Steißbein befestigt, sodass es senkrecht und lang nach unten gezogen wird.
3 Nun ziehen Sie das Knie leicht nach hinten in Richtung Po, der Oberschenkel bleibt dabei parallel zum anderen Bein. Ziehen Sie nicht zu weit nach hinten. Machen Sie sich vom Kopf bis zum Steißbein ganz lang.
4 Dehnung halten und für 30 Sekunden normal weiteratmen. Diese Übung zweimal mit jedem Bein wiederholen.

Hinweise

- Wenn Sie wissen, dass Sie nicht sehr beweglich sind oder ein Knieproblem haben, nehmen Sie einen Schal und legen Sie ihn um den Fußknöchel. Halten Sie die Schalenden in der Hand, und ziehen Sie damit den Fuß sanft in Richtung zum Po.
- Der häufigste Fehler bei dieser Übung ist, dass das Becken sich verschiebt, während das Bein nach hinten gezogen wird. Lassen Sie das Steißbein also gerade nach unten gerichtet und halten Sie auch den Rücken gerade.

Kreidekreis

Wirkung

Öffnung des Oberkörpers und der Seiten, Dehnung der Brustmuskulatur. Sichere Drehung der Wirbelsäule aus einem starken Körperzentrum heraus.

Diese Übung hat einen herrlichen Wohlfühlfaktor. Sie ist perfekt geeignet als Ausgleich nach einem schlechten Tag, aber auch als Belohnung nach einem guten Tag!

Bitte fragen Sie Ihren Arzt, bevor Sie diese Übung machen, falls Sie einen Schulter- oder Bandscheibenschaden haben.

Hilfsmittel

Ein breites Kissen.

Ausgangsposition

- Legen Sie sich auf die Seite mit einem Kissen unter dem Kopf – ein Schlafkissen ist perfekt.
- Machen Sie den Rücken gerade und heben Sie die Knie in Hüfthöhe an.
- Strecken Sie die Arme nach vorn in eine Linie mit den Schultern, die Handflächen legen Sie zusammen.

Übung

1 Atmen Sie ein und machen Sie dabei die Wirbelsäule lang.

2 Ausatmen und Nabel zur Wirbelsäule ziehen.

3 Stellen Sie sich vor, Sie hätten ein Stück Kreide in der Hand. Heben Sie nun den oberen Arm und führen Sie dabei die Hand nach oben über den Kopf. Der Kopf folgt auf natürliche Weise der öffnenden Schulterbewegung. Die Knie bleiben zusammen, die Körpermitte ist stark.

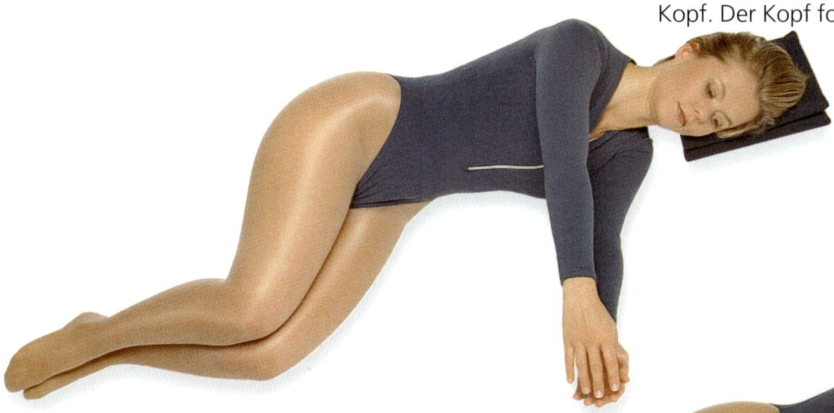

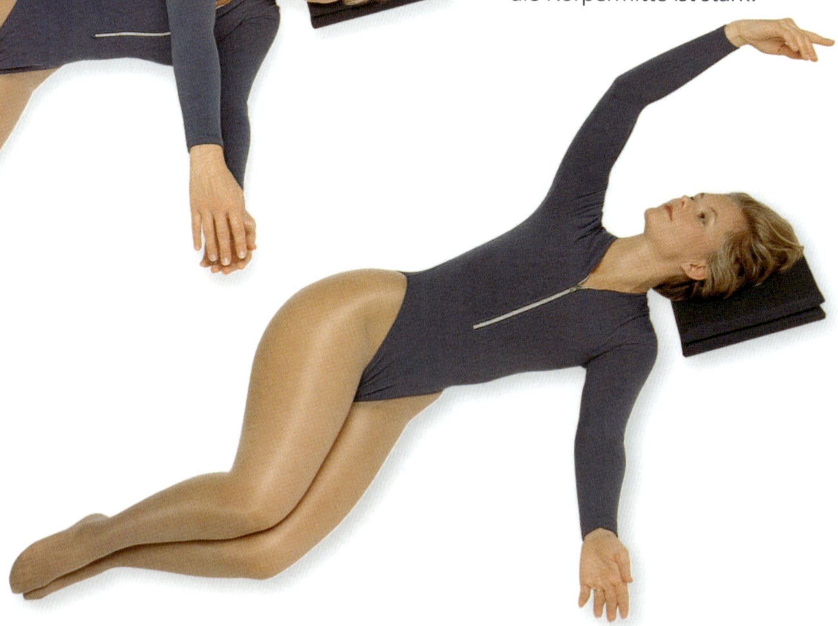

4 Atmen Sie nun ganz normal, und strecken Sie die gehobene Hand weit aus, als ob Sie einen Kreidekreis um sich herum auf den Boden malen wollten. Den Kreis nach hinten, unter ihrem Po durch und wieder zur anderen Hand ziehen.

5 Diese Übung fünfmal auf jeder Seite wiederholen. Das Ziel ist, die Hand in Kontakt zum Boden zu halten. Dies ist allerdings ziemlich schwer. Dehnen Sie also zunächst nur in ihrem persönlichen Bewegungsspektrum.

Hinweise

- Wenn Sie Ihren Kopf der Schulterbewegung folgen lassen, achten Sie darauf, dass die Nackenmuskulatur sich nicht verspannt. Der Nacken sollte entspannt bleiben.
- Ziehen Sie während der gesamten Übung den Nabel zur Wirbelsäule.
- Der Rücken bleibt die ganze Zeit gerade.
- Lassen Sie die Knie am Boden, auch wenn Sie dadurch mit der malenden Hand nicht an den Boden kommen.
- Drücken Sie den Arm keinesfalls gewaltsam an den Boden.

Dies ist die letzte Übung im Mittelstufen-Programm. Sie können das Training nun mit der Entspannungsübung auf S. 90 abschließen. Sie haben sich tapfer geschlagen!

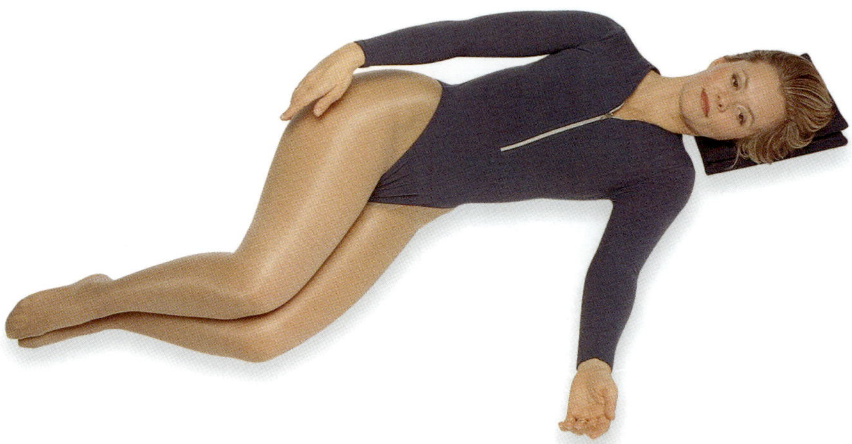

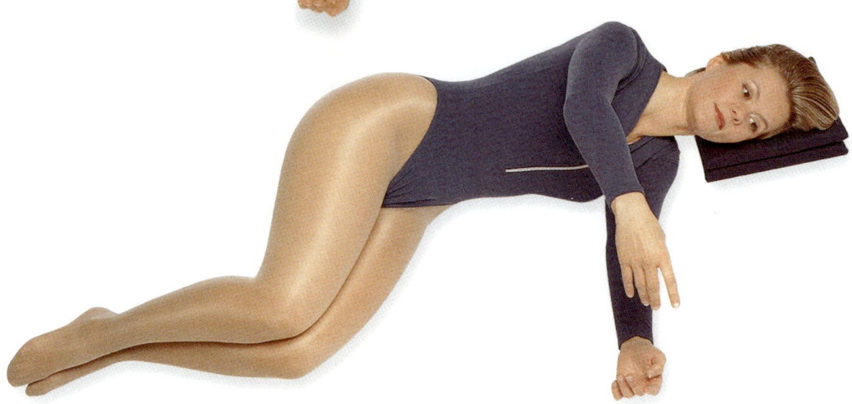

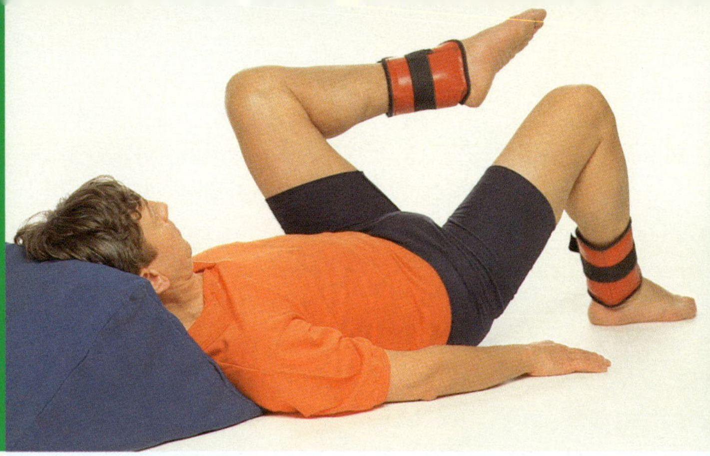

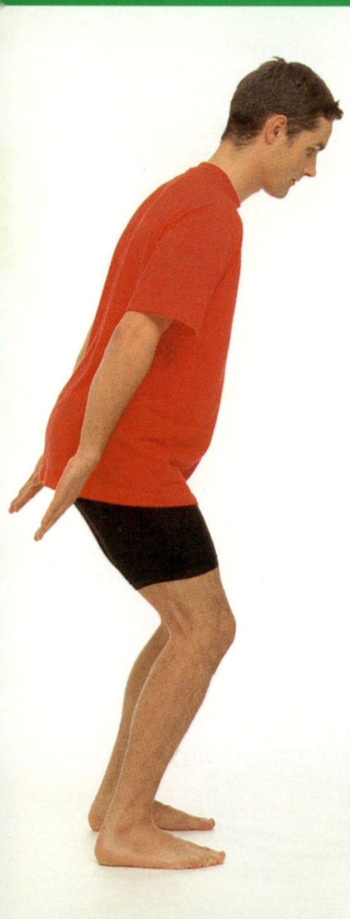

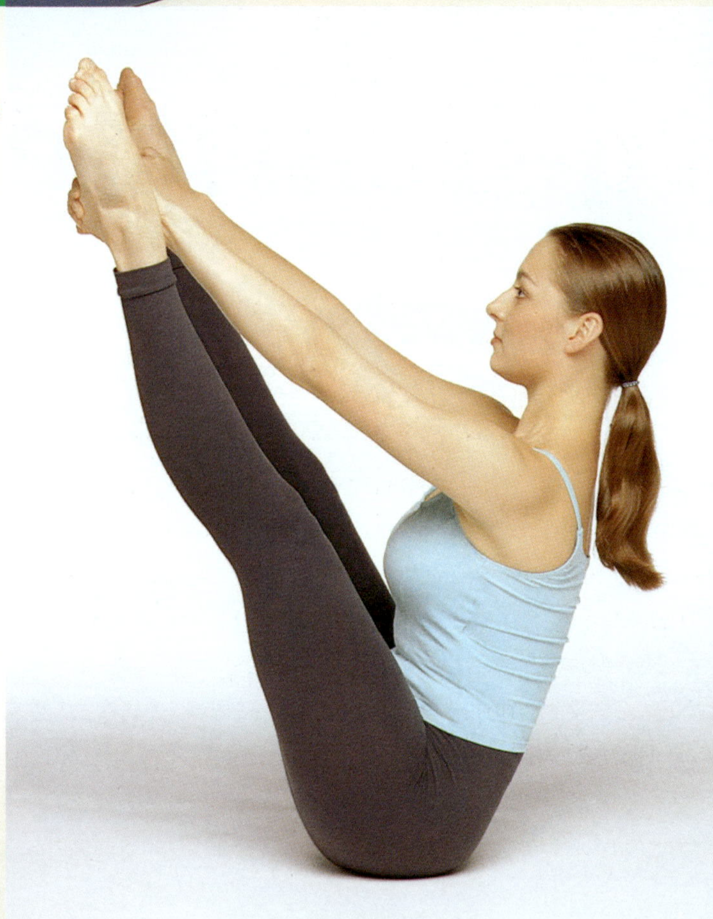

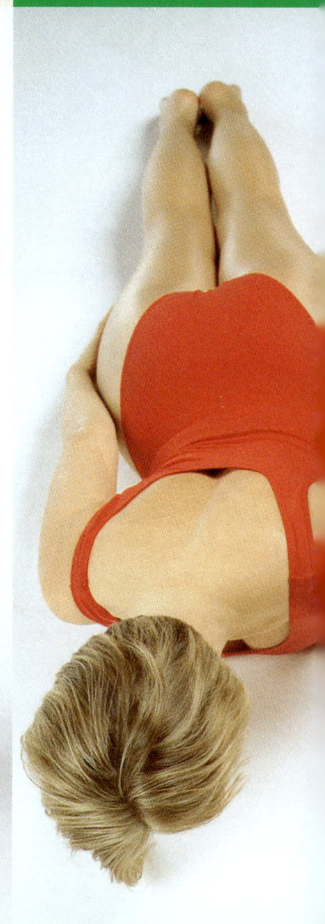

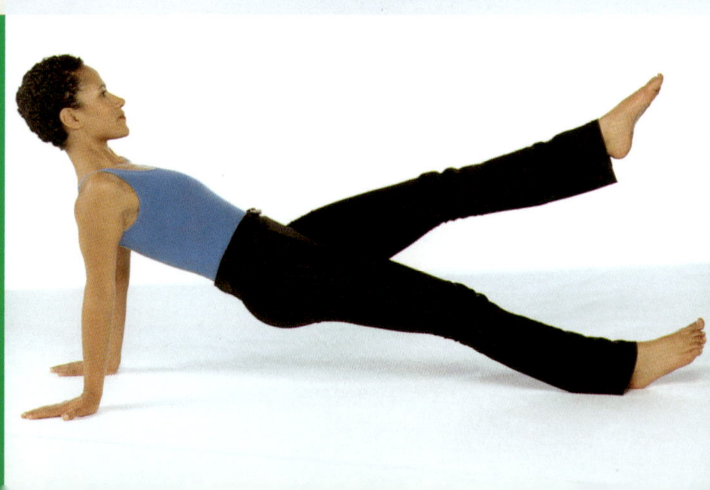

Das Programm für

Fortgeschrittene

Jetzt bewegen wir uns wirklich, und zwar in den natürlichen und leichten Bewegungsabläufen des Pilates-Programms.

In diesem Kapitel setzen Sie alle Fähigkeiten ein, die Sie bisher erworben haben. Alle acht Prinzipien fließen nun zusammen. Die klassischen Übungen sind eine Herausforderung sowohl für den Körper als auch für den Geist. Einige davon sind ziemlich schwierig, daher sollten Sie besser zu den Übungen des Mittelstufen-Programms zurückkehren, wenn Ihnen die Fortgeschrittenen-Stufe zu schwer fällt. Wenn Sie sich selbst überfordern, trainieren Sie nämlich die falschen Muskeln. Selbstverständlich können Sie jederzeit einige Übungen aus dem Anfänger- und dem Mittelstufen-Programm in Ihr Training aufnehmen.

Aufwärmen für Fortgeschrittene: Auf der Stelle gehen

Wirkung

Aufwärmen des Körpers, Warmwerden der Muskeln, Anregung des Kreislaufs.

Aufwärmen

Übung

1 Stellen Sie sich hin, die Füße stehen etwas enger als hüftbreit nebeneinander. Beginnen Sie, auf der Stelle zu gehen.
2 Setzen Sie den Fuß auf den Ballen und verlagern Sie Ihr Gewicht auf den anderen Fuß. Das Becken bleibt dabei gerade, die Taille gestreckt. Achten Sie darauf, dass Ihr Knie oberhalb des Fußes gebeugt ist und nicht nach außen oder innen zeigt. Nun die Seiten wechseln und das Gewicht verlagern. Den Oberkörper weiterhin lang machen.
3 Etwa drei Minuten lang auf der Stelle gehen.

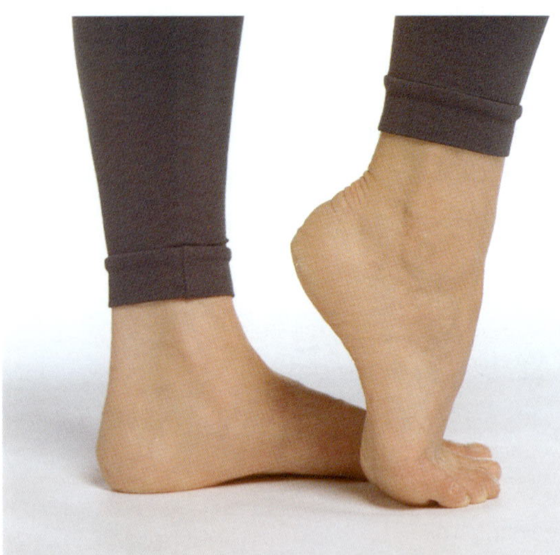

Hinweise

- Achten Sie auf die richtige Ausrichtung von Knöchel, Knie und Fuß. Stimmt etwas nicht, machen Sie zur Vorbereitung erst einmal die Fußübungen auf den Seiten 74–76.

Abrollen im Gleichgewicht

Wirkung

Löst Verspannungen in Wirbelsäule, Schultern, Oberkörper. Steigert die Beweglichkeit der Wirbelsäule.

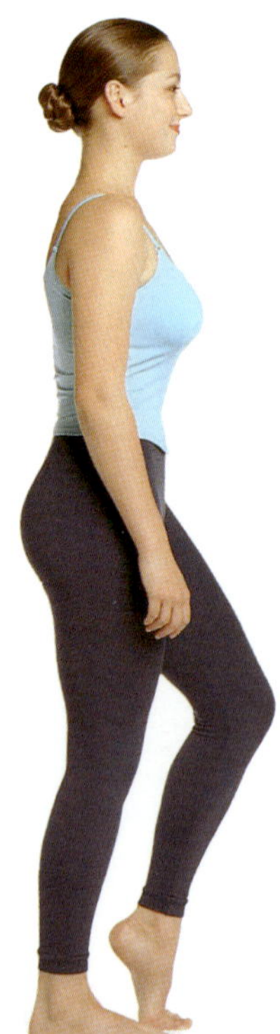

Flexibilität, Kraft und Kontrolle über die einzelnen Bereiche der Wirbelsäule erreichen. Korrekter Gebrauch der stützenden Bauchmuskeln. Balance und Körperwahrnehmung verbessern.

Bei Wirbelsäulen- und vor allem Bandscheibenschäden lassen Sie sich bitte von Ihrem Arzt beraten, bevor Sie diese Übung machen.

Ausgangsposition

- Stellen Sie sich hin, die Füße parallel und hüftbreit auseinander, Ihr Gewicht gleichmäßig auf beide Füße verteilt. Die Füße dürfen nicht nach innen oder außen abgleiten. Knie lockern.
- Suchen Sie die neutrale Beckenposition und strecken Sie das Steißbein dabei gerade nach unten.

Übung

1. Atmen Sie tief ein und machen Sie dabei die Wirbelsäule lang. Kopf und Nacken entspannen.
2. Ausatmen, Bauchnabel zur Wirbelsäule ziehen und dabei das Kinn auf die Brust fallen lassen.

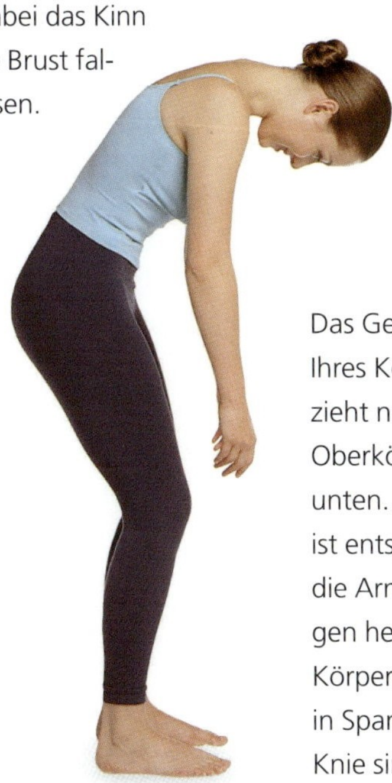

Das Gewicht Ihres Kopfes zieht nun den Oberkörper nach unten. Der Kopf ist entspannt, die Arme hängen herab, die Körpermitte ist in Spannung, die Knie sind locker.

3. In dieser hängenden Position einatmen, Arme und Kopf locker baumeln lassen.
4. Ausatmen und Bauchnabel zur Wirbelsäule ziehen, dabei das Steißbein nach unten drücken. Drücken Sie das Schambein nach vorn, und kippen Sie das Becken nach hinten, während Sie die Wirbelsäule Wirbel für Wirbel aufrollen.
5. Wenn Sie wieder ganz aufgerichtet sind, machen Sie die Wirbelsäule ganz lang und stellen sich auf die Zehenspitzen.
6. Senken Sie die Fersen langsam wieder auf den Boden und machen Sie den ganzen Körper lang.
7. Diese Übung sechsmal wiederholen.

Hinweise

- Achten Sie darauf, dass Sie sich „mittig ausgerichtet" nach unten beugen und nicht etwa zu einer Seite hin kippen. Überprüfen Sie in der Beugung, wo sich Ihre Hände in Relation zu den Füßen befinden.
- Rollen Sie die Füße nicht innen oder außen. Sie sollten in stabilem Gleichgewicht stehen, das Gewicht sollte sich dabei weder nach vorn auf die Zehenspitzen noch nach hinten auf die Fersen verlagern.
- Die Balance kommt aus dem Körperzentrum; machen Sie sich lang, und bringen Sie den Körper in die natürliche Ausrichtung, das Gewicht sollte sich auch hier weder nach vorn noch nach hinten verlagern.

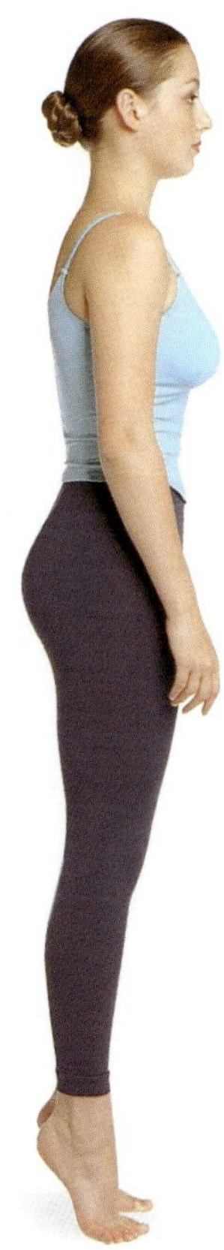

Schulterpresse

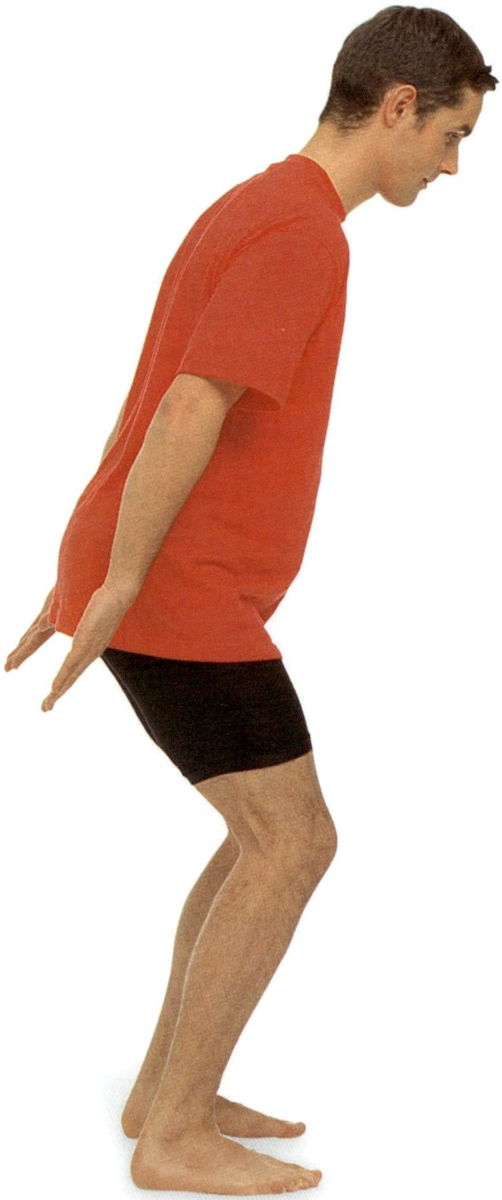

Wirkung

Kräftigung der stabilisierenden Muskeln zwischen und unter den Schulterblättern, Öffnung der Brust. Stärkung der hinteren Oberarme. Verlängerung der Wirbelsäule.

Eine wunderbare Übung für den oberen Rücken und die hinteren Oberarme, wo die Muskeln leider schnell etwas schlaff werden. Das passiert Ihnen sicher nicht mehr, wenn Sie diese Übung mit der Hantel-Serie (S. 128 ff.) kombinieren!

Ausgangsposition

- Stellen Sie sich hin, die Füße parallel und hüftbreit auseinander. Die Knie sind gebeugt und befinden sich direkt über den Füßen.
- Nun beugen Sie den Oberkörper aus der Hüfte heraus nach vorn wie beim Skifahren, Kopf, Nacken und Rücken bleiben in einer Linie. Blicken Sie auf einen Punkt am Boden, und zwar in einem Abstand, bei dem Ihr Nacken sich nicht verspannt und Kopf und Hals lang und gerade sind (s. Bild). Ist der Punkt zu nah, müssen Sie unwillkürlich den Kopf senken, blicken Sie zu weit weg, „verkürzen“ Sie den Nacken.
- Nehmen Sie die Arme seitlich nach hinten, die Handflächen zeigen nach oben.

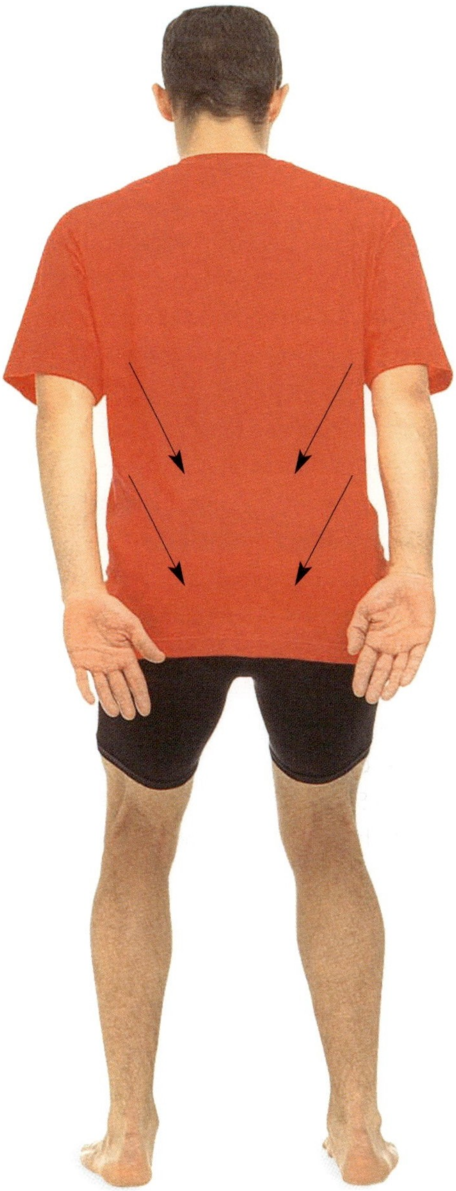

Übung

1 Atmen Sie tief ein und machen Sie dabei die Wirbelsäule lang.

2 Ausatmen, Bauchnabel zur Wirbelsäule ziehen und die Schulterblätter erst nach unten ziehen, dann zusammenpressen. Die Arme ebenfalls einander zuführen, als wollten Sie die Daumen zusammenführen.

3 Einatmen und Spannung halten.

4 Ausatmen und die Arme entspannen.

5 Diese Übung fünfmal wiederholen, dann den Oberkörper wieder aufrichten. Dabei weiterhin Rücken und Kopf lang strecken. Kehren Sie schließlich in den ausbalancierten Stand zurück, ohne die Knie durchzudrücken.

Hinweise

- Blicken Sie stets auf den Punkt am Boden.
- Prüfen Sie, ob Ihr Nacken stets lang und entspannt ist.
- Denken Sie daran, das Steißbein weit nach unten vom Kopf wegzustrecken.
- Halten Sie die Knie leicht gebeugt über Ihren Füßen.
- Achten Sie darauf, dass Sie die Spannung zwischen den Schulterblättern und in den hinteren Oberarmen spüren. Die Arme gerade halten, aber nicht durchdrücken.

Wirbelsäule aufrollen bei Rumpfaufrichtung

Wirkung

Sie lernen, die Wirbelsäule Wirbel für Wirbel abzurollen, und erreichen eine gleichmäßige Beweglichkeit der einzelnen Bereiche der Wirbelsäule durch Training der stützenden Muskeln. Training der Bauchmuskeln.

Hilfsmittel

Ein dickes Kissen.

Ausgangsposition

- Legen Sie sich auf den Rücken, die Füße stehen flach und parallel auf dem Boden, sie sind nur einige Zentimeter voneinander entfernt, vom Po sind sie etwa 30 Zentimeter entfernt.
- Nehmen Sie das Kissen zwischen die Knie.
- Die Arme liegen entspannt neben dem Körper, Handflächen nach unten richten.

Übung

1. Atmen Sie ein und bereiten Sie sich auf die Übung vor.
2. Ausatmen, Bauchnabel zur Wirbelsäule ziehen und das Steißbein ein kleines Stück vom Boden anheben.
3. Einatmen, ausatmen, Bauchnabel zur Wirbelsäule ziehen und das Steißbein wieder nach unten abrollen, dabei die Wirbelsäule ganz lang machen.
4. Einatmen, ausatmen, Bauchnabel zur Wirbelsäule ziehen und die Wirbelsäule möglichst weit vom Boden heben.
5. Einatmen, ausatmen und den Rücken Wirbel für Wirbel wieder auf den Boden zurückrollen.
6. Diese Übung fünfmal wiederholen.
7. Bei der sechsten Wiederholung erneut einatmen, wenn Sie vom Boden abgerollt sind, und beide Arme locker über den Kopf heben.
8. Beim Ausatmen Nabel an der Wirbelsäule halten und den Rücken Wirbel für Wirbel langsam wieder abrollen.

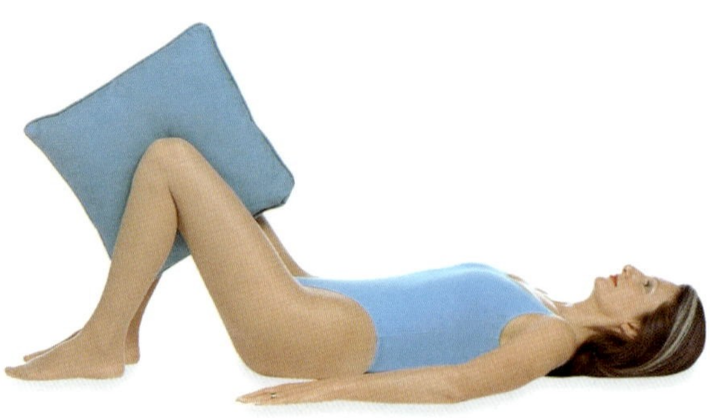

1. Ausgangsposition

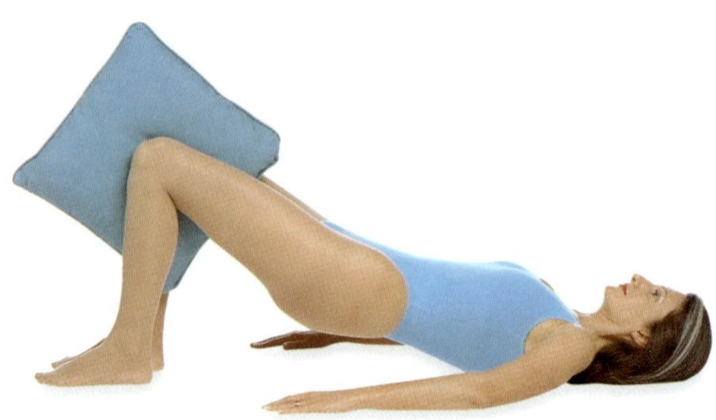

2. Übungsschritt 4

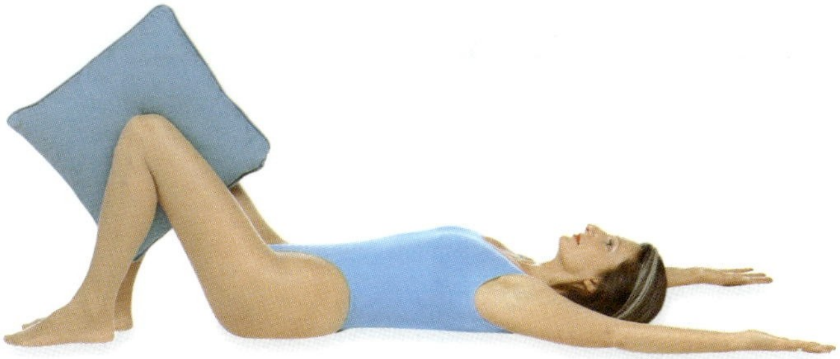

3. Übungsschritt 8

9 Einatmen und beide Arme auf Brusthöhe nach oben strecken.

10 Beim Ausatmen den Oberkörper sanft vom Boden abrollen, strecken Sie sich dabei bis in die Fingerspitzen. Die Schultern bleiben tief unten im Rücken. Das Becken nicht kippen.

11 Einatmen und auf den Boden zurückrollen.

12 Diese Übung fünfmal wiederholen.

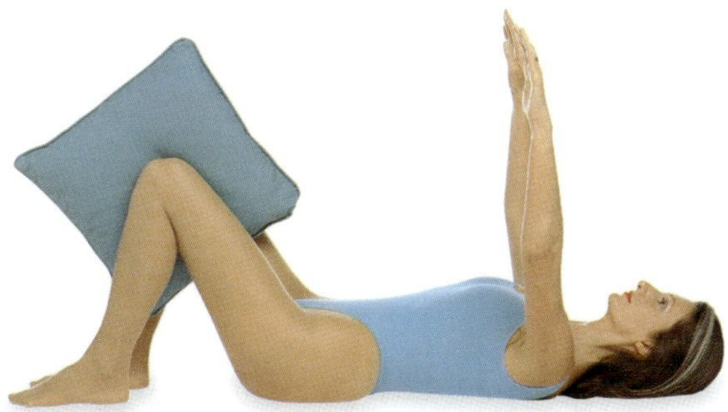

4. Übungsschritt 9

Hinweise

- Verteilen Sie das Gewicht gleichmäßig auf beide Füße, und versuchen Sie, die Füße nicht nach innen oder außen zu drehen.
- Der Nacken bleibt lang und entspannt.
- Die Versuchung ist groß, das Becken zu kippen, wenn Sie den Oberkörper vom Boden aufrichten. Versuchen Sie das zu verhindern. Denken Sie an das Hochrollen (S. 78).

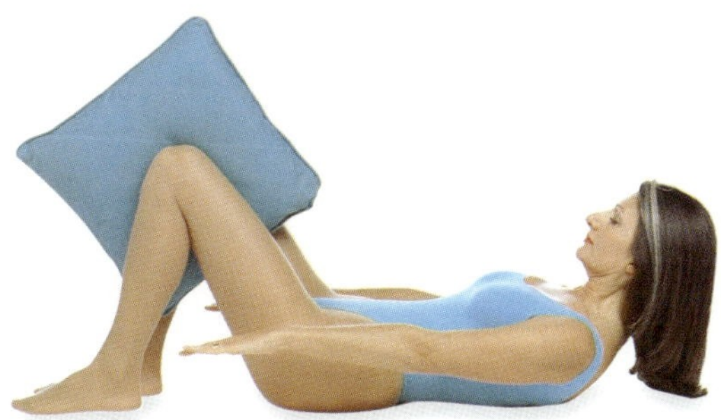

5. Übungsschritt 10

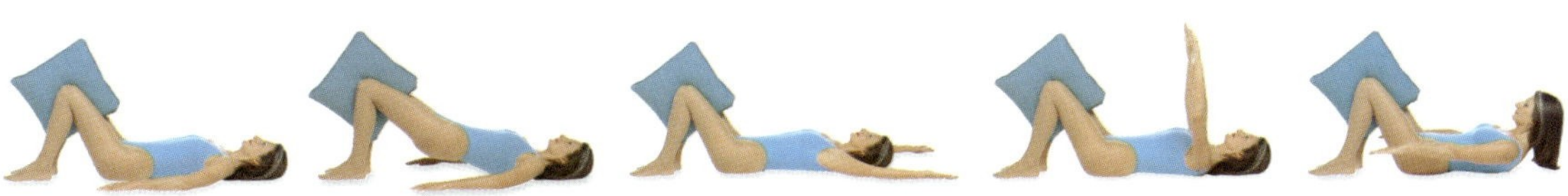

1. Ausgangsposition *2.* *3.* *4.* *5.*

Hüftdrehung für Fortgeschrittene

Wirkung

Dehnung und Kräftigung der Taille, Training der schrägen Bauchmuskeln (s. Skizze S. 79). Sie lernen, die Wirbelsäule souverän zu drehen und ihre einzelnen Bereiche sicher zu bewegen. Bewusste Wahrnehmung der Schulterblätter und Gebrauch der stützenden Muskeln. Stabilität durch Dehnung des Schulterhebemuskels.

Wenn Sie die Beine strecken, ist die Hebelwirkung stärker. Dann müssen die Bauchmuskeln den Ausgleich für das Gewicht der Beine schaffen. Nur so behalten Sie die Kontrolle über die Bewegung. Hier geht es um eine souveräne Drehung der Wirbelsäule. Bei zunehmendem Alter geht als Erstes allmählich diese Fähigkeit der Wirbelsäule verloren. Bei dieser Übung müssen Sie an vieles denken. Das ist gut, denn auch der Geist soll ja trainiert werden. Konzentrieren Sie sich auf folgende Punkte:

- Ständiger Gebrauch der Bauchmuskulatur.
- Alle Bereiche des Rückens nacheinander vom Boden abheben – zuerst den Po, dann die Hüften, dann die Taille und zuletzt die hinteren Rippen. Beim Zurückrollen diese Körperteile in umgekehrter Reihenfolge nacheinander auf den Boden zurückführen – Rippen, Taille, Hüften und Po.
- Wenn Sie die Handflächen nach unten drehen, denken Sie daran, die Schulterblätter tief nach unten in den Rücken zu ziehen.

Bei Wirbelsäulen- und vor allem Bandscheibenschäden lassen Sie sich bitte von Ihrem Arzt beraten, bevor Sie diese Übung machen. Wenn Sie schon einmal ein Schleudertrauma hatten, halten Sie den Kopf in der Mitte.

Ausgangsposition

- Legen Sie sich auf den Rücken, die Arme sind seitlich ausgestreckt, die Handflächen zeigen nach oben.
- Ziehen Sie die Knie auf eine Linie mit der Hüfte. Die Oberschenkel stehen im rechten Winkel zu Ihrem Körper. Die Zehenspitzen sind leicht gestreckt.

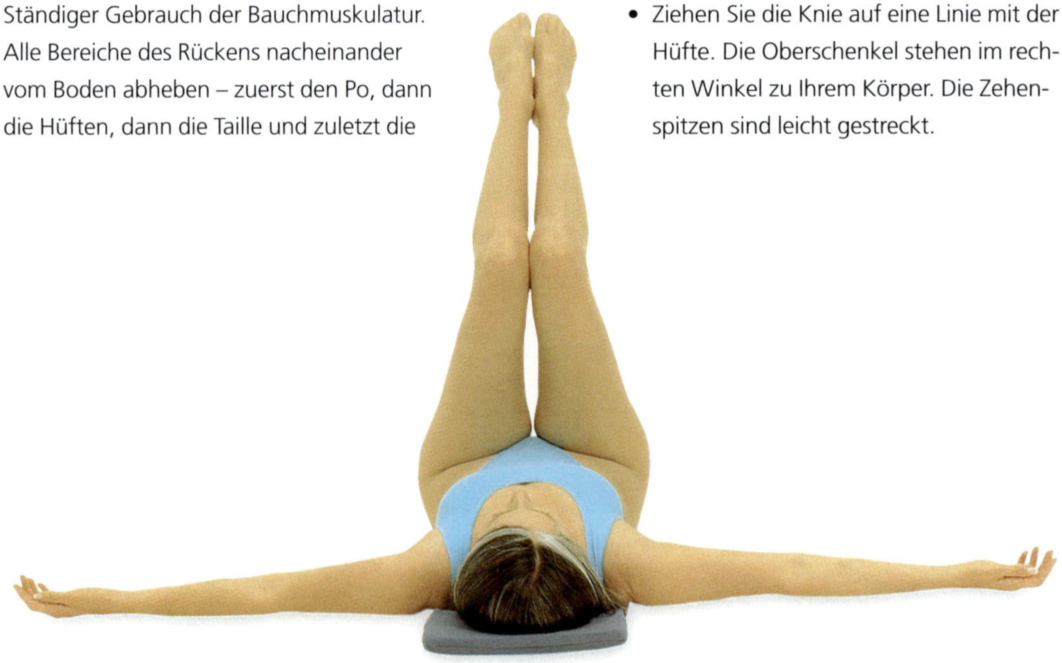

Übung

1. Atmen Sie ein und bereiten Sie sich auf die Übung vor.
2. Beim Ausatmen den Nabel zur Wirbelsäule ziehen und die Beine langsam auf die linke Seite zum Boden führen. Dabei den Kopf nach rechts und die rechte Handfläche nach unten drehen. Die rechte Schulter bleibt fest am Boden.
3. Die Knie in einer Linie halten.
4. Halten Sie während der gesamten Übung den Nabel zur Wirbelsäule gerichtet.
5. Einatmen, ausatmen und das rechte Bein langsam strecken. Aus dem Zentrum die Beine in die Mitte bewegen. Das rechte Bein bleibt gestreckt. Den Kopf wieder in die Mitte bewegen, die Handfläche nach oben drehen.
6. Einatmen, ausatmen und die Drehbewegung zur anderen Seite wiederholen.
7. Diese Übung zehnmal auf jeder Seite wiederholen.

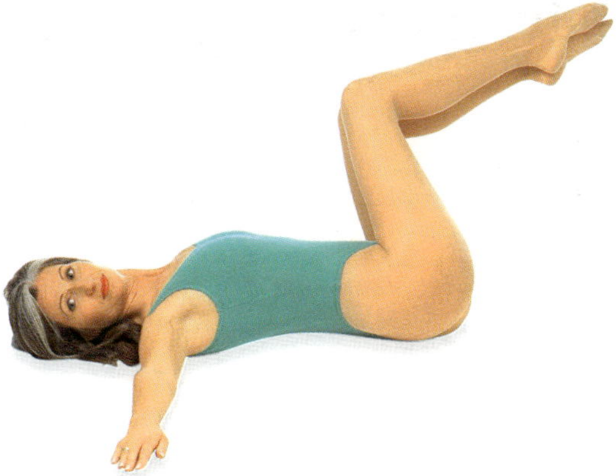

Hinweise

- Lassen Sie die den Knien gegenüberliegende Schulter fest unten am Boden.
- Halten Sie die Knie in einer Linie. Gehen Sie nur so weit, wie Sie die Bewegung noch kontrollieren können.
- Lassen Sie die ganze Zeit Ihre Bauchmuskeln gespannt. Bewegen Sie die Beine aus dem Bauch heraus.
- Die Bewegung der Beine ist eine Seitwärtsbewegung, lassen Sie sich also nicht „vom Kurs abbringen".
- Drücken Sie den Kopf nicht in eine Richtung, lassen Sie ihn bequem rollen, und machen Sie dabei den Nacken lang.

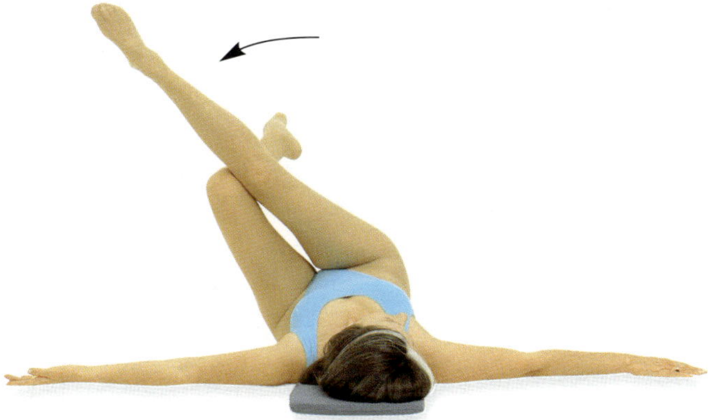

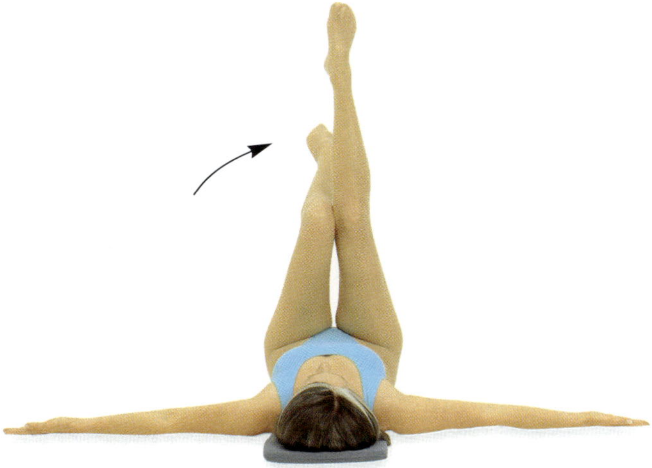

Die volle Hundert

Wirkung

Sie lernen, den Oberkörper zu stabilisieren und Atmung, Ausrichtung und Bewegung von Kopf, Armen und Beinen zu koordinieren. Kräftigung der Bauchmuskeln und der tiefen Nackenmuskulatur. Anregung des Kreislaufs. Verbesserung der Ausdauer. Training der inneren Oberschenkel- und der tiefen Gesäßmuskulatur, vor allem der stabilisierenden Muskeln – des mittleren Gesäßmuskels und des äußeren Hüftdrehers.

Dies ist eine klassische Übung, die sehr belebend wirkt! Sie sollten die Stufen 1–4 bereits gemeistert haben (S. 122).

Ausgangsposition

- Legen Sie sich auf den Rücken, und ziehen Sie die Knie in Richtung Brust, die Arme halten Sie seitlich mit den Handflächen nach unten.
- Lassen Sie den Kopf sanft von der einen auf die andere Seite rollen.

Übung

1 Atmen Sie tief ein und bereiten Sie sich auf die Übung vor.

2 Ausatmen, Nabel zur Wirbelsäule ziehen (und während der gesamten Übung dort halten), das Kinn leicht senken und den Oberkörper ein wenig vom Boden aufrichten. Gleichzeitig die Beine parallel in die Luft strecken. Strecken Sie die Fingerspitzen nach vorn und ziehen Sie dabei die Schultern tief nach unten in den Rücken.

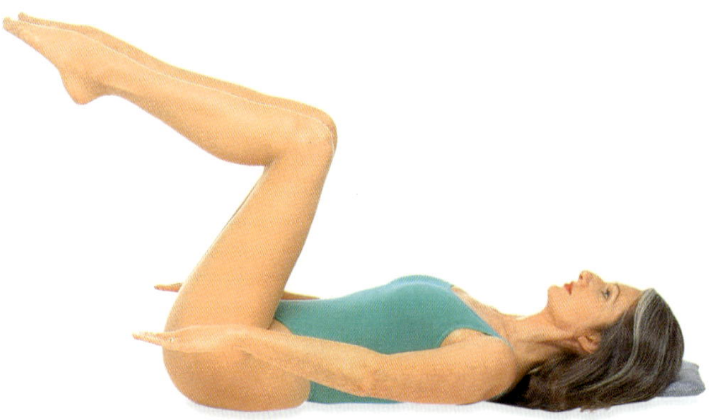

Ausgangsposition

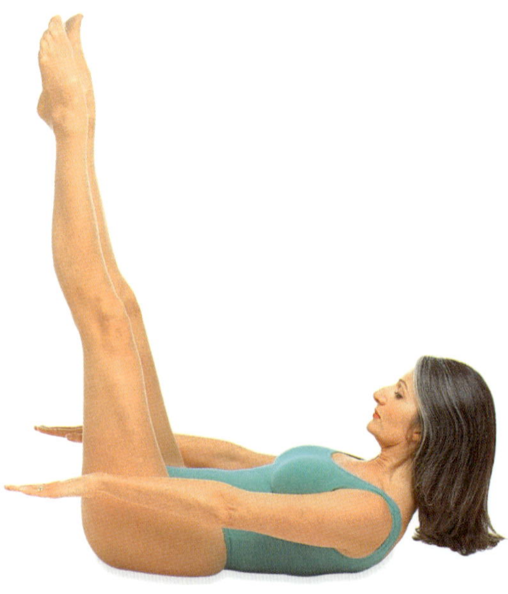

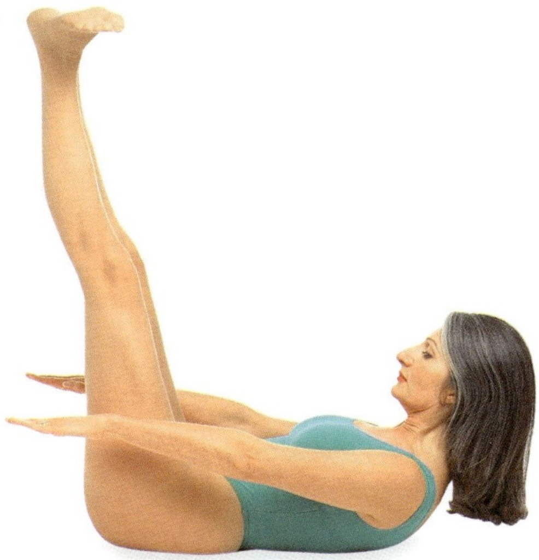

Hinweise

- Die Bauchmuskeln sind während der gesamten Übung angespannt. Die Oberschenkel aneinander drücken und den Beckenboden anspannen.
- Machen Sie die Finger möglichst lang, die Schulterblätter bleiben dabei tief unten im Rücken.
- Den Oberkörper weit öffnen, die Schultern nicht nach vorn ziehen.
- Wenn Sie Nackenverspannungen spüren, brechen Sie die Übung ab.
- Bleiben Sie in neutraler Position.

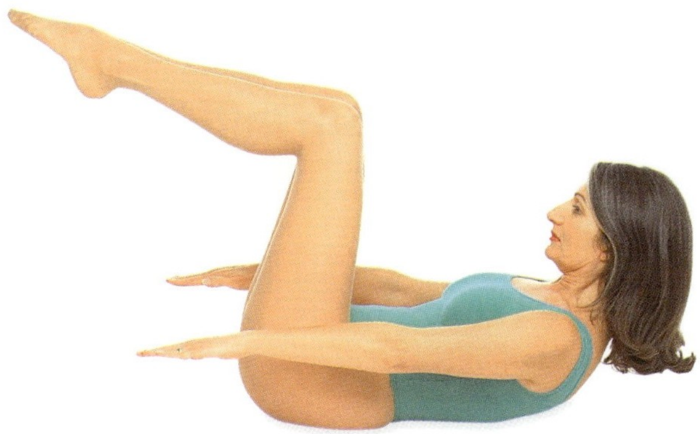

3 Drehen Sie nun die Beine aus der Hüfte heraus nach außen und winkeln Sie die Füße an. Machen Sie die Fersen lang und spüren Sie die Dehnung auf der Innenseite der Beine. Die Beine sind fest in der Hüfte verankert. Drücken Sie die Oberschenkel zusammen und spannen Sie den Beckenboden an. Einatmen und fünfmal die Arme auf und ab bewegen, ausatmen und weitere fünfmal die Arme auf und ab bewegen.

4 Nach dem hundertsten Mal die Knie anwinkeln und den Oberkörper wieder auf den Boden sinken lassen.

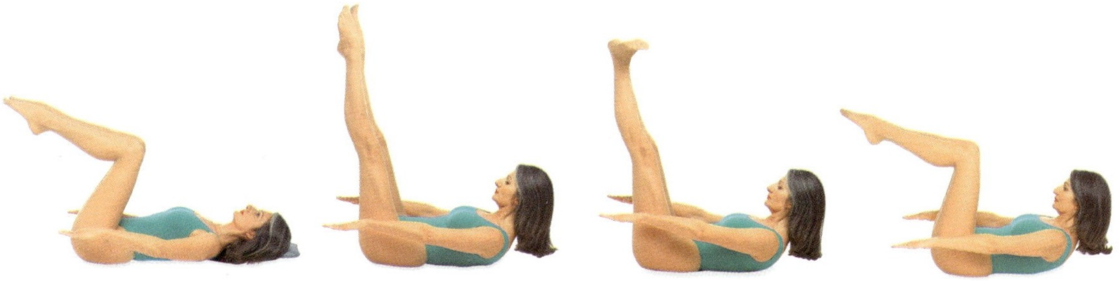

1 *2* *3* *4*

Robbe

Wirkung

Sie lernen Koordination und Körperkontrolle. Training der Bauchmuskeln. Massage der Wirbelsäule. Die Zuschauer werden unterhalten! Diese Übung machen Sie am besten in einem abgedunkelten Raum mit geschlossenen Vorhängen!

Bei Wirbelsäulen- und Bandscheibenschäden befragen Sie Ihren Arzt, bevor Sie die Übung ausführen. Wenn Sie an Osteoporose oder Skoliose leiden, sollten Sie sie nicht machen.

Stufe eins: Rollen wie ein Ball

Wirkung

Vorbereitung auf die Robbe.

Ausgangsposition

- Setzen Sie sich mit angewinkelten Beinen auf die Matte und umfassen Sie beide Oberschenkel fest mit den Armen.

Übung

1. Atmen Sie ein und bereiten Sie sich auf die Übung vor.
2. Ausatmen, Nabel zur Wirbelsäule ziehen und mit dem Körper nach hinten rollen, dabei die Knie angewinkelt lassen, das Kinn senken und den Körper ganz rund machen wie einen Ball.
3. Einatmen und wieder ins Sitzen zurückrollen.
4. Diese Übung fünfmal wiederholen.

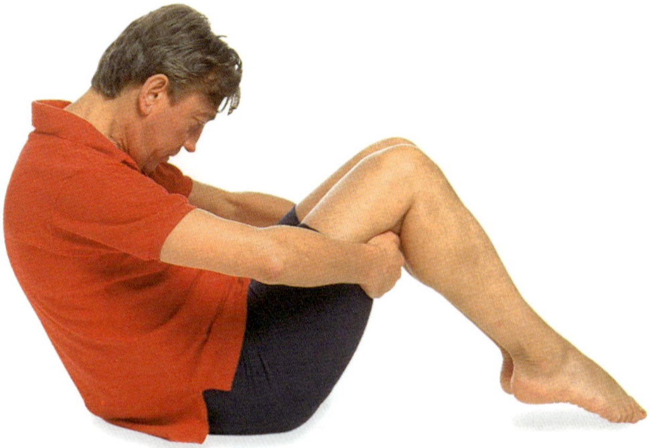

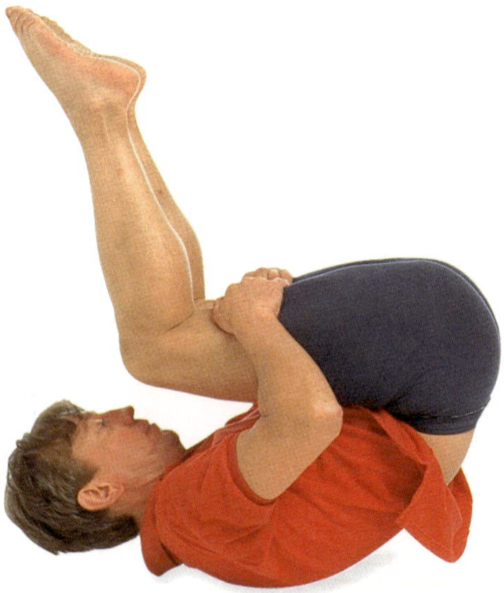

Stufe zwei: Die Robbe

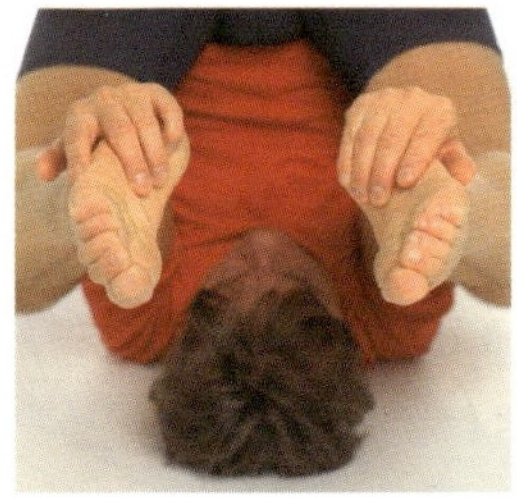

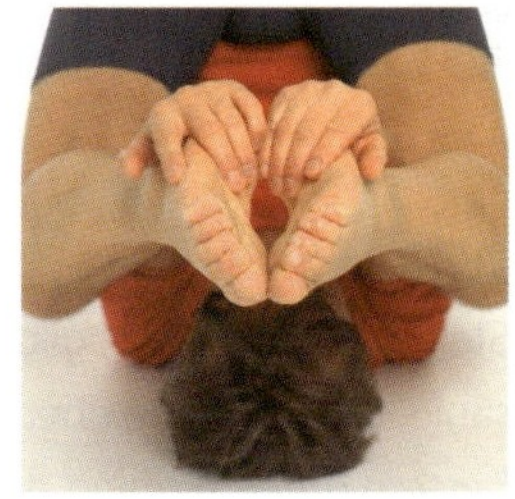

Ausgangsposition

- Sie sitzen mit angewinkelten Beinen und halten die Fersen zusammen, die Zehen auseinander. Nehmen Sie die Arme nach vorn zwischen die Beine und umfassen Sie die Fersen mit den Händen.
- Das Kinn leicht senken.

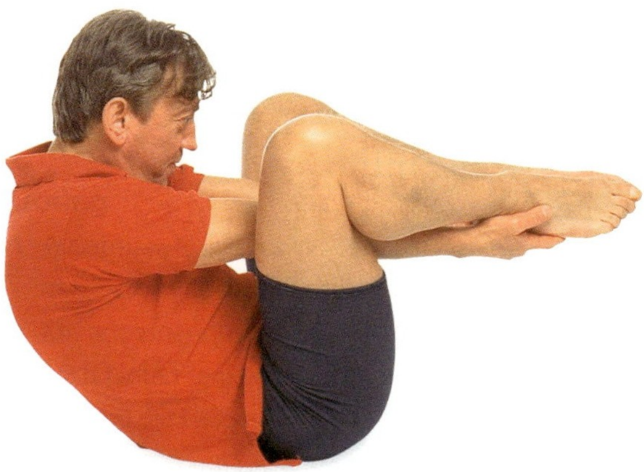

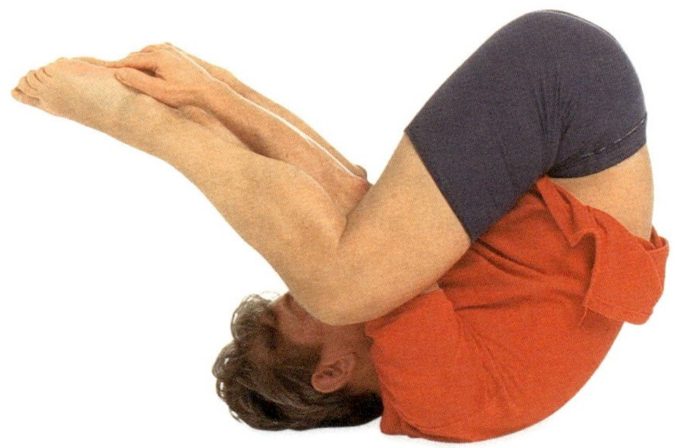

Übung

1 Atmen Sie ein und bereiten Sie sich auf die Übung vor.

2 Ausatmen, Nabel zur Wirbelsäule ziehen. Rollen Sie nach hinten. Die Füße zweimal wie Flossen gegeneinander schlagen.

3 Einatmen, Nabel immer noch zur Wirbelsäule ziehen. Rollen Sie wieder nach oben. Die Füße nicht auf den Boden setzen, sondern wieder wie Flossen gegeneinander schlagen.

4 Diese Übung fünfmal wiederholen.

Jetzt wissen Sie, warum diese Übung die Robbe genannt wird!

Hinweise

- Die Bauchmuskeln sind während der ganzen Übung angespannt.
- Rollen Sie nicht zu weit nach hinten.
- Lassen Sie das Kinn gesenkt.

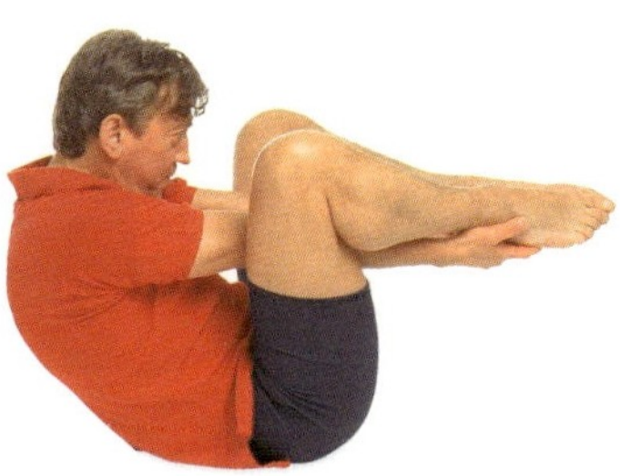

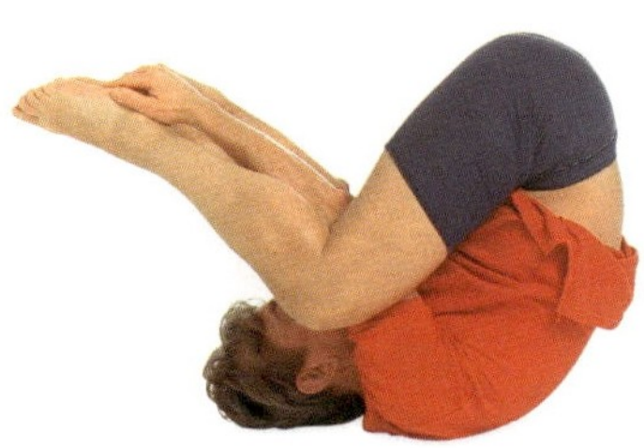

Füße gegeneinander schlagen

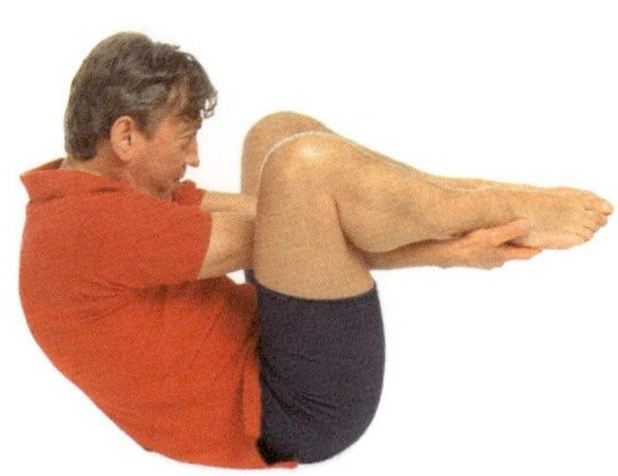

Füße gegeneinander schlagen

Dehnung mit beiden Beinen für Fortgeschrittene

Wirkung

Verbesserung der Koordination. Kräftigung der stützenden Bauchmuskeln und der tiefen Nackenmuskulatur. Verbesserung der Ausdauer. Öffnung des Oberkörpers und Stärkung der Schultern. Training der Oberschenkelinnenseiten und der tiefen Gesäßmuskeln, vor allem des mittleren Gesäßmuskels und des äußeren Hüftdrehers.

In dieser komplexen choreographischen Sequenz, die gleichzeitig Körper und Geist trainiert, entfalten sich alle Vorzüge des Pilates-Programms: Die richtigen Muskeln werden aktiviert, die stützende Muskulatur und die Bewegungsmuskulatur arbeiten auf natürliche Weise, die Bewegungen sind frei und anmutig, der Körper findet Gleichgewicht und Stabilität. Die Anleitungen mögen etwas langatmig erscheinen, doch dies liegt nur daran, dass Sie bei dieser Übung Ihren Körper sehr präzise wahrnehmen und seine Bewegungen kontrollieren sollten.

Noch ein Wort zur Atmung. Sie werden feststellen, dass für diese Übung eine ungewöhnliche Atemtechnik erforderlich ist. Sie atmen ein, während Sie sich vom Boden abrollen. Warum das? Das Ausatmen erfolgt in der anstrengendsten Phase der Übung, dann nämlich, wenn Sie die meiste Kraft in der tiefen Bauchmuskulatur benötigen. Das ist genau der Moment, in dem Sie die Arme in einem weiten Schwung nach hinten führen.

Die Bewegung der Beine

Die Bewegung der Beine soll zunächst gesondert betrachtet werden. Sie strecken die nach außen gedrehten Beine in die Luft. In der Ausgangsposition berühren die Zehen einander, die Fersen nicht. Beim Strecken der Beine folgen die Füße mit Zehen und Fersen ganz natürlich der Bewegung. Erst wenn die Beine gestreckt sind, winkeln Sie die Füße an.

Ausgangsposition

- Legen Sie sich mit angewinkelten Beinen auf den Rücken, die Beine sind von der Hüfte aus geöffnet. Die Zehenspitzen berühren sich, die Fersen nicht.

Dehnung mit beiden Beinen für Fortgeschrittene

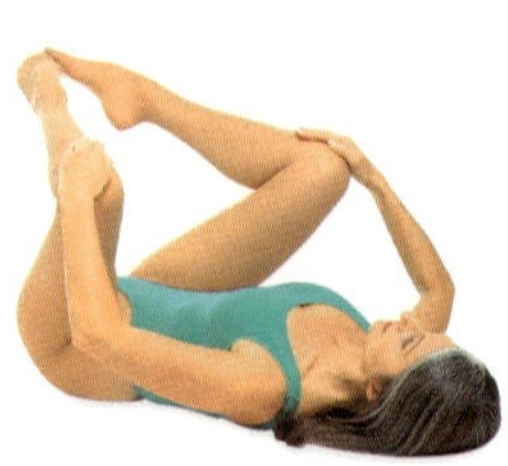

1. Ausgangsposition

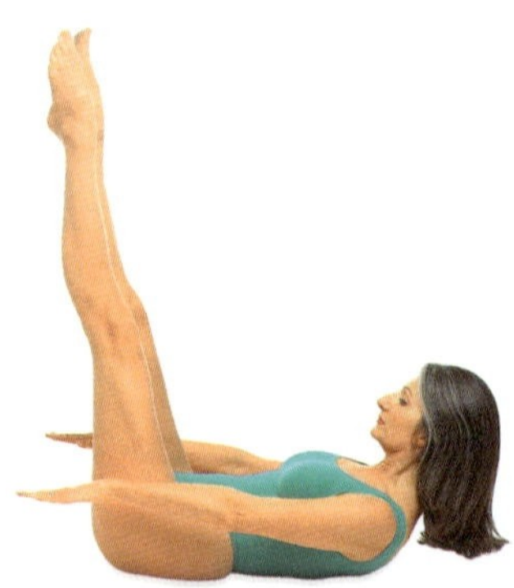

2

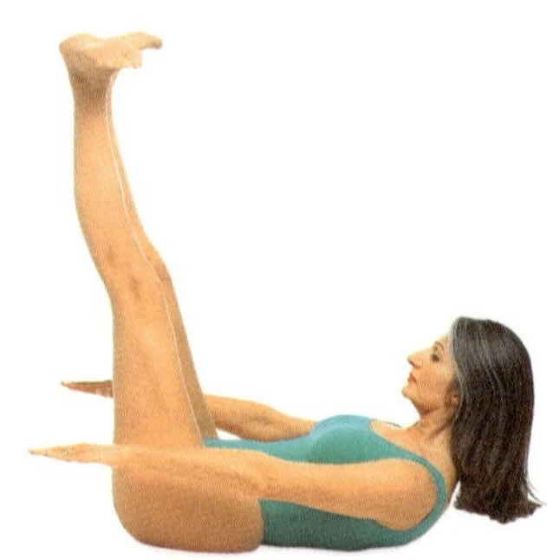

3

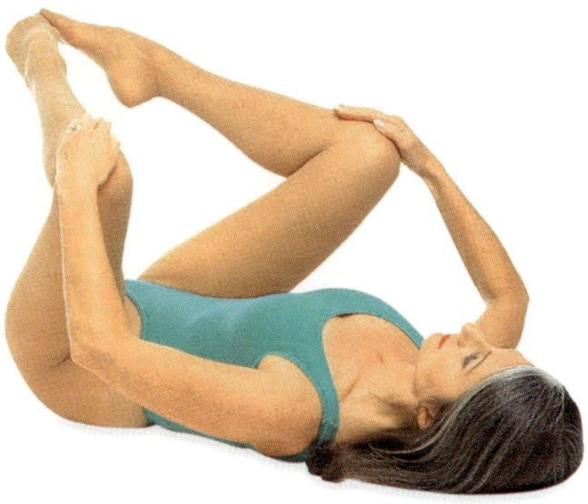

Ausgangs- und Endposition

- Die Hände liegen auf den Außenseiten der Knie. Die Ellbogen sind geöffnet, das Brustbein ist locker, die Schulterblätter liegen tief unten im Rücken.
- Rollen Sie den Kopf locker von einer Seite auf die andere, um den Nacken zu entspannen.

Übung

1 Einatmen, dann ausatmen und Nabel zur Wirbelsäule ziehen. Die Muskeln des Körperzentrums sollten nun während der gesamten Übung gespannt bleiben.

2 Einatmen und den Oberkörper langsam vom Boden abrollen, das Kinn dabei leicht gesenkt halten. Gleichzeitig die Beine voll ausstrecken und aus der Hüfte heraus nach außen drehen.

3 Die Füße anwinkeln und so die Innenseite der Beine bis zu den Fersen dehnen. Drücken Sie jetzt die Oberschenkel zusammen. Die Finger unterhalb der Knie und seitlich der Oberschenkel lang strecken.

4 Ausatmen, Nabel zur Wirbelsäule ziehen und die Arme in einem weiten Schwung auf die Höhe Ihrer Ohren führen, nicht weiter nach hinten. Die Arme leicht angewinkelt lassen.

5 Einatmen und die Arme wieder an die seitlichen Oberschenkel zurückführen.

6 Ausatmen und den Kopf langsam auf den Boden senken, die Knie so anwinkeln, dass sie wieder in der Ausgangsposition sind.

7 Diese Übung zehnmal wiederholen.

Hinweise

- Während der gesamten Übung sollten die Bauchmuskeln nicht hervortreten.
- Halten Sie den Nacken lang und in der oberen Muskulatur entspannt.
- Beim Strecken der nach außen gedrehten Beine sollten Sie darauf achten, dass die Oberschenkelknochen fest in der Hüfte verankert sind.
- Lassen Sie die Beine nicht seitlich absinken.
- Nehmen Sie die Arme nicht weiter nach hinten als bis zu den Ohren.

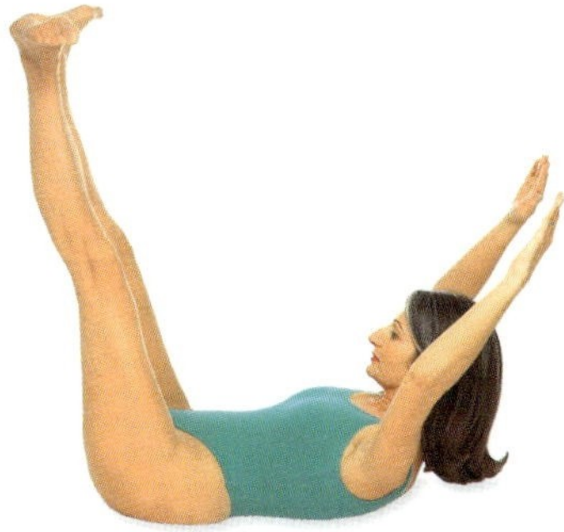

4

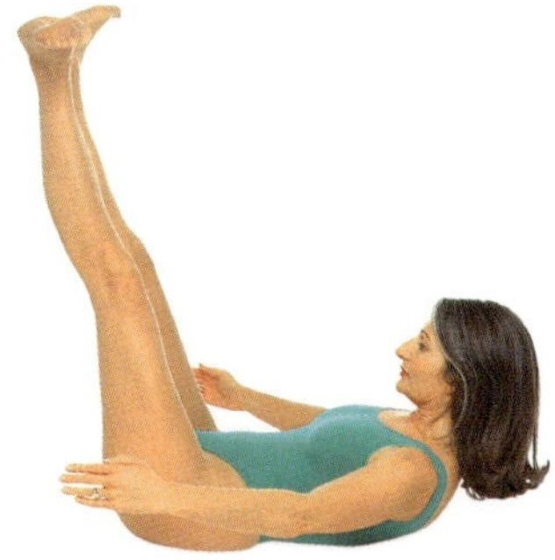

5

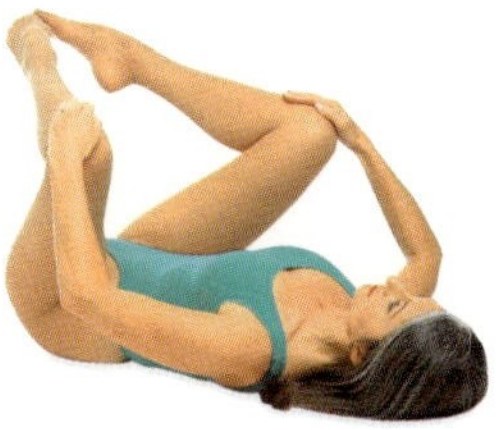

6

Pfeil mit Seitenbiegung

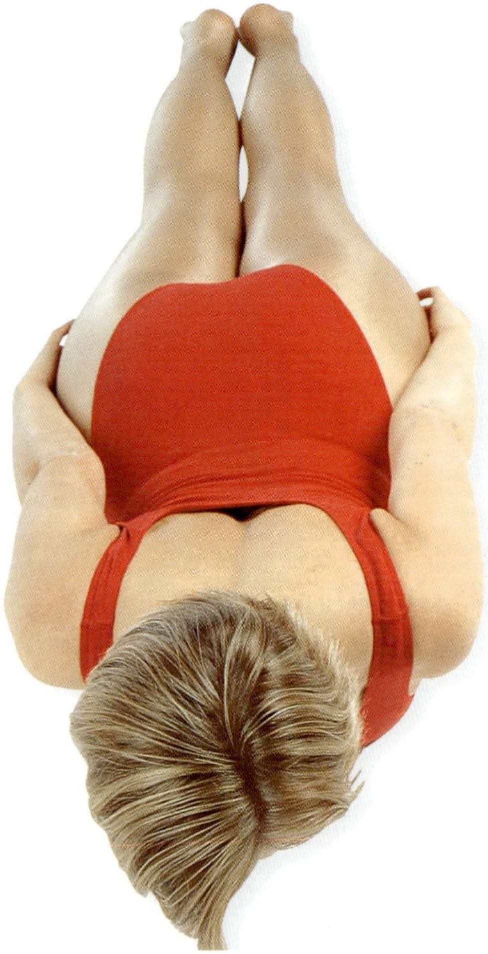

Wirkung

Kräftigung des Rückens, vor allem der Muskeln im mittleren Rücken und in der Taille.

Dies ist eine schöne Variante zur Pfeil-Übung auf S. 70.

Hilfsmittel

Eventuell ein flaches Kissen.

Ausgangsposition

- Legen Sie sich auf den Bauch, die Beine halten Sie zusammen, die Zehenspitzen leicht gestreckt.
- Ihre Stirn liegt auf dem Boden oder auf einem flachen Kissen, die Arme liegen seitlich am Körper, die Ellbogen locker angewinkelt.

Übung

1 Einatmen, dann ausatmen und Nabel zur Wirbelsäule ziehen. Mit angespannten Muskeln der Oberschenkelinnenseiten die Beine während der gesamten Übung zusammenhalten.

2 Einatmen, ausatmen, Nabel zur Wirbelsäule ziehen und die Handflächen zu den Oberschenkeln drehen, dabei die Arme vom Boden abheben. Dann die Hände in Richtung der Füße strecken. Die Schulterblätter werden dabei nach unten gezogen, der Kopf wird gleichzeitig in einer Linie mit dem Körper ausgerichtet, der Nacken ist lang, das Gesicht zum Boden gerichtet.

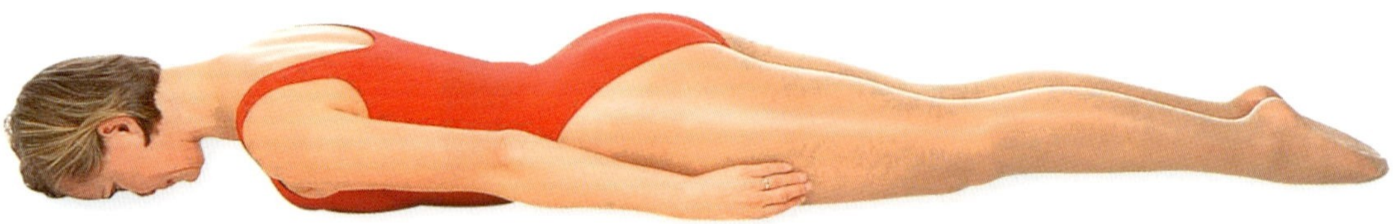

Ausgangsposition

3 In dieser Position einatmen, dabei den Nabel an der Wirbelsäule halten.
4 Ausatmen und aus der Taille heraus den Körper biegen, sodass der Arm das Bein hinabgleitet. Achten Sie darauf, dass der Winkel zwischen Kopf und Wirbelsäule sich dabei nicht verändert. Der Nacken bleibt ganz lang.
5 Einatmen und sich wieder zur Mitte zurückbewegen.
6 Ausatmen, Nabel zur Wirbelsäule ziehen und die Übung auf der anderen Seite wiederholen.
7 Einatmen, wieder zur Mitte zurückkommen und kurz entspannen.
8 Diese Übung sechsmal auf jeder Seite wiederholen.
9 Danach stellen Sie sich auf alle viere und sinken aus dieser Haltung in die Ruheposition (S. 73). Machen Sie diesen Abschluss jedoch nur, wenn Sie keine Knieprobleme haben.

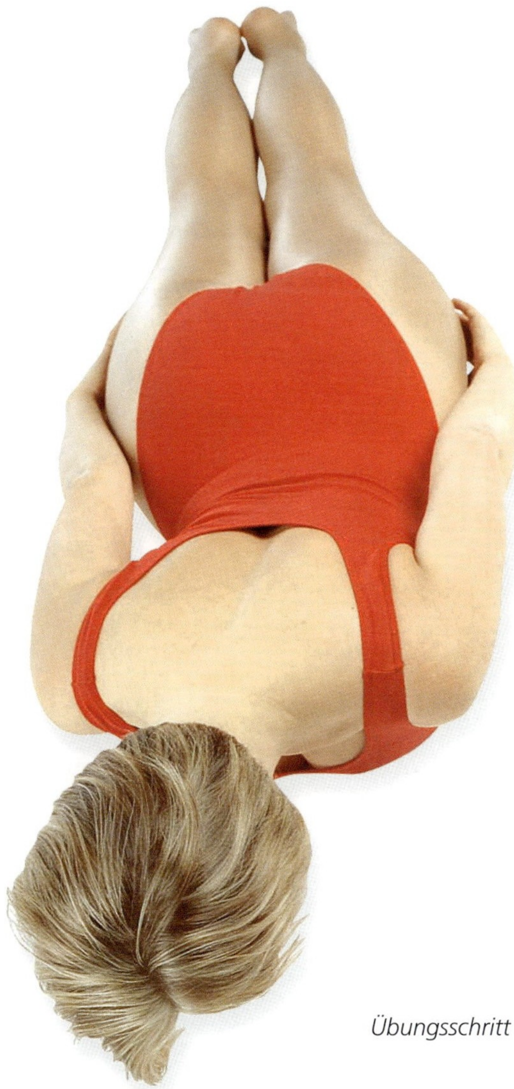

Übungsschritt 4

Hinweise

- Vergessen Sie nicht, den unteren Rücken bei seiner Bewegung zu unterstützen, indem Sie den Nabel zur Wirbelsäule ziehen.
- Heben Sie den Körper nicht zu weit vom Boden ab.
- Beim Biegen verdrehen Sie sich nicht im Rücken, die Bewegung findet nur an einer Stelle statt.
- Verkrampfen Sie die Gesäßmuskulatur nicht. Schaffen Sie mit den inneren Oberschenkelmuskeln eine stabile Basis für die Bewegung.

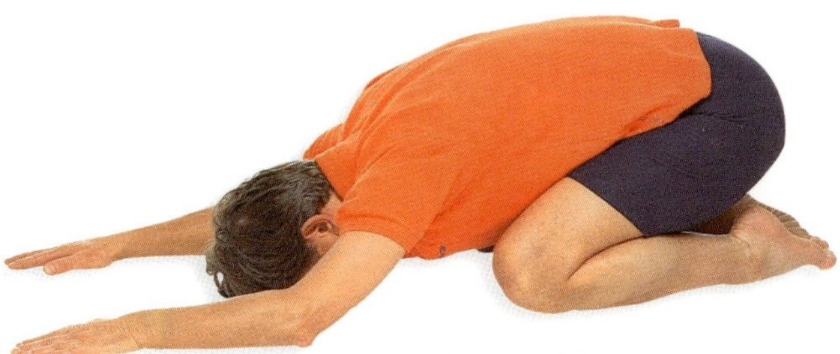

Ruheposition

Tischplatte für Fortgeschrittene

Wirkung

Steigerung der Beweglichkeit der Wirbelsäule, Kräftigung der Bauch- und Gesäßmuskulatur, Verbesserung von Balance und Kontrolle.

Ausgangsposition

- Knien Sie auf allen vieren, die Hände setzen direkt unterhalb der Schultern, die Knie unterhalb der Hüften auf den Boden auf.
- Achten Sie darauf, dass Ihr Becken in neutraler Position steht, die Hüftgelenke bleiben in ihrer natürlichen Neigung.

Übung

1 Atmen Sie ein, und machen Sie dabei die Wirbelsäule ganz lang, vom Kopf bis zum Steißbein.

2 Ausatmen, Nabel zur Wirbelsäule ziehen und das linke Knie nach vorn zum Kopf heben, den Kopf ebenfalls zum Knie herunterbeugen und dabei den Rücken rund machen.

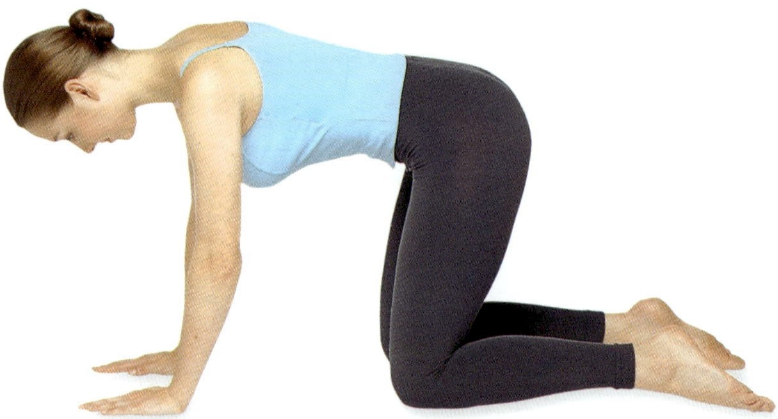

Ausgangsposition

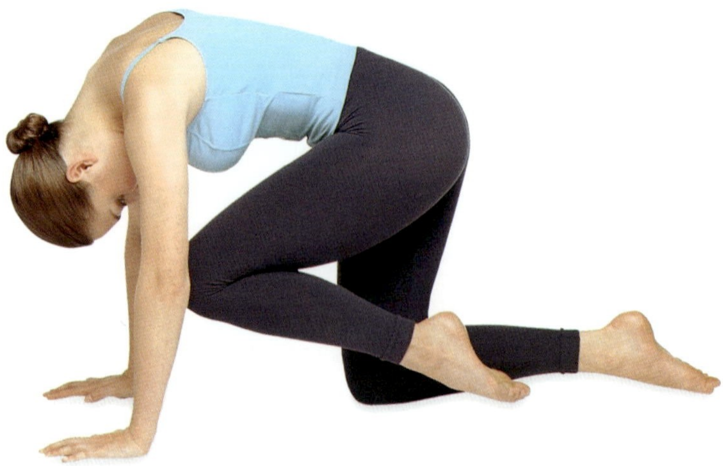

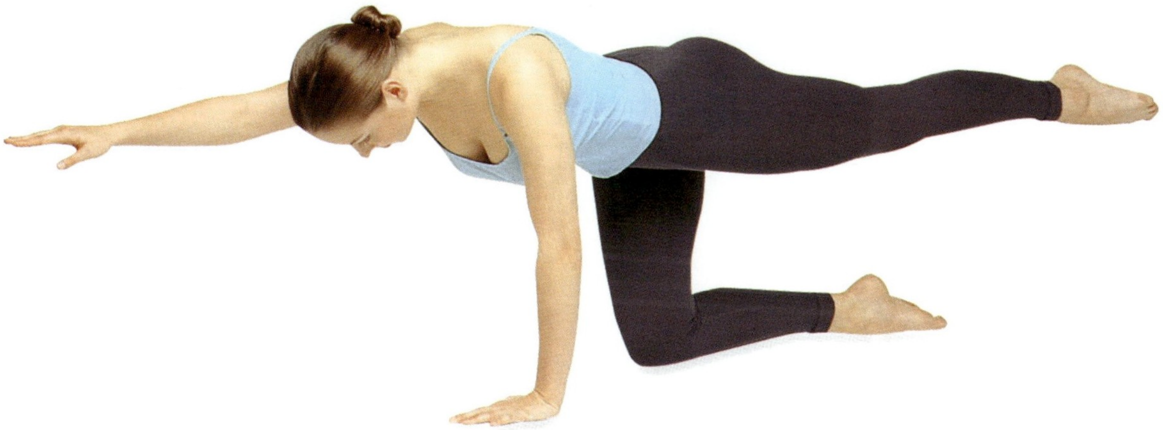

3 Ausatmen, Nabel zur Wirbelsäule ziehen und das linke Bein nach hinten strecken, bis das Knie gerade ist, dann das Bein hinten nicht höher als bis zum Po anheben. Gleichzeitig den rechten Arm heben und nach vorn strecken. Verdrehen Sie das Becken dabei nicht, es sollte ganz gerade bleiben.
4 Einatmen und diese Stellung halten.
5 Ausatmen, Nabel zur Wirbelsäule ziehen und das Knie wieder beugen und anziehen, den Kopf zum Knie senken.
6 Diese Übung fünfmal auf jeder Seite wiederholen.
7 Danach gehen Sie auf alle viere und von dieser Stellung in die Ruheposition (S. 73). **Verzichten Sie auf diesen Abschluss, wenn Sie Knieprobleme haben.**

Hinweise

Denken Sie an die Anweisungen der Tischplatte aus dem Basisprogramm (S. 120).

- Ziehen Sie während der gesamten Übung den Nabel zur Wirbelsäule.
- Führen Sie die Bewegung der Beine langsam und kontrolliert aus.

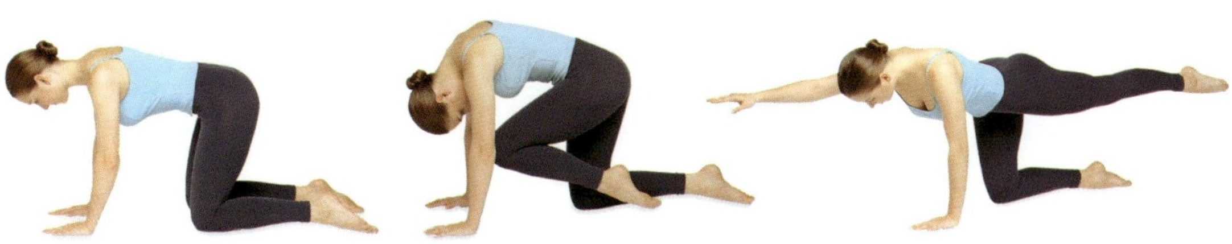

Schere und Scherenvariation

Wirkung

Stärkung der Bauchmuskeln, Verbesserung der Beweglichkeit der Beinbeuger und der Koordination.

Ausgangsposition

- Legen Sie sich auf die Matte.
- Ziehen Sie die Knie zur Brust und umfassen Sie das rechte Bein mit beiden Händen am Oberschenkel.

Übung

1 Atmen Sie ein und bereiten Sie sich auf die Übung vor.

2 Ausatmen, Nabel zur Wirbelsäule ziehen (und während der gesamten Übung dort halten). Nun den Kopf und die Schultern von der Matte nach oben rollen. Das Brustbein bleibt locker.

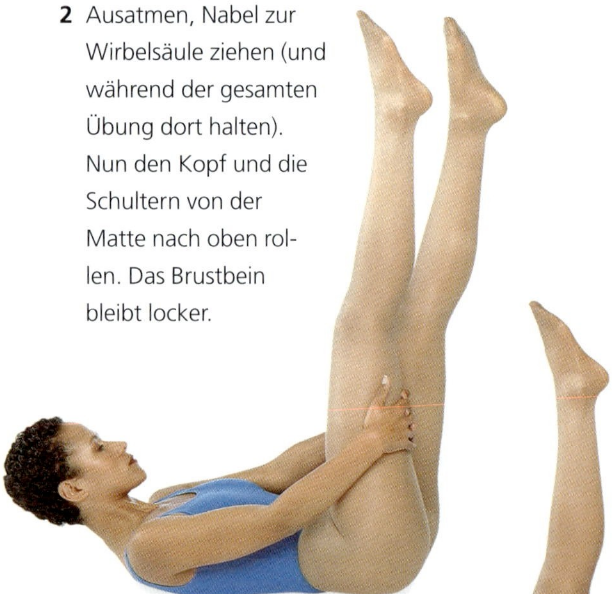

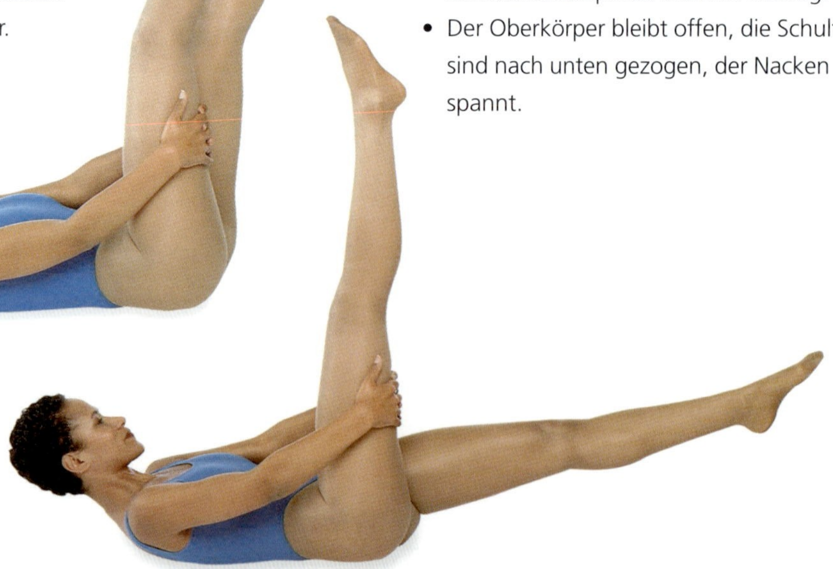

3 Einatmen und beide Beine nach oben in die Luft strecken, die Zehenspitzen leicht strecken. Sie halten immer noch das rechte Bein am Oberschenkel fest.

4 Ausatmen und das linke Bein lang gestreckt zum Boden senken, kurz über dem Boden halten.

5 Einatmen und das Bein so gerade wie möglich wieder nach oben ziehen.

6 Ausatmen, mit den Händen das andere Bein umfassen und nun das rechte Bein nach unten führen.

7 Diese Übung zehnmal auf jeder Seite wiederholen. Versuchen Sie, die Beine wie eine Schere aneinander vorbeizuschwingen. Der Nabel bleibt die ganze Zeit zur Wirbelsäule gezogen.

Hinweise

- Beine möglichst lang machen. Strecken Sie sie während der gesamten Übung weit vom Körper weg.
- Ein starkes Körperzentrum ist wichtig.
- Der Oberkörper bleibt offen, die Schulterblätter sind nach unten gezogen, der Nacken ist entspannt.

Scherenvariation

Für diese Variante der Übung brauchen Sie stahlharte Bauchmuskeln!

Übung

1 Befolgen Sie die Anweisungen auf der vorhergehenden Seite, wiederholen Sie die Übung aber nur zweimal.
2 Ausatmen und beide Beine parallel senken, sodass sie einen Winkel von ungefähr 45 Grad zum Boden bilden. Die Arme seitlich am Oberkörper strecken, und zwar bis in die Fingerspitzen.
3 Einatmen und Spannung halten.
4 Ausatmen und die Beine möglichst schnell etwas mehr als schulterbreit öffnen und wieder schließen. Konzentrieren Sie sich auf die Innenseiten der Oberschenkel.
5 Einatmen und die Beine wieder in die Ausgangsposition bringen, wie in Schritt 3 auf der vorherigen Seite beschrieben.
6 Wiederholen Sie den gesamten Bewegungsablauf bis zu viermal.

Hinweise

- Der Nabel bleibt die ganze Zeit an der Wirbelsäule, das Becken ist in neutraler Position, das Steißbein lang gestreckt. Für die volle Version dieser Übung brauchen Sie sehr starke Bauchmuskeln!
- Der Oberkörper bleibt locker und offen, die Schulterblätter sind tief nach unten in den Rücken gezogen.
- Halten Sie die Beine so gerade wie möglich.

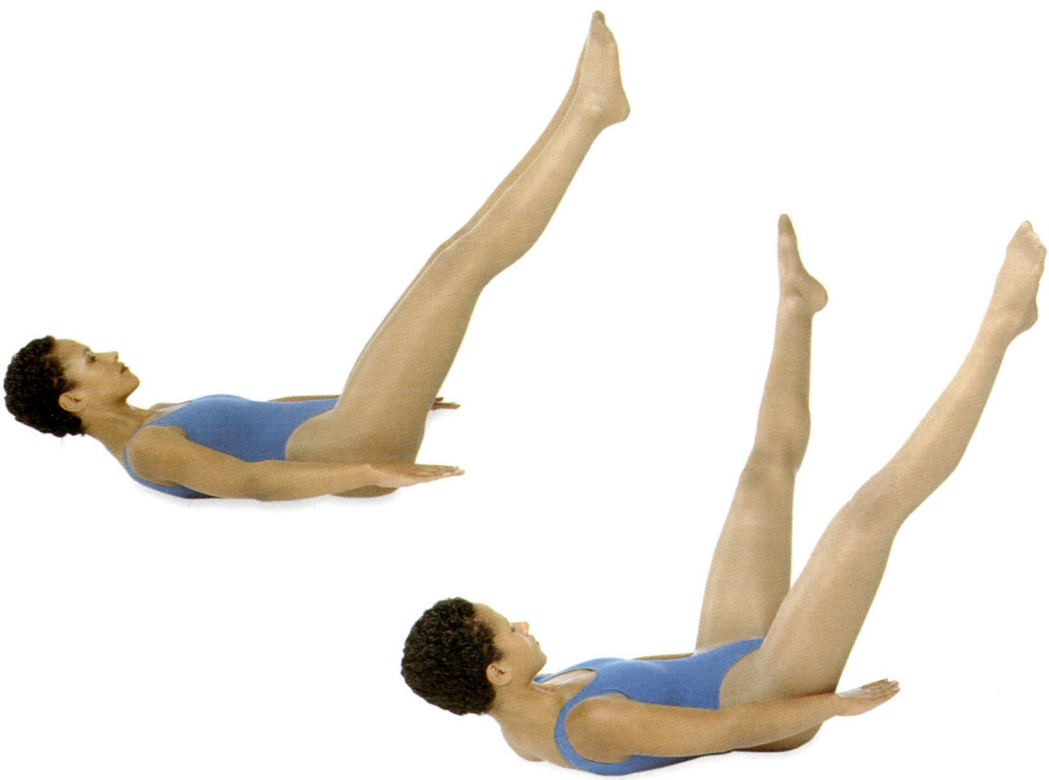

Wippe mit geöffneten Beinen

Wirkung

Bei dieser Übung testen und verbessern Sie Ihre Zentrierung und Ihren Gleichgewichtssinn.

Bitte beachten Sie, dass Sie zuerst die Übungen „Überrollen“ (S. 154) und „Robbe“ (S. 152) beherrschen sollten, bevor Sie sich an diese Übung wagen. Sie sollten außerdem gut aufgewärmt sein, die Kniesehnen sollten bereits gut gedehnt sein.

Räumen Sie alle Möbel und Gegenstände aus dem Weg und schalten Sie Ihr Handy aus!

Wir haben der Übung eine Vorbereitungsübung vorangestellt.

Stufe eins

Ausgangsposition

Setzen Sie sich auf die Gesäßknochen, und winkeln Sie die Beine nacheinander an, die Zehenspitzen sind leicht gestreckt. Umfassen Sie die Knöchel an der Innenseite. Finden Sie in dieser Position das Gleichgewicht, indem Sie den Nabel zur Wirbelsäule ziehen.

Übung

1. Atmen Sie tief ein und machen Sie dabei die Wirbelsäule ganz lang.
2. Ausatmen, Nabel zur Wirbelsäule ziehen und die Beine v-förmig nach oben strecken, den Rücken dabei so gerade wie möglich halten. Versuchen Sie auch die Arme möglichst gerade zu halten, ohne aber die Ellbogen durchzudrücken. Ist es

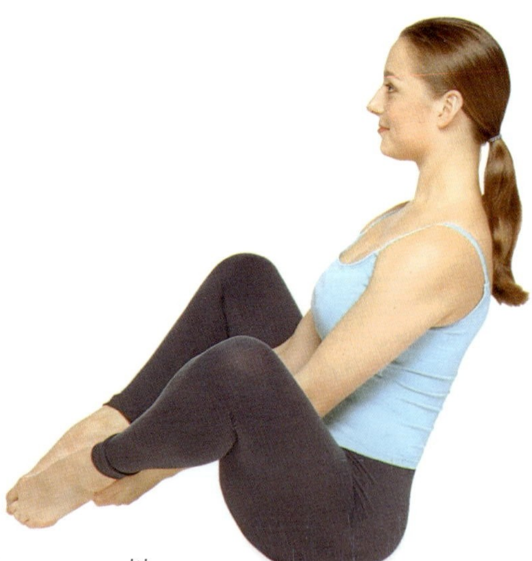

Ausgangsposition

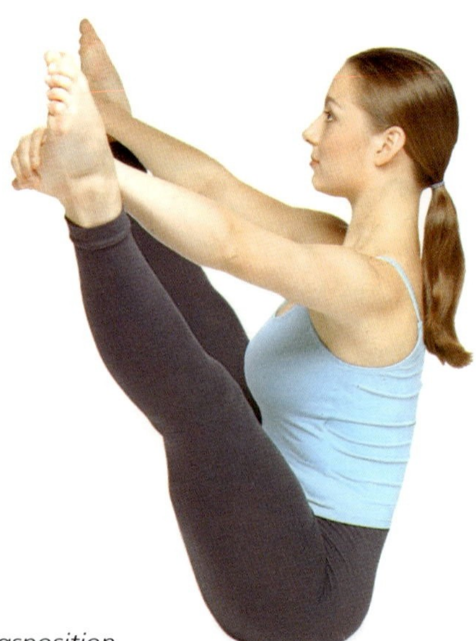

Übungsposition

noch zu schwierig, die Beine an den Knöcheln zu halten und sie dabei zu strecken, umfassen Sie sie an den Unterschenkeln.

3 Einatmen und Beine wieder anwinkeln.
4 Die Übung sechsmal auf jeder Seite wiederholen.

Stufe zwei

Übung

1 Befolgen Sie die Schritte 1 und 2 auf der vorhergehenden Seite.
2 Ausatmen, Nabel zur Wirbelsäule ziehen und das Becken nach hinten kippen (in die Nordposition). Dies erreichen Sie mit den Bauchmuskeln. Ihr unterer Rücken beschreibt nun eine C-Kurve. Während des Ausatmens die Wirbelsäule langsam nach hinten abrollen.
3 Einatmen und wieder in die aufrechte Position zurückkehren, den Rücken lang machen und den Kopf gerade halten.
4 Diese Übung höchstens sechsmal wiederholen, dann die Beine wieder anwinkeln.

Hinweise

- Nicht auf den Nacken rollen!
- Die Position mit nach oben gestreckten Beinen stellt höchste Ansprüche an Balance und Zentrierung. Sie sollten daher die ganze Zeit den Nabel an der Wirbelsäule halten.
- Versuchen Sie, den Rücken so lang wie möglich zu machen, der Brustkorb bleibt flach.

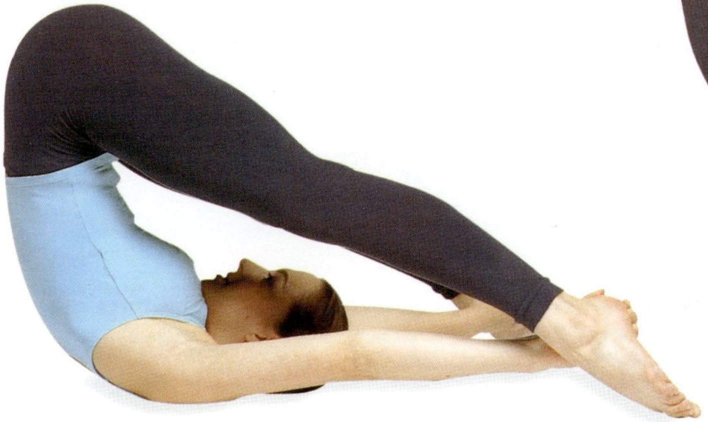

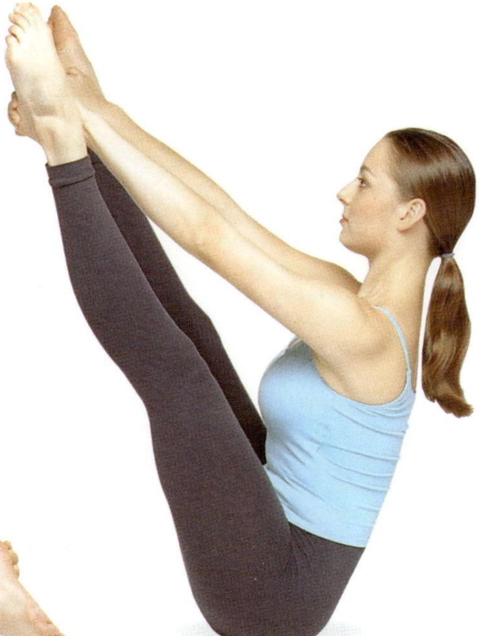

Beine herunterziehen und hochziehen

Beine herunterziehen

Wirkung

Öffnet das Hüftgelenk und kräftigt die Schulterpartie und den unteren Rücken.

Ausgangsposition

- Wie bei gewöhnlichen Liegenstützen. Achten Sie darauf, dass Ihr Körper lang gestreckt ist und die Schultern tief nach unten in den Rücken gezogen sind. Die Fingerspitzen zeigen nach vorn, die Ellbogen sind gerade, aber nicht durchgedrückt, den Kopf halten Sie auf einer Linie mit dem Körper. Die Beine stehen hüftbreit auseinander.

Übung

1 Einatmen und auf die Übung vorbereiten, von Anfang an den Nabel zur Wirbelsäule ziehen.
2 Ausatmen und die Fersen so weit wie möglich nach unten drücken.
3 Einatmen und ein Bein mit angewinkeltem Fuß nach oben heben, ohne die Hüfte zu bewegen oder den Rücken durchzubiegen. Den Kopf möglichst weit vom Körper wegstrecken, der Brustkorb bleibt flach.
4 Ausatmen und das Bein wieder nach unten zum Boden senken, immer noch mit der Spannung in der Ferse.
5 Bein wechseln. Diese Übung fünfmal mit jedem Bein wiederholen.

Hinweise

- Achten Sie auf Stabilität in Schultern und Becken.
- Halten Sie den Nacken lang und entspannt.
- Knicken Sie in der Hüftenregion nicht ein, bleiben Sie in neutraler Position.

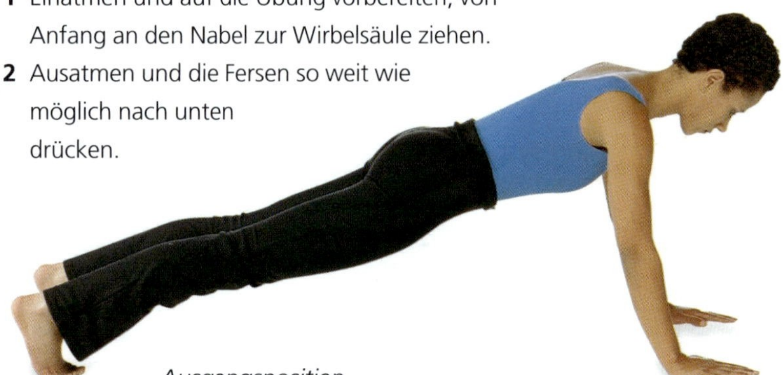

Ausgangsposition

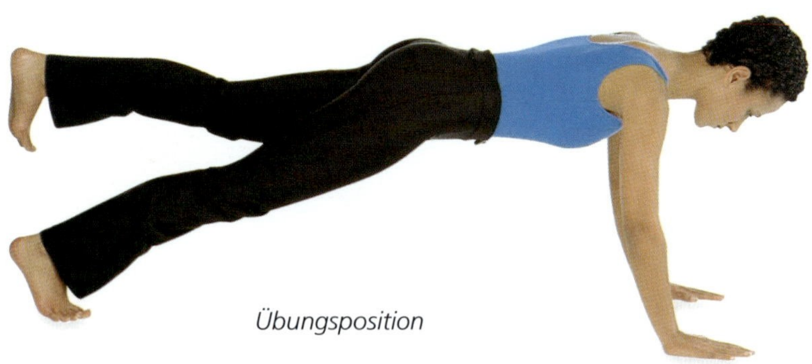

Übungsposition

Beine hochziehen

Wirkung

Dehnung der Beinbeuger, Verbesserung der Stabilität und der Beweglichkeit in der Hüfte, Kräftigung des Schultergürtels.

Ausgangsposition

- Legen Sie sich auf den Rücken.
- Strecken Sie die Arme unterhalb der Schultern zum Boden, die Ellbogen sind gerade, aber nicht durchgedrückt. Kopf, Brustkorb, Hüften und Fersen bilden eine Linie, die Zehenspitzen sind gestreckt, die Schulterblätter liegen tief unten im Rücken (s. unten).

Übung

1. Einatmen und auf die Übung vorbereiten.
2. Ausatmen und während der gesamten Übung den Nabel zur Wirbelsäule ziehen.
3. Einatmen und ein Bein mit angewinkeltem Fuß nach oben kicken. Achten Sie dabei darauf, dass Sie die Ausrichtung nicht verlieren: Die Hüfte bleibt oben, Beckenbereich, Nacken und Kopf bleiben in einer Linie, die Schultern sind entspannt.
4. Ausatmen und den Fuß strecken, während Sie das Bein langsam wieder nach unten zum Boden senken.
5. Den Boden leicht berühren, dann noch einmal dasselbe Bein nach oben kicken.
6. Fünfmal mit jedem Bein wiederholen.

Hinweise

- Halten Sie den Oberkörper in einer Linie, wenn das Bein nach oben geht.
- Nacken und Kopf ganz lang wegstrecken.
- Achten Sie auf Stabilität in Schultern und Becken.
- Knicken Sie in der Hüfte nicht ein, bleiben Sie in neutraler Position.

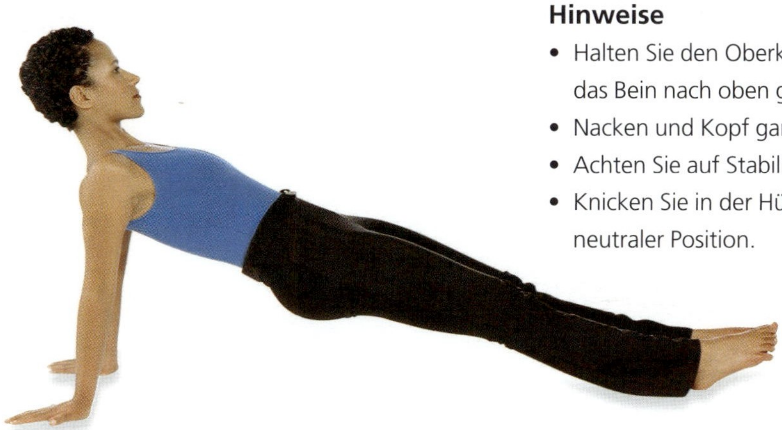

Ausgangsposition

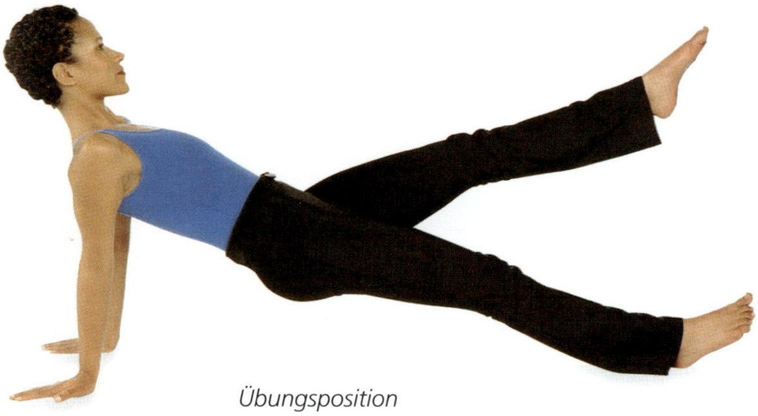

Übungsposition

Säge

Wirkung

Diese Übung wirkt auf vielen Ebenen, Hauptziele sind jedoch die Dehnung von Wirbelsäule, Flanken, inneren Oberschenkeln und Beinbeuger, Stabilität und Kraft werden verbessert.

Sie werden feststellen, dass die Anleitung für Schritt 4 sehr lang ist. Es ist ratsam, diese zuerst einige Male durchzulesen und die Bilder zu betrachten, bevor Sie beginnen. Sie sollten die Dehnung der Wirbelsäule auf S. 126 mühelos beherrschen, bevor Sie sich an diese Übung wagen.

Bitte beachten Sie, dass bei dieser Übung die Wirbelsäule nach vorn geneigt und gedreht wird. Falls Sie Rückenprobleme haben, lassen Sie sich von Ihrem Arzt beraten, bevor Sie diese Übung machen.

Ausgangsposition

- Setzen Sie sich auf die Gesäßknochen, die Beine nach vorn ausgestreckt. Sie können sich auch auf ein zusammengerolltes Handtuch setzen. So bleibt das Becken leichter im richtigen Winkel.
- Spreizen Sie die Beine nun so weit, wie es Ihnen noch bequem ist. Drücken Sie die Knie nicht hinunter an den Boden, sie bleiben notfalls eher etwas gebeugt. Strecken Sie die Zehenspitzen leicht aus. Wenn Sie bereits sehr gut gedehnt sind, können Sie die Füße auch anwinkeln.

Übung

1 Atmen Sie ein und strecken Sie die Wirbelsäule an einem imaginären Pfosten entlang. Heben Sie die Arme seitlich und parallel zum Boden an wie die Flügel eines Flugzeugs. Die Handflächen zeigen nach unten, die Finger sind ganz lang gestreckt. Die Schulterblätter bleiben tief unten im Rücken.

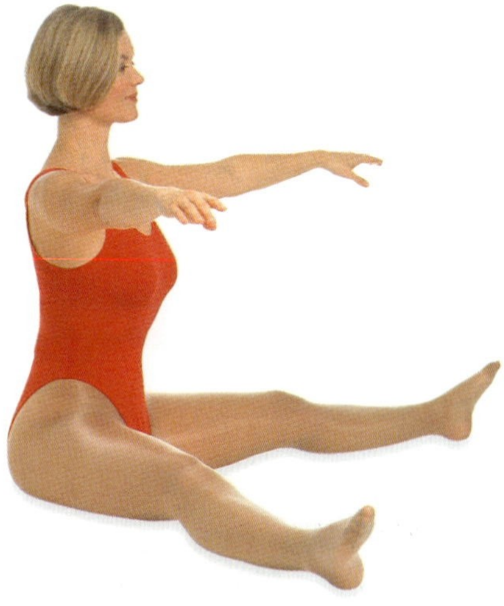

Ausgangsposition. Übungsschritt 1

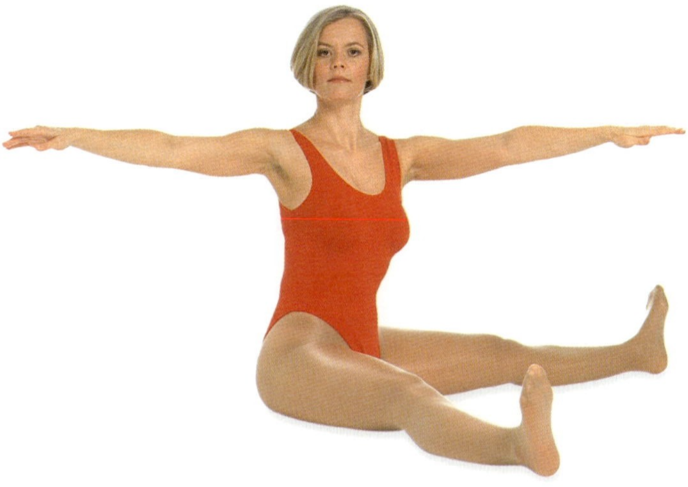

Übungsschritte 2–3

2 Ausatmen, Nabel zur Wirbelsäule ziehen und den Oberkörper nach rechts drehen, Sie blicken auf Ihr rechtes Bein.
3 Einatmen und sich lang machen.
4 Ausatmen, den Nabel halten Sie immer noch an der Wirbelsäule. Drehen Sie sich nun noch etwas weiter nach rechts. Gleichzeitig recken Sie sich nach vorn und unten. Sie führen die linke Handkante zum rechten kleinen Zeh, als wollten Sie ihn absägen. Während der linke Arm nach vorn reicht, den rechten Arm nach hinten strecken und möglichst hoch nach oben ziehen. Die Handfläche zeigt nach unten, die Schulterblätter liegen tief im Rücken. Ihr Blick geht nun möglichst nach hinten. Der Nacken bleibt dabei ganz lang. Ihr Gesäß ist wie am Boden festgeklebt!
5 Atmen Sie in dieser Position zweimal ein und aus, dann kehren Sie beim Ausatmen wieder in die Ausgangsposition zurück und wiederholen die Übung in die andere Richtung. Denken Sie daran, sich lang zu strecken und eine Pause zu machen, bevor Sie wieder in die Mitte zurückkehren.
6 Diese Übung fünfmal auf jeder Seite wiederholen.

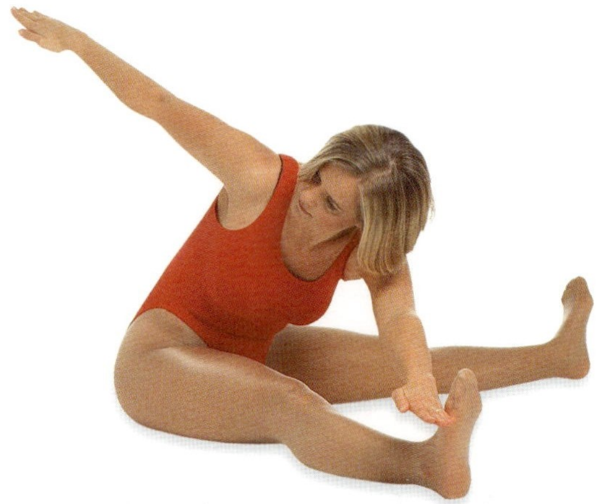

Endposition. Übungsschritt 4

Hinweise

- Ziehen Sie während der gesamten Übung den Bauchnabel zur Wirbelsäule.
- Beide Pobacken bleiben fest am Boden.
- Der Nacken ist lang und entspannt.

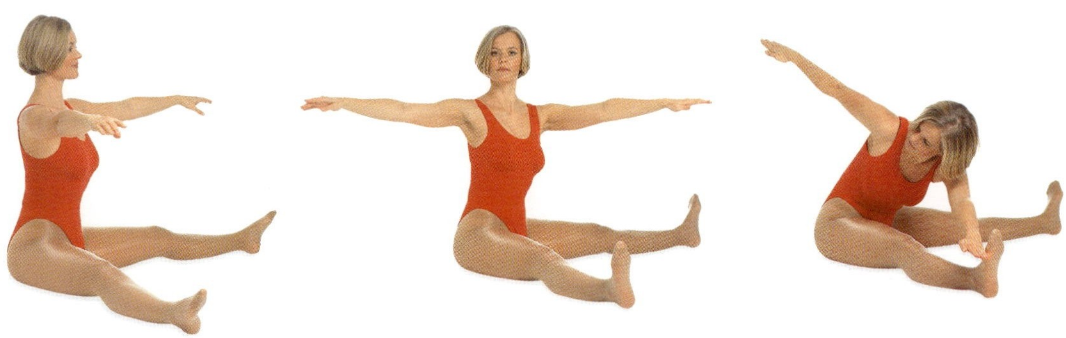

Die Sequenz der Säge

Passés Développés mit Beingewichten

Wirkung

Die richtige Balance in Bein, Hüfte und Gesäßmuskeln erreichen. Stabilität des Beckens verbessern. Training der Muskeln, die das Bein aus der Hüfte heraus drehen. Kontrolle über die Muskeln um das Hüftgelenk.

Normalerweise wird für diese Übung ein dreieckiges Schaumstoffkissen empfohlen, das der Wirbelsäule den richtigen Halt gibt. Wenn Sie keines auftreiben können, verwenden Sie mehrere Kissen. Ansonsten gehen Sie in die Entspannungsposition und legen ein herkömmliches Kissen unter den Kopf. Wenn Sie die Bewegungen beherrschen und dabei stabil bleiben, können Sie Beingewichte anschnallen, damit die Muskeln weiter gestärkt werden.

Erinnern Sie sich an die Übung „Drehung der Beine" auf S. 40. Sie machen nun dieselben Bewegungen und drehen das Bein aus der Hüfte heraus nach außen, ohne dabei die Beckenstabilität zu verlieren.

Wenn Sie unter Ischiasproblemen leiden, lassen Sie sich bitte von Ihrem Arzt beraten, bevor Sie diese Übung machen.

Hilfsmittel

Eventuell ein dreieckiges Schaumstoffkissen oder ein breites Kissen.
Beingewichte von je 0,5 bis zu je 1,5 Kilogramm: Wenn Sie keine Gewichte kaufen wollen, können Sie auch selbst welche machen (s. S. 256).

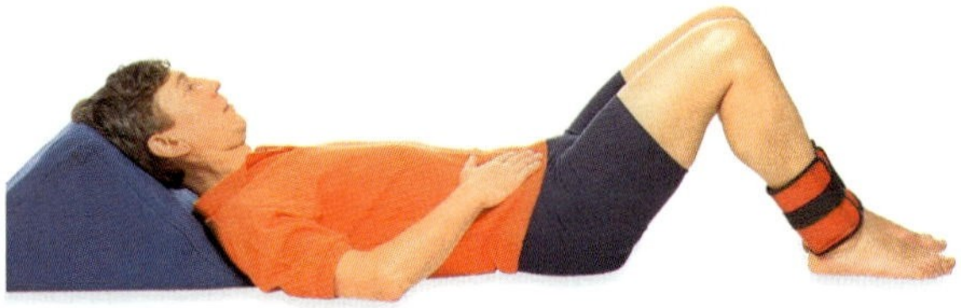

Ausgangsposition

Ausgangsposition

- Legen Sie sich auf das Kissen. Kopf und oberer Rücken sollen abgestützt sein, während der untere Brustkorb, Taille und Becken auf der Matte liegen. Vor allem sollten Sie sich wohl fühlen und sich nicht verkrümmt vorkommen. Die Beine sind angezogen und stehen parallel und hüftbreit auseinander.
- Legen Sie sich in die Entspannungsposition.

Übung

1 Einatmen, um sich auf die Übung vorzubereiten.
2 Ausatmen, den Nabel zur Wirbelsäule ziehen. Das Knie hochziehen und den Oberschenkel aus der Hüfte heraus nach außen drehen. Das Becken sollten Sie dabei nicht bewegen.

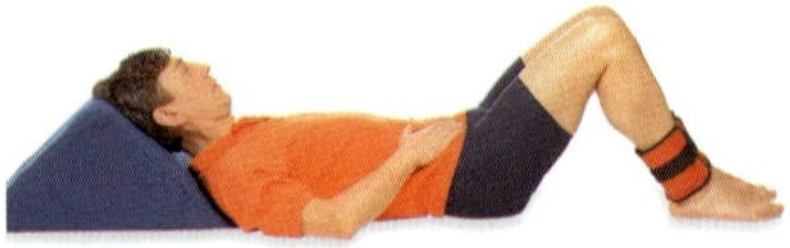

1. Ausgangsposition

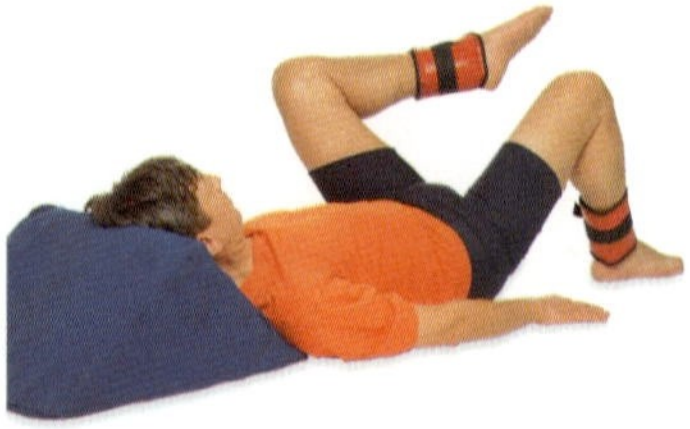

2

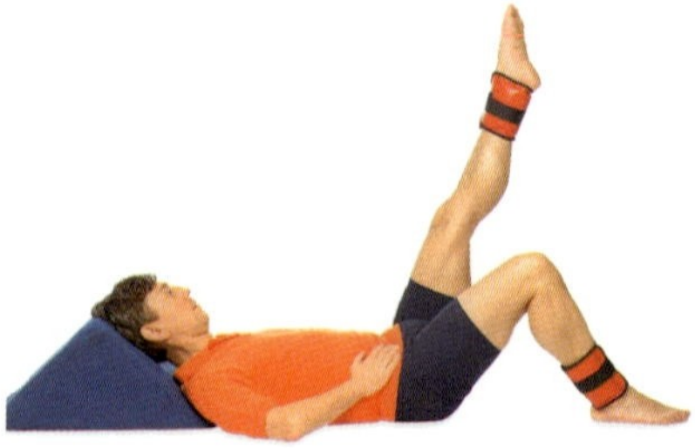

3

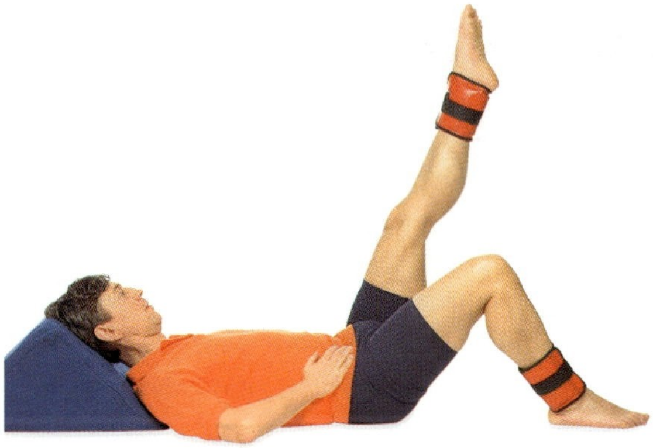

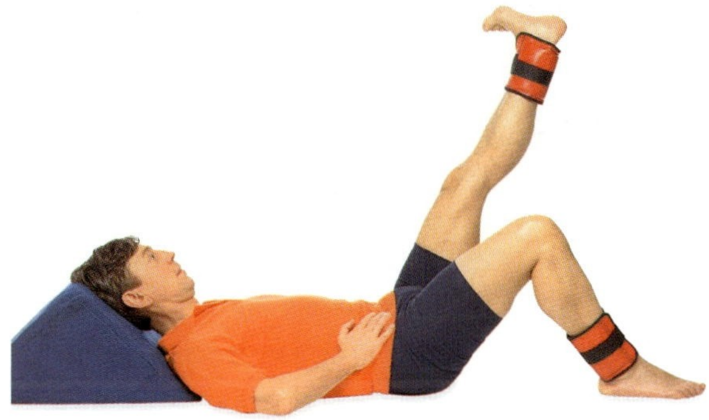

3 Einatmen, Nabel an der Wirbelsäule halten und langsam das Bein auswärts gedreht und in einer Linie mit der Hüfte gerade nach oben strecken. Das Steißbein bleibt unten am Boden.

4 Ausatmen. Wenn das Bein ganz gerade ist, den Fuß anwinkeln und das Bein langsam wieder nach unten führen, bis es fast den Boden berührt. Der Nabel bleibt dabei an der Wirbelsäule, das Bein auswärts gedreht. Machen Sie die Innenseite des Beins lang, aber achten Sie darauf, dass der Oberschenkelknochen fest in der Hüfte verankert ist. Den Rücken auf keinen Fall durchbiegen.

5 Einatmen und das Bein aus der Hüfte heraus wieder parallel stellen. Die Zehenspitzen leicht strecken.

6 Ausatmen, Nabel zur Wirbelsäule ziehen und das Knie wieder anwinkeln, aus der Hüfte heraus nach außen drehen und die Schritte 3 bis 5 wiederholen.

7 Die Übung zehnmal mit jedem Bein wiederholen.

Hinweise

- Der wichtigste Aspekt dieser Übung ist die Stabilität im Becken. Es sollte nicht aus der neutralen Position geraten. Es soll weder nach Norden noch nach Süden, Osten oder Westen zeigen!
- Denken Sie daran, im vorderen Beckenbereich gerade zu bleiben, Sie sollten hier auf keinen Fall nach vorn einknicken.
- Winkeln Sie den Fuß erst an, wenn das Bein ganz gestreckt ist.
- Das Bein bleibt in einer Linie mit der Hüfte. Lassen Sie es nicht nach außen weggleiten.
- Der andere Fuß steht flach am Boden, als seien Sie in einen Kaugummi getreten und kleben fest! Wackeln Sie mit dem aufgesetzten Fuß nicht hin und her!

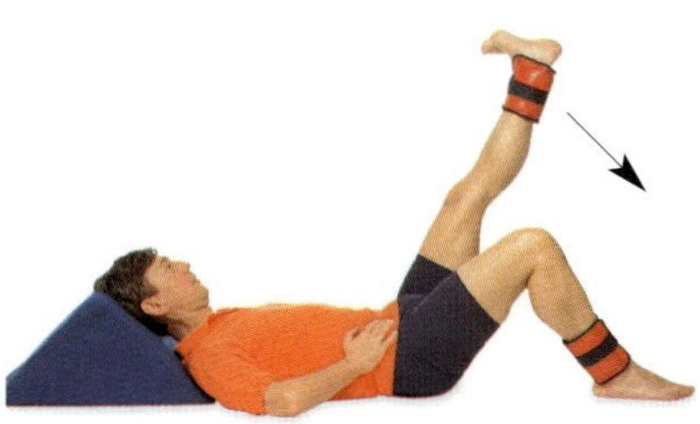

4

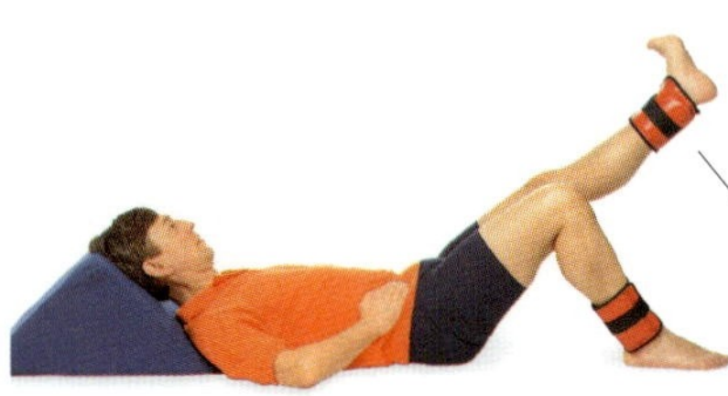

5

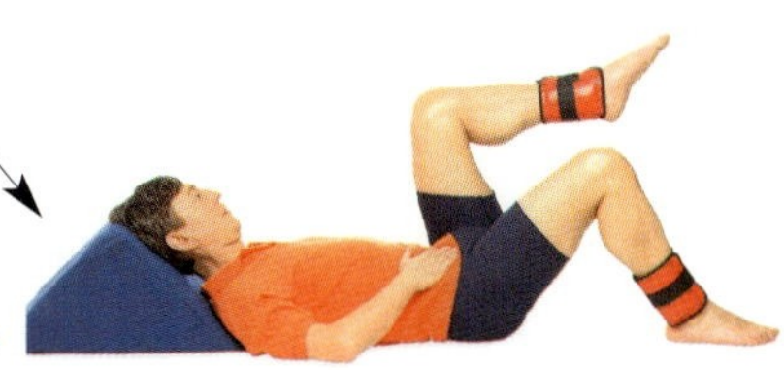

6

Battement mit Beingewichten

Wirkung

Stabilität im Becken lernen, während die Beine sich bewegen. Die Muskeln stärken, die das Bein aus der Hüfte heraus drehen.

Sie sollten für diese Übung das Bein souverän in die Luft strecken können, Ihre Beinbeuger sollten also bereits gut gedehnt sein. Denken Sie daran, dass das Bein unmittelbar aus dem Hüftgelenk heraus gedreht wird.

Wenn Sie unter Ischiasproblemen leiden, lassen Sie sich bitte von Ihrem Arzt beraten, bevor Sie diese Übung machen.

Ausgangsposition

- Legen Sie sich auf Ihr Kissen oder in die Entspannungsposition, so wie bei der vorhergehenden Übung.
- Strecken Sie ein Bein nach vorn aus und drehen Sie es aus der Hüfte heraus nach außen. Zehenspitzen leicht strecken.
- Das andere Bein ist gebeugt und steht mit dem Fuß flach auf dem Boden.

Übung

1. Atmen Sie ein und bereiten Sie sich auf die Übung vor.
2. Ausatmen, Nabel zur Wirbelsäule ziehen.
3. Einatmen und das auswärts gedrehte und gestreckte Bein nach oben heben, das Becken bleibt dabei stabil. Steißbein nach unten richten.
4. Ausatmen, Nabel zur Wirbelsäule ziehen, den Fuß anwinkeln und das Bein langsam fast bis zum Boden senken. Die Innenseite des Beins bis zur Ferse ganz lang machen.
5. Einatmen, die Zehenspitzen leicht strecken und das Bein noch einmal heben.
6. Diese Übung zehnmal mit jedem Bein wiederholen. Wenn Sie mit den Bewegungen vertraut sind, zählen Sie auf zwei und heben das Bein, bei vier senken Sie es wieder.

Hinweise

- Halten Sie das Becken gerade und stabil.
- Lassen Sie die Bauchmuskeln nicht hervortreten.
- Das Steißbein bleibt am Boden.
- Der Oberschenkelknochen bleibt fest im Hüftgelenk verankert.
- Stützen Sie sich nicht auf dem ruhenden Bein ab.

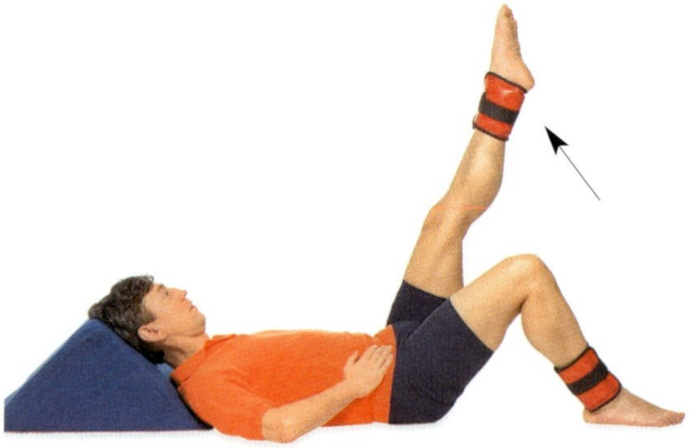

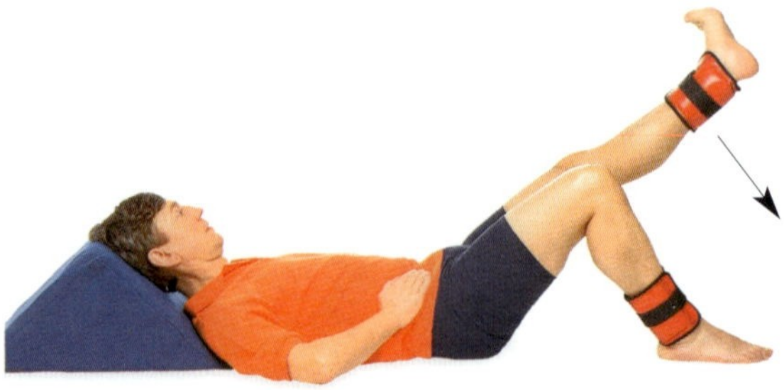

Kreise mit Beingewichten

Wirkung

Kräftigt die Muskeln im Hüftbereich. Präzisiert die Kontrolle über diese Muskeln. Beckenstabilisierung.

Beachten Sie den Namen der Übung: Sie machen Kreise, keine Sterne, Quadrate oder Fünfecke!

Ausgangsposition

- Legen Sie sich auf Ihr Kissen oder in die Entspannungsposition, so wie bei den beiden vorhergehenden Übungen.

Übung

1. Atmen Sie zur Vorbereitung auf die Übung ein.
2. Ausatmen, Nabel zur Wirbelsäule ziehen und ein Bein erst angewinkelt zur Hüfte ziehen, dann nach oben in die Luft strecken. Halten Sie das Bein so wie auf dem Bild.
3. Nun normal atmen und das Bein aus der Hüfte heraus nach außen drehen, das Becken bleibt dabei stabil. Den Fuß anwinkeln und mit dem ganzen Bein langsam kleine Kreise in die Luft zeichnen.
4. Zehn Kreise mit jedem Bein in jede Richtung zeichnen.
5. Schließen Sie diese Übung mit der „Kniepresse" (S. 86) und/oder der kurzen Entspannung (S. 90) ab.

Hinweise

- Machen Sie das Bein bis zur Ferse auf der Innenseite ganz lang.
- Der Oberschenkelknochen bleibt fest im Hüftgelenk verankert.
- Das Atmen nicht vergessen.
- Den Bauchnabel zur Wirbelsäule ziehen, damit das Becken stabil bleibt.
- Machen Sie sehr kleine und sehr runde Kreise!
- Lassen Sie das gestreckte Bein nicht seitlich weggleiten.
- Stützen Sie sich nicht auf dem ruhenden Bein ab. Denken Sie an den Kaugummi.

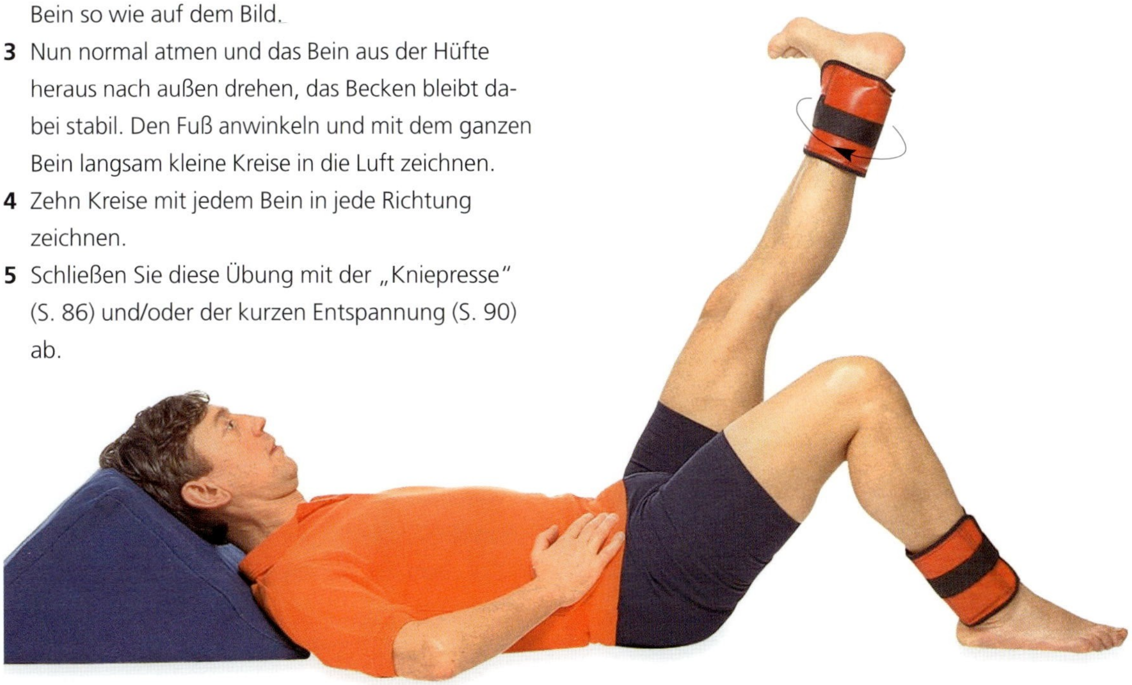

Fünferserie: Spüren Sie das Powerhouse

Diese klassischen Pilates-Übungen, die in Folge ausgeführt werden, stellen sowohl Ihre Kraft als auch Ihre Ausdauer auf die Probe. Alles, was Sie in den vorhergehenden Stufen gelernt haben, kommt nun zum Einsatz. Alle acht Prinzipien fließen in dieses Fortgeschrittenentraining mit ein, in erster Linie das Prinzip der Zentrierung. Joseph Pilates nannte den Kraftgürtel in der Körpermitte auch das „Powerhouse". Nach dieser Sitzung wissen Sie wahrscheinlich, was er damit gemeint hat!

Bitte beachten Sie, dass diese Serie kein vollständiger Trainingsplan ist. Sie sollten sich vorher unbedingt aufwärmen und danach entspannen.

Aufwärmen durch: Aufrollen der Wirbelsäule	S. 45	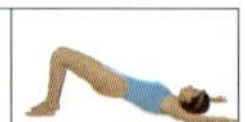
Hüftdrehung	S. 103	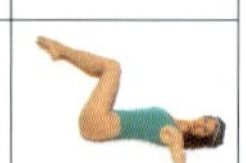
Dehnung der Beinbeuger im Sitzen	S. 125	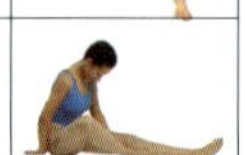
Abrollen an der Wand	S. 68	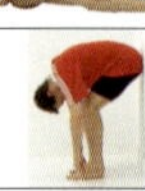
Kreidekreis	S. 138	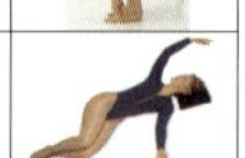
Diamant-Presse	S. 112	
Pfeil	S. 70	
Dehnung der Schenkelstrecker und der Hüftbeuger in Seitenlage	S. 84	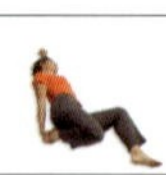
Kniepresse	S. 86	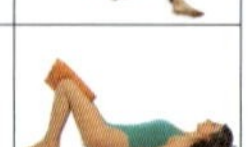

1. Dehnung mit einem Bein

(Siehe auch S. 108)

Ausgangsposition

- Legen Sie sich in die Entspannungsposition.

Übung

1 Einatmen, um sich auf die Übung vorzubereiten.

2 Ausatmen, Nabel zur Wirbelsäule ziehen, dabei beide Knie gleichzeitig in Richtung Brust ziehen. Die Zehenspitzen berühren sich leicht – aber nicht die Fersen. Halten Sie die Zehenspitzen leicht gestreckt. Die Hände seitlich auf die Waden legen.

3 Einatmen und darauf achten, dass die Ellbogen nach außen zeigen, sodass sich der Brustkorb möglichst weit dehnen kann. Die Schulterblätter sind tief unten im Rücken.

4 Ausatmen, Nabel an der Wirbelsäule halten, Brustbein lockern und den Oberkörper nach oben ziehen.

5 Einatmen und die rechte Hand seitlich auf den rechten Knöchel legen, die linke Hand auf die Innenseite des rechten Knies.

6 Beim Ausatmen Nabel zur Wirbelsäule ausgerichtet halten und langsam das linke Bein parallel strecken, sodass es einen 45-Grad-Winkel zum Boden bildet. Die Zehenspitzen sind leicht gestreckt.

7 Tief einatmen, das linke Bein anwinkeln und zur Brust ziehen.

8 Die Handpositionen wechseln. Die linke Hand seitlich auf den linken Knöchel und die rechte auf die Innenseite des linken Knies legen.

9 Ausatmen, Nabel an der Wirbelsäule halten und dabei das rechte Bein parallel strecken. Es sollte nicht zu nah am Boden sein.

10 Einatmen und das Bein wieder anziehen.

11 Wiederholen Sie die Dehnungen zehnmal mit jedem Bein, und achten Sie während der gesamten Übung darauf, dass Ihr Zentrum stark bleibt, die Schulterblätter tief unten im Rücken liegen und die Ellbogen nach außen zeigen.

Hinweise

- Ziehen Sie den Nabel während der gesamten Übung zur Wirbelsäule, und achten Sie darauf, dass der Rücken gestreckt und das Becken neutral bleiben.
- Lassen Sie den Nacken entspannt und den Oberkörper offen, die Schulterblätter sind nach unten gezogen.
- Machen Sie die Taille auf beiden Seiten gleichmäßig ganz lang, keine Seite sollte einknicken.

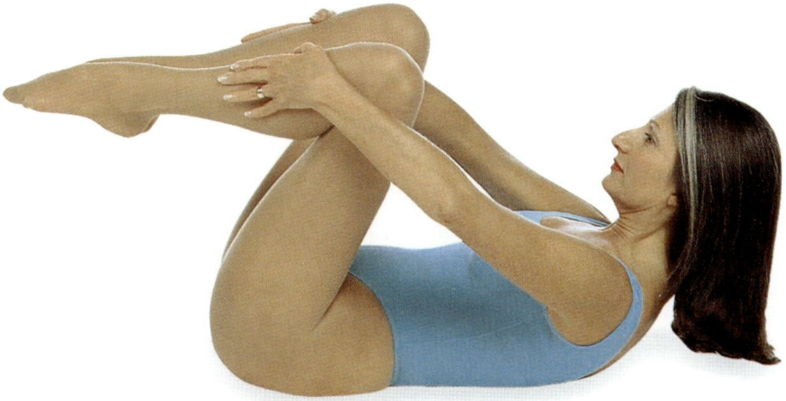

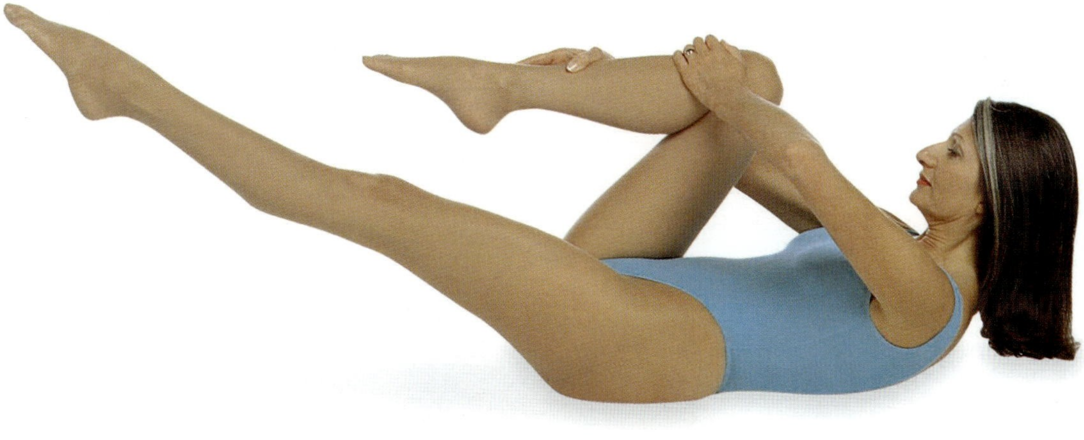

2. Dehnung mit beiden Beinen für Fortgeschrittene

(Siehe auch S. 156)

Ausgangsposition

- Legen Sie sich mit angewinkelten, von der Hüfte aus geöffneten Beinen auf den Rücken. Die Zehenspitzen berühren sich, die Fersen nicht. Die Hände liegen an der Außenseite der Knie.
- Die Ellbogen sind geöffnet, das Brustbein ist locker, die Schulterblätter liegen tief unten im Rücken.
- Rollen Sie den Kopf locker von einer Seite auf die andere, um den Nacken zu entspannen.

Übung

1. Ausatmen und Nabel zur Wirbelsäule ziehen. Die Muskeln des Körperzentrums sollten während der gesamten Übung gespannt bleiben.
2. Einatmen und den Oberkörper langsam vom Boden abrollen, das Kinn dabei leicht gesenkt halten. Gleichzeitig die Beine strecken und aus der Hüfte heraus nach außen drehen.
3. Die Füße anwinkeln und so die Innenseite der Beine bis zu den Fersen dehnen. Drücken Sie die Oberschenkel zusammen. Die Finger unterhalb der Knie neben den Oberschenkeln lang strecken.
4. Ausatmen, Nabel an der Wirbelsäule halten und die Arme in einem weiten Schwung auf die Höhe Ihrer Ohren führen, nicht weiter nach hinten. Die Arme dabei leicht angewinkelt lassen.
5. Einatmen und die Arme wieder neben die Oberschenkel zurückführen.
6. Ausatmen und den Kopf langsam wieder auf den Boden sinken lassen, die Knie so anwinkeln, dass sie wieder in der Ausgangsposition sind.
7. Diese Übung zehnmal wiederholen.

Hinweise

- Während der gesamten Übung sollten die Bauchmuskeln nicht hervortreten. Ziehen Sie den Nabel zur Wirbelsäule und spannen Sie den Beckenboden an.
- Halten Sie den Nacken lang und vor allem in der oberen Muskulatur entspannt.
- Beim Strecken der auswärts gedrehten Beine sollten Sie darauf achten, dass die Oberschenkelknochen fest in der Hüfte verankert sind.
- Lassen Sie die Beine nicht seitlich abgleiten.
- Nehmen Sie die Arme nicht weiter nach hinten als bis zu den Ohren.

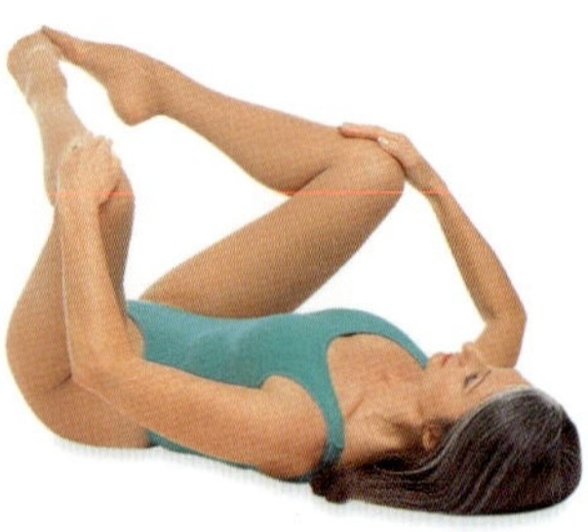

1. Ausgangsposition

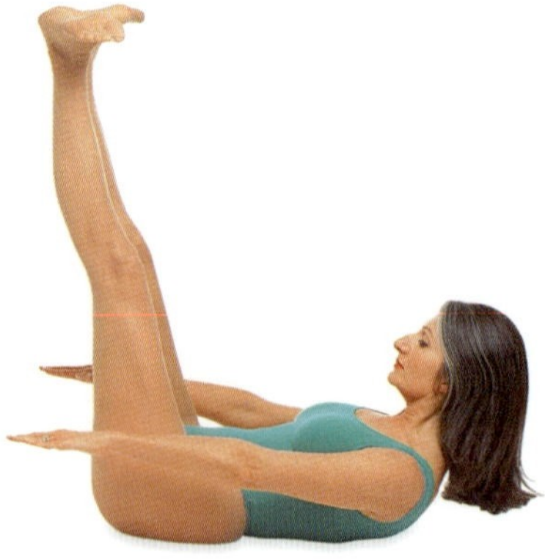

2

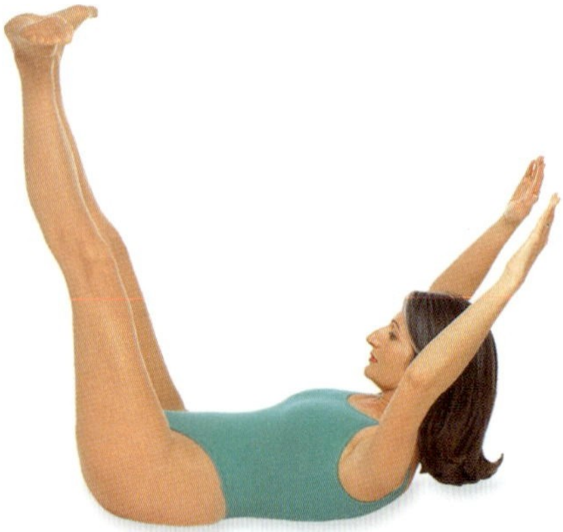

3

3. Schere

(Siehe auch S. 162).

Ausgangsposition

- Legen Sie sich auf die Matte, den Nabel zur Wirbelsäule ziehen.
- Beugen Sie die Knie zur Brust und umfassen Sie das rechte Bein mit beiden Händen am Oberschenkel.

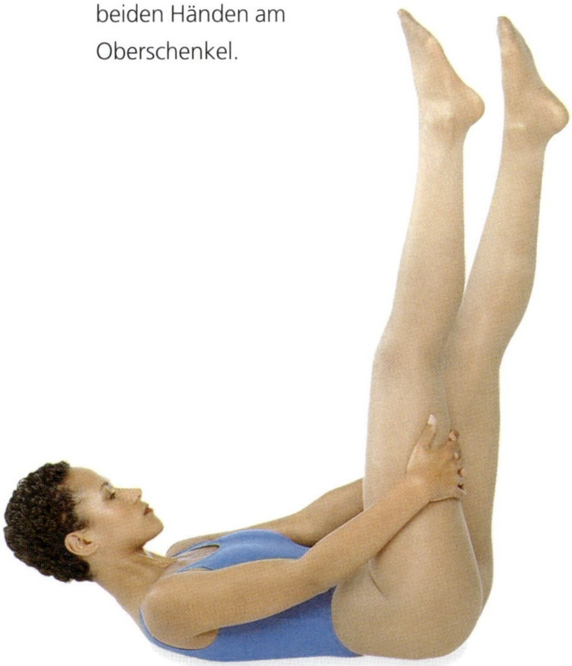

Übung

1 Atmen Sie ein und bereiten Sie sich auf die Übung vor.

2 Ausatmen, Nabel zur Wirbelsäule ziehen (und während der gesamten Übung dort halten). Nun den Kopf und die Schultern von der Matte nach oben rollen. Das Brustbein bleibt locker.

3 Einatmen und beide Beine nach oben in die Luft strecken, die Zehenspitzen sind leicht gestreckt. Sie halten immer noch das rechte Bein am Oberschenkel fest.

4 Ausatmen und das linke Bein lang gestreckt zum Boden senken, kurz über dem Boden halten.

5 Einatmen und das Bein so gerade wie möglich wieder nach oben ziehen.

6 Ausatmen, mit den Händen das andere Bein umfassen und nun das rechte Bein nach unten führen.

7 Diese Übung zehnmal auf jeder Seite wiederholen. Versuchen Sie, die Beine wie eine Schere aneinander vorbeizuschwingen.

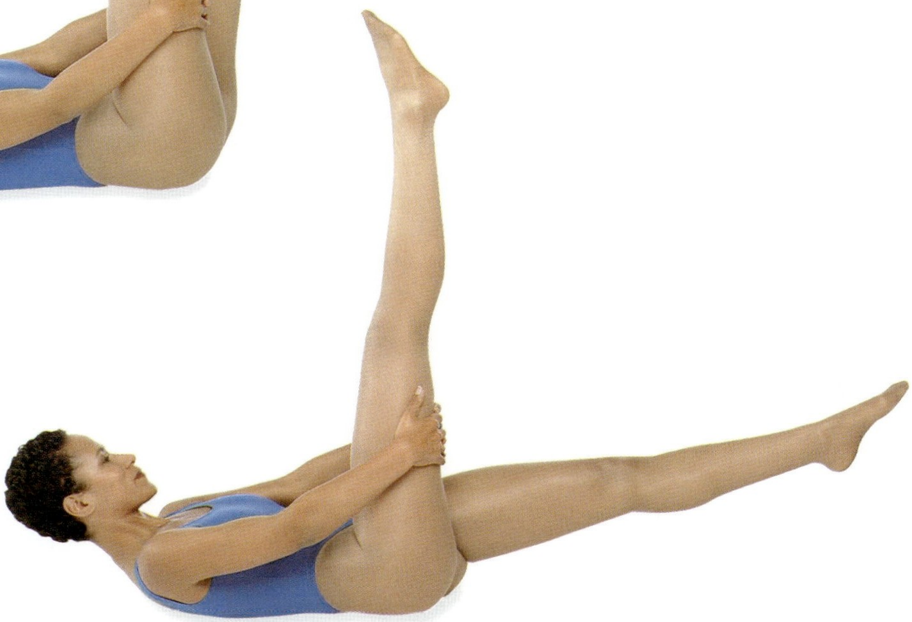

4. Senken mit beiden Beinen

Wir zeigen Ihnen hier zwei Varianten der Übung. Die erste dient der Vorbereitung für die zweite, fortgeschrittene Version.

Stufe eins

Ausgangsposition

- Legen Sie sich in die Entspannungsposition.

Übung

1. Atmen Sie ein und bereiten Sie sich auf die Übung vor.
2. Ausatmen, Nabel zur Wirbelsäule ziehen. Beugen Sie die Knie und ziehen Sie die Beine einzeln zur Brust.
3. Einatmen und während der gesamten Übung Nabel zur Wirbelsäule ziehen.
4. Ausatmen und den Kopf vom Boden heben. Gleichzeitig beide Beine im rechten Winkel zum Boden langsam in die Luft strecken.
5. Einatmen und mit den Händen beide Oberschenkel umfassen. (Falls Sie nicht hinreichen, nehmen Sie einen Schal zu Hilfe.)
6. Dann ausatmen und langsam beide Beine nach unten senken, ohne die neutrale Wirbelsäulen- und Beckenposition aufzugeben und ohne die Bauchmuskeln hervortreten zu lassen. Senken Sie die Beine nicht zu tief.
7. Einatmen und die Beine langsam wieder in den rechten Winkel heben.
8. Diese Übung achtmal wiederholen.

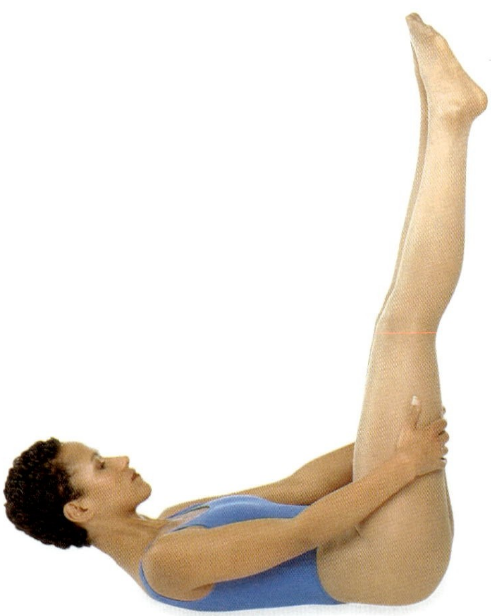

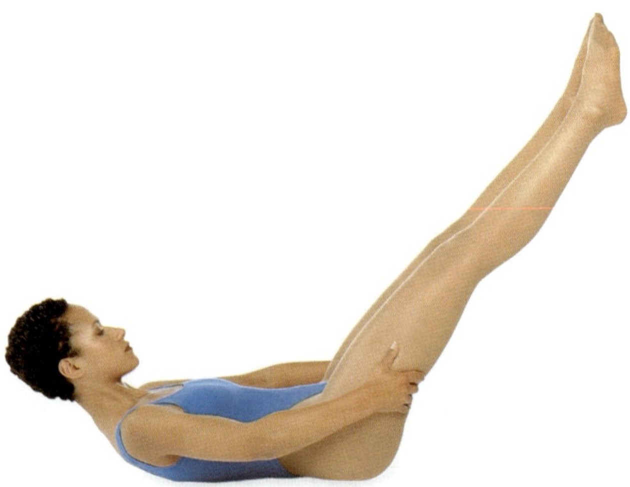

Stufe zwei

Ausgangsposition

- Legen Sie sich in die Entspannungsposition, verschränken Sie die Hände hinter dem Kopf, die Ellbogen halten Sie in Höhe der Ohren.

Übung

1 Atmen Sie ein und bereiten Sie sich auf die Übung vor.
2 Ausatmen, Nabel zur Wirbelsäule ziehen (und während der gesamten Übung dort halten). Beugen Sie die Knie und ziehen Sie die Beine gleichzeitig zur Brust.
3 Einatmen und langsam den Kopf vom Boden heben. Gleichzeitig beide Beine langsam im rechten Winkel zum Boden in die Luft strecken. Führen Sie die Bewegung langsam und kontrolliert aus.
4 Ausatmen und Position halten.
5 Einatmen und langsam beide Beine nur ein kleines Stück nach unten senken (s. Bild unten). Die Beckenposition bleibt neutral, der Nabel ist zur Wirbelsäule gezogen.

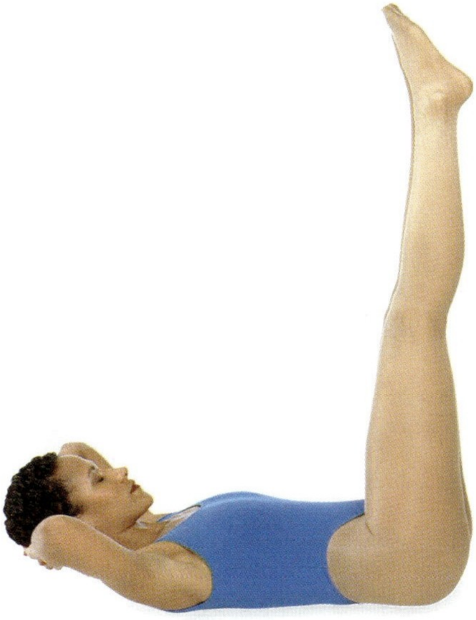

6 Ausatmen und die Beine langsam wieder auf 90 Grad anheben.
7 Diese Übung zehnmal wiederholen, dabei beim Einatmen stets die Beine senken, beim Ausatmen die Beine heben. Je tiefer Sie die Beine senken, desto größer ist die Herausforderung.

Hinweise

- Biegen Sie niemals den Rücken durch, Sie sollten stets in neutraler Position bleiben. Dafür müssen Sie die Bauchmuskeln anspannen.
- Achten Sie darauf, dass Sie sich nicht am Nacken hochziehen. Sie sollten dort nicht verspannt sein, Nacken und Brustbein bleiben locker.

In Bewegung bleiben ...

Probieren Sie einen anderen Atemrhythmus, mit zwei Übungsdurchläufen pro Atemzug. Beim Einatmen die Beine senken und heben, genauso beim Ausatmen.

Variante

Versuchen Sie die Übung einmal mit auswärts gedrehten Beinen.

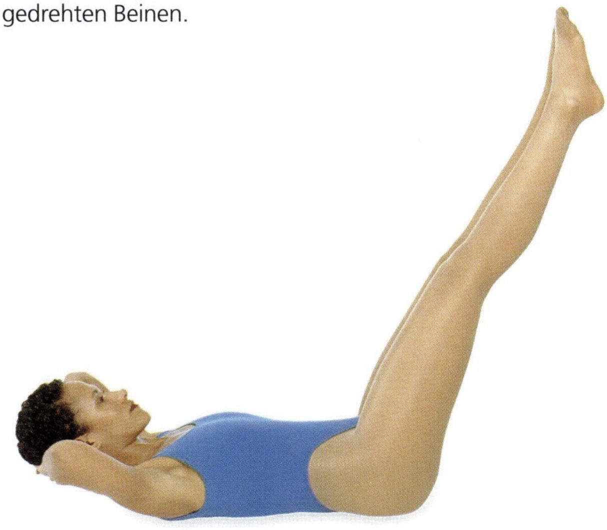

5. Überkreuzen

(Siehe auch S. 165).

Ausgangsposition

- Legen Sie sich auf den Rücken, ziehen Sie die Knie hoch zur Brust, die Zehenspitzen berühren sich leicht – aber nicht die Fersen. Zehenspitzen leicht strecken.
- Verschränken Sie die Hände hinter dem Kopf. Die Ellbogen zeigen nach außen.

Übung

1 Atmen Sie ein und bereiten Sie sich auf die Übung vor.

2 Ausatmen, Nabel zur Wirbelsäule ziehen. Die rechte Schulter von der Matte heben und zum angewinkelten linken Knie ziehen. Das Brustbein bleibt locker, der Oberkörper offen, die Ellbogen bleiben in einer Linie. Gleichzeitig zur Bewegung der Schulter das rechte Bein strecken und in paralleler Stellung im Winkel von ca. 45 Grad zum Boden halten.

3 Ein- und ausatmen, Nabel immer noch an der Wirbelsäule halten und die linke Schulter zum rechten angewinkelten Knie ziehen, dabei das linke Bein wegstrecken.

4 Diese Übung zehnmal auf jeder Seite wiederholen.

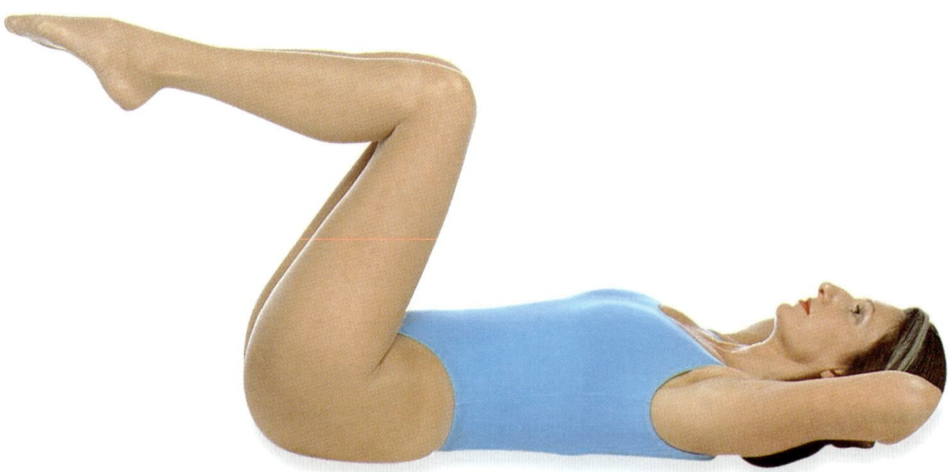

Ausgangsposition

Hinweise

- Achten Sie darauf, dass Sie die Schulter und nicht den Ellbogen zum Knie ziehen.
- Halten Sie die Ellbogen in einer Linie und ziehen Sie sie nicht nach vorn. Die Bewegung geht von der Schulter aus. Nur so bleibt der Oberkörper offen.
- Das Becken bleibt neutral.

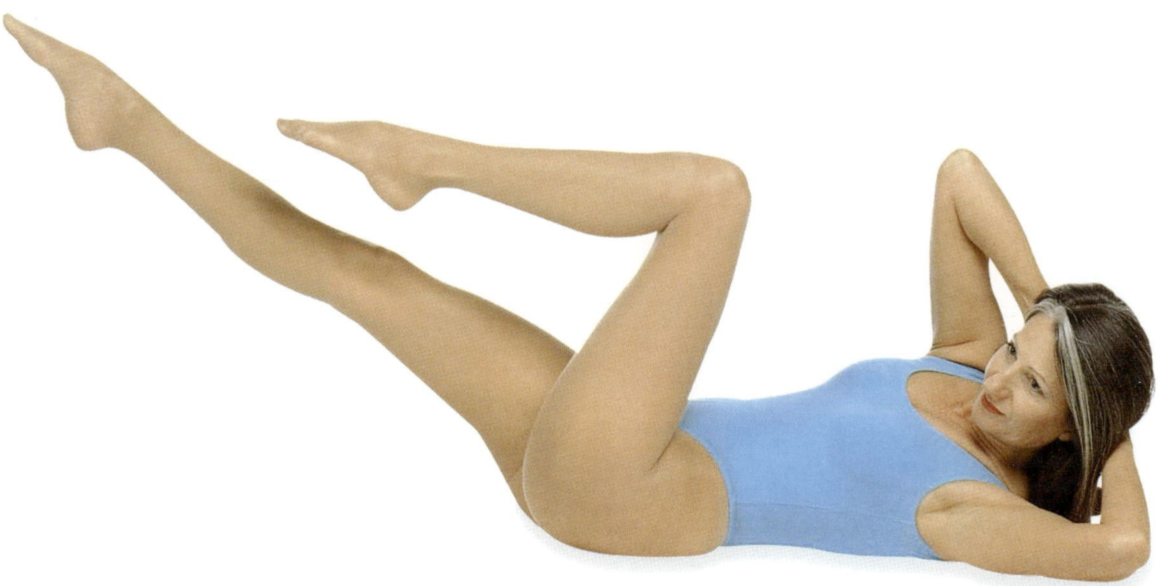

Übungsposition

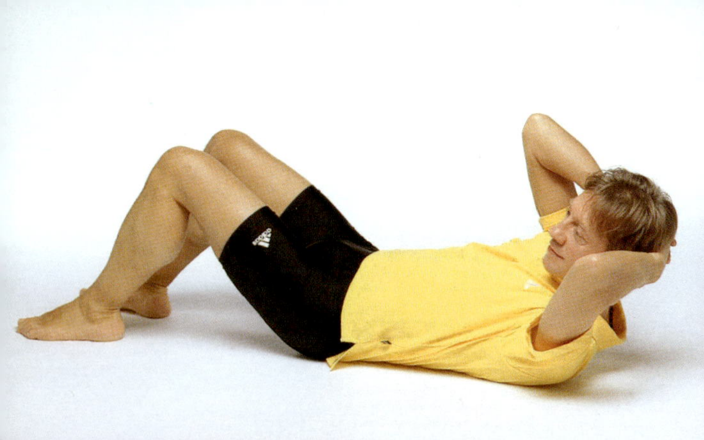

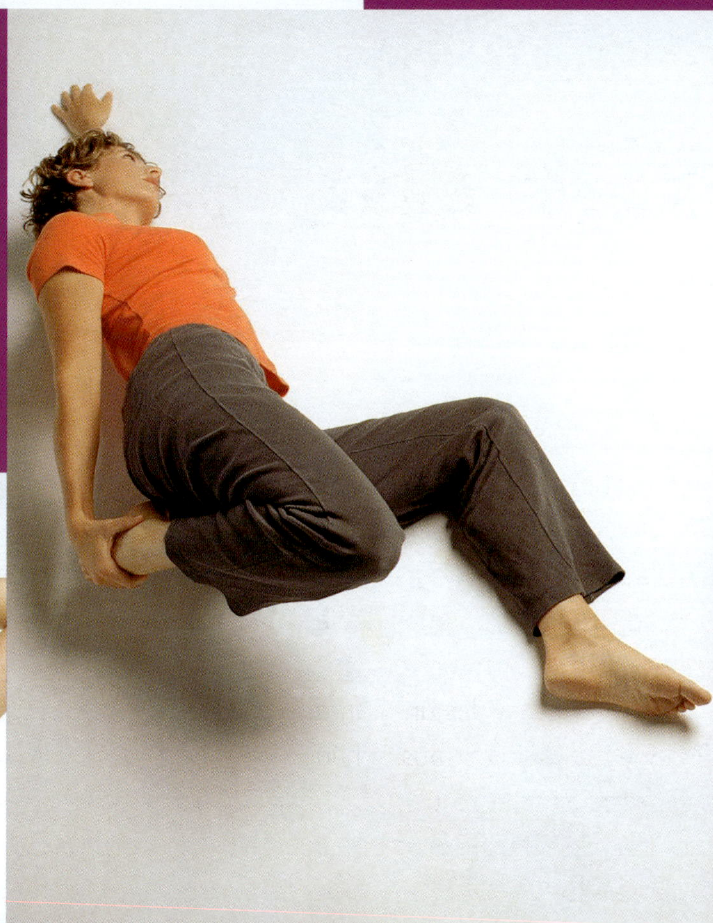

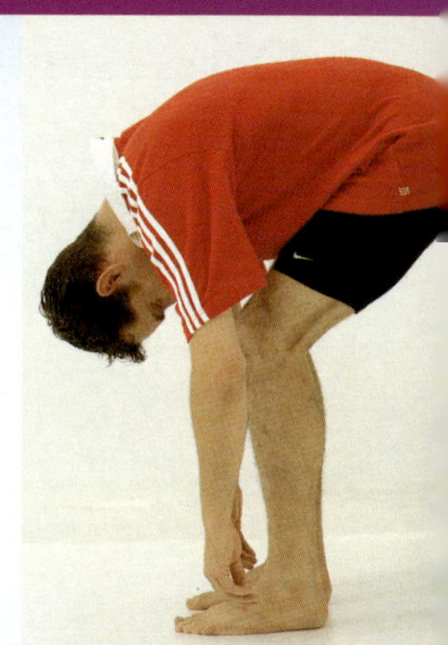

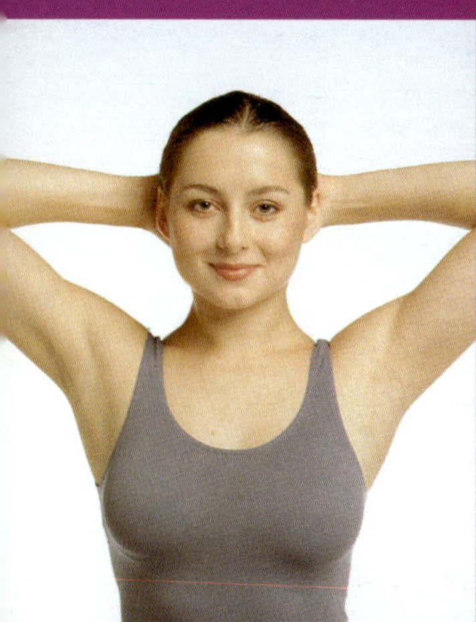

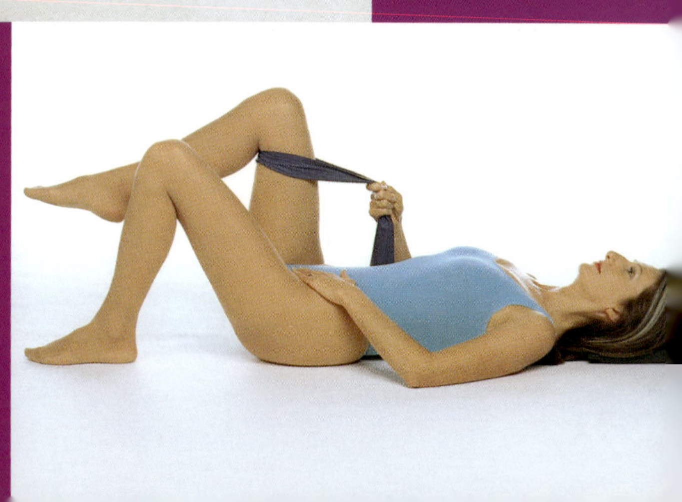

Pilates-Übungen **für die Arbeit**

Wie Sie bereits gelernt haben, üben die Informationen, die Ihr Nervensystem erhält, einen direkten Einfluss auf Ihre Bewegungsabläufe aus. Wenn Sie jeden Tag acht Stunden sitzen, stehen oder eine bestimmte Bewegung wiederholen, wirkt sich das unweigerlich auf Ihre Bewegungsmuster aus. Deswegen spielen die Arbeitsbedingungen eine wichtige Rolle bei der Ausbildung der individuellen Körperhaltung. Natürlich hängt die Haltung auch von vererbten Faktoren, Krankheiten oder Verletzungen ab, aber beeinflusst werden Ihre Bewegungen vor allem durch das Verharren in bestimmten Stellungen, wenn Sie sie über einen längeren Zeitraum beibehalten, oder durch die Wiederholung immer gleicher Bewegungen.

In den folgenden Kapiteln sollen einige der häufigsten Berufsbilder und die daraus folgenden Probleme besprochen werden. Im Hinblick darauf werden anschließend Übungen für die unterschiedlichen Haltungstypen empfohlen. Werden diese Übungen regelmäßig durchgeführt, können Sie gesundheitlichen Problemen vorbeugen.

Sitzende Tätigkeiten

Wenn Sie eine Tätigkeit ausüben, bei der Sie den ganzen Tag am Schreibtisch sitzen, wird sich das früher oder später nachteilig auf Ihre Gesundheit auswirken – es sei denn Sie wirken dem Bewegungsmangel mit entsprechender Gymnastik entgegen.

Ergonomisch eingerichtete Arbeitsplätze können zwar Abhilfe schaffen, dennoch müssen Sie nach wie vor lange Zeit sitzend am Schreibtisch verbringen, wobei die Wirbelsäule häufig verdreht und einseitig belastet wird, wenn Sie nicht auf die richtige Sitzhaltung achten. So sitzen die meisten Menschen nach vorn gebeugt, was häufig Haltungsschäden hervorrufen kann.

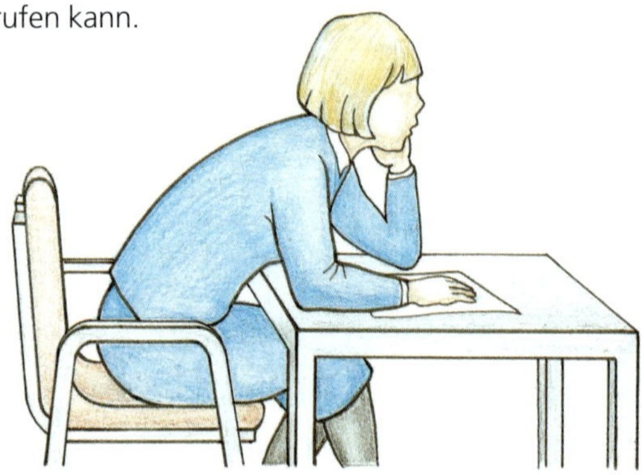

Eine falsche Sitzhaltung verursacht Haltungsschäden.

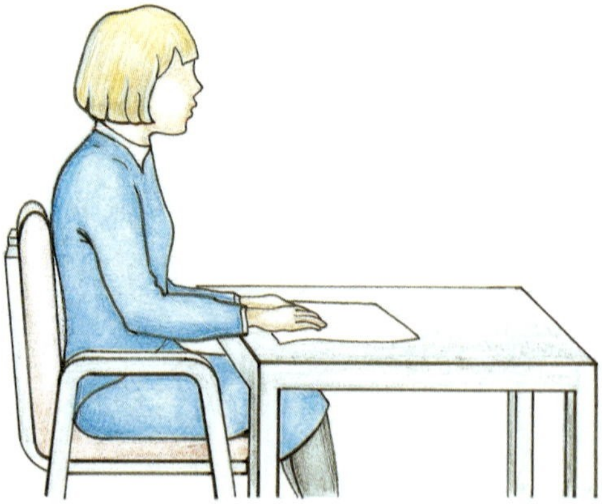

Eine falsche Sitzhaltung kann langfristig zu folgenden Problemen führen:

- Schwäche des queren Bauchmuskels,
- Verspannung des oberen geraden Bauchmuskels,
- Verspannung der großen Hüftbeuger,
- Rundrücken im Brustwirbelbereich,
- Verspannung der Brustmuskulatur, insbesondere bei Tätigkeiten am Computer,
- Einwärtsdrehung der Schulterblätter,
- Verspannung des Schulterblatthebers,
- Verspannung des oberen Trapezmuskels (Musculus trapezius),
- Schwäche des Nackenbeugers und Verspannung der Nackenstrecker bei vorgestreckter Kopfhaltung,
- Verspannung der Adduktoren und der Innenrotatoren der Hüfte (Muskeln, die für die Drehung der Hüfte nach innen verantwortlich sind), insbesondere wenn Sie mit überkreuzten Beinen sitzen,
- Schwäche der Gesäßmuskulatur,
- Verdrehung und Krümmung der Wirbelsäule.

Eventuell neigen Sie auch zum RSI-Syndrom (Repetitive Strain Injury Syndrome) – auch als Mausarm bekannt. Von den Schmerzen in Unterarmen und Händen betroffen sind vor allem Menschen, die viel am Computer arbeiten. In Medizinerkreisen ist das Thema umstritten, da viele verschiedene Faktoren eine Rolle spielen. In der Regel wird das Syndrom auf eine Überempfindlichkeit des Nervensystems zurückgeführt. Hier ist es allerdings nicht möglich, dieses Thema weiter zu vertiefen. Es werden jedoch Übungen empfohlen, um der Entstehung dieses Leidens entgegenzuwirken. Wenn Sie bereits an RSI leiden, sollten Sie Ihren Facharzt aufsuchen.

Zuerst sollten Sie jedoch Ihre Sitzhaltung bei der Arbeit verbessern.

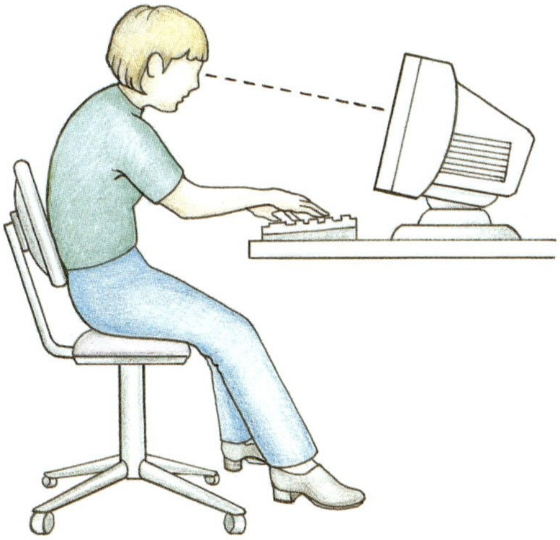

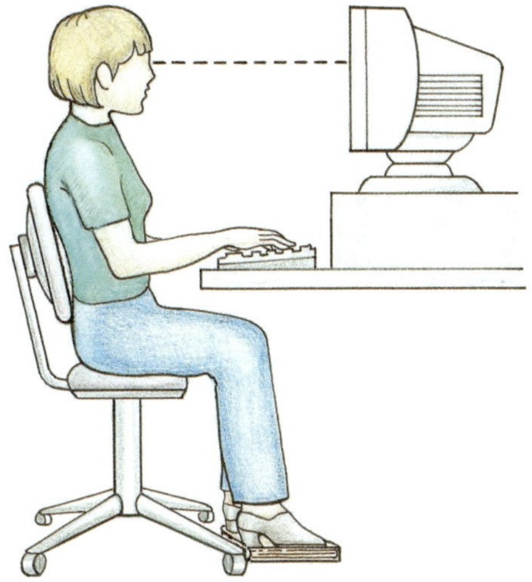

Becken-Aufzug im Sitzen	S. 34	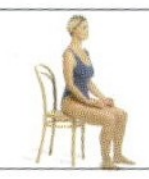
Knöchelkreisen (am Schreibtisch)	S. 44	
Seitliche Rumpfdehnung mit Armen	S. 64	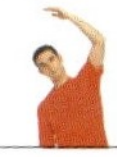
Kosak-Taillendrehung	S. 62	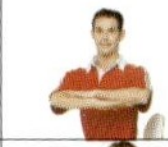
Trizepsdehnung	S. 119	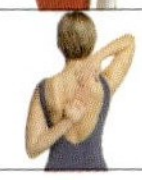
Stummer Diener	S. 56	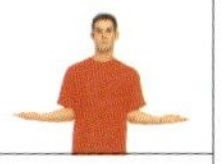
Korkenzieher	S. 98	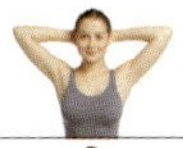
Heben und Senken der Füße mit Tennisball	S. 88	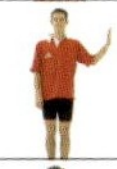
Dehnung des Schenkelstreckers im Stehen	S. 136	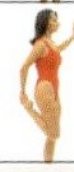
Abrollen an der Wand oder Abrollen im Stehen	S. 68 S. 94	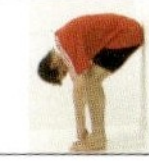

Nehmen Sie sich auch abends ein paar Minuten Zeit, um Ihren Körper gründlich zu strecken und auszurichten. Führen Sie hierzu das für Ihren speziellen Haltungstyp empfohlene Bewegungsprogramm sowie zusätzlich folgende Übungen durch:

Eventuell hilft Ihnen ein Sitzkeil dabei, die natürliche Haltung der Wirbelsäule einzuhalten. Es gibt auch eine neue Erfindung dafür: ein luftgefülltes Gummikissen. Sie sollten auch einen guten und speziell auf Ihre Bedürfnisse zugeschnittenen Bürostuhl haben (s. Adressen im Anhang). Wenn Sie eine bequeme Sitzhaltung erreicht haben, sollten Sie öfter aufstehen und sich bewegen. Verzichten Sie zur Mittags- oder Kaffeepause auf Ihre Zigarette und machen Sie stattdessen lieber die nachfolgenden Übungen. Diese lassen sich auch leicht im Büro durchführen, ohne dass Sie dabei die Heiterkeit der Kollegen erregen.

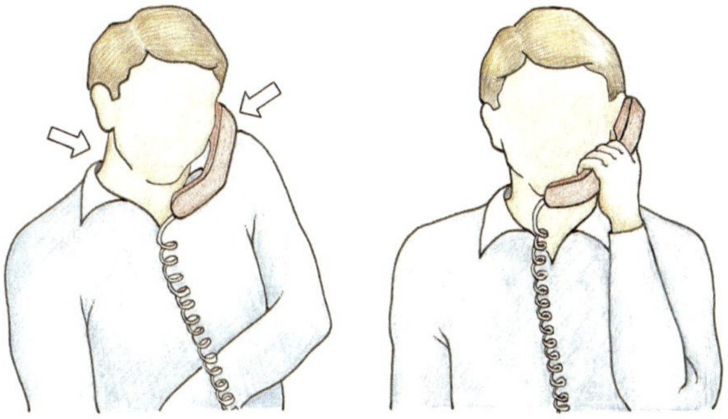

Klemmen Sie den Hörer nicht unter das Kinn. Behalten Sie die Schultern unten, und entspannen Sie den Nacken so, als ob Sie ein Headset hätten.

Entspannungsposition	S. 28	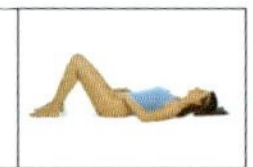
Seestern	S. 42	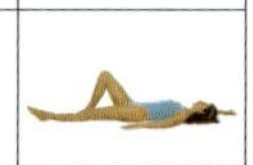
Kniekreisen mit Band	S. 43	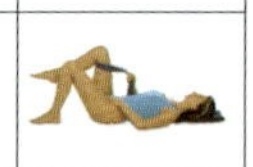
Strecken der Schultern	S. 48	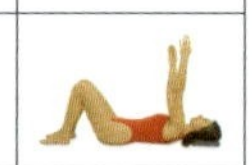
Dehnung des Nackens	S. 50	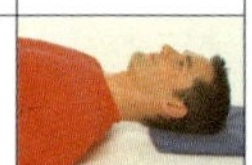
Aufrollen der Wirbelsäule	S. 45	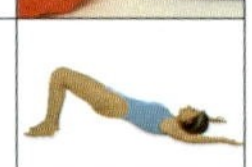
Hüftbeugerdehnung	S. 47	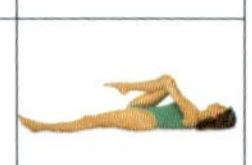
Seitenrollen	S. 54	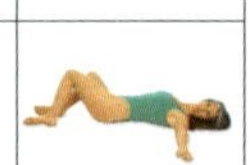
Dehnung der Beinbeuger im Liegen	S. 82	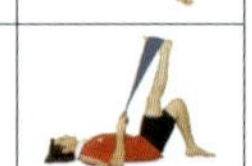
Hochrollen	S. 78	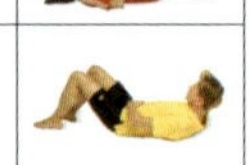
Diagonales Hochrollen	S. 79	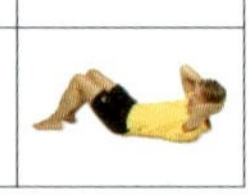

Seitliche Rumpfdehnung mit Armen	S. 64	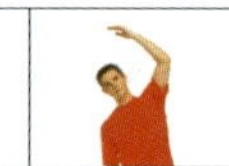
Abrollen an der Wand	S. 68	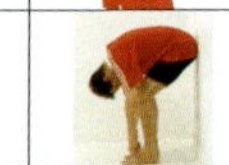
Stab-Taillendrehung (nicht bei RSI-Syndrom)	S. 63	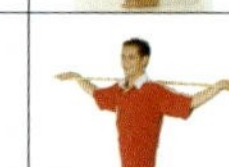
Stabheben	S. 60	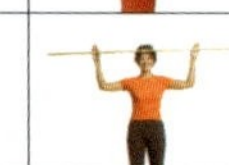
Diamant-Presse	S. 112	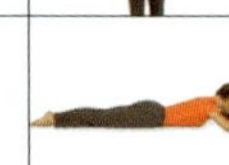
Pfeil	S. 70	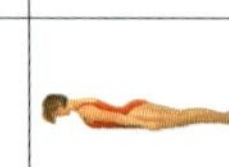
Stern	S. 116	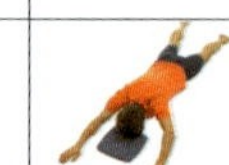
Ruheposition	S. 73	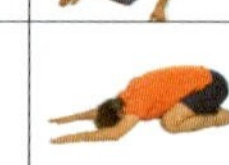
Dehnung der Schenkelstrecker und der Hüftflexoren in Seitenlage	S. 84	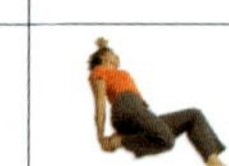
Öffnung der Arme oder Kreidekreis	S. 52 S. 138	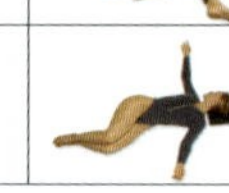

„Pilates hat mein Leben verändert. Früher war ich jede Woche beim Osteopathen, jetzt habe ich vollkommenes Vertrauen in meinen Körper. Vor dem Pilates-Kurs mit Lynne hatte ich sogar vor den kleinsten Arbeiten des Alltags Angst, weil ich mich dabei ja am Rücken hätte verletzen können. Mittlerweile hat sich meine ganze Körperhaltung verändert. Ich bin kräftiger, schlanker und fitter als je zuvor. Ich fühle mich großartig und sehe auch so aus. Und ich war schon seit Monaten nicht mehr beim Osteopathen."

Shelley Sishton, Marketingberaterin

Medizinische Berufe

Die medizinischen Berufe teilen wir in zwei Gruppen: Zur ersten gehören Personen, die ständig auf den Beinen sind und sich über Patienten beugen müssen wie z. B. Ärzte, Zahnärzte, Optiker und Chirurgen, zur zweiten Krankenschwestern und -pfleger, die außerdem oft schwer heben müssen. Beide Gruppen haben oft einen langen Arbeitstag, sind viel im Schichtsystem tätig und leiden oft an Stress. Daher werden zusätzlich Entspannungsübungen aufgeführt.

Machen Sie die Übungen zusätzlich zu dem für Ihren Haltungstyp empfohlenen Programm.

Erste Gruppe

Entspannungsposition	S. 28	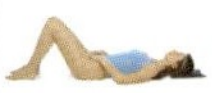
Aufrollen der Wirbelsäule	S. 45	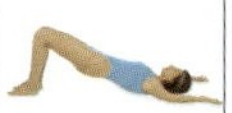
Hüftbeugerdehnung	S. 47	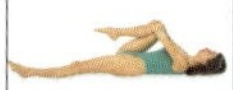
Hochrollen	S. 78	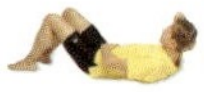
Diagonales Hochrollen	S. 79	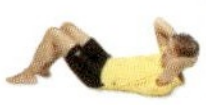
Seitenrollen	S. 54	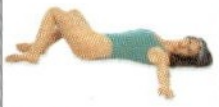
Dehnung der Schenkelstrecker und der Hüftflexoren in Seitenlage	S. 84	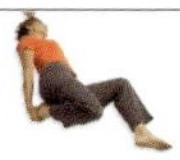
Dehnung der Beinbeuger im Liegen	S. 82	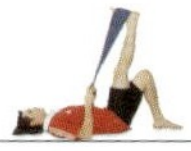
Diamant-Presse	S. 112	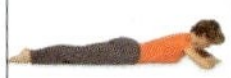
Pfeil	S. 70	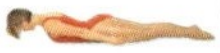
Stern	S. 116	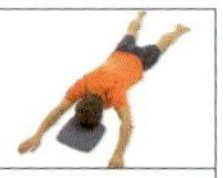
Ruheposition (außer bei Knieproblemen)	S. 73	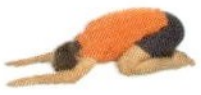
Abrollen an der Wand	S. 68	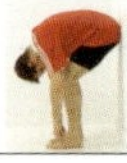
Korkenzieher	S. 98	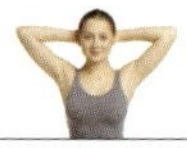
Stummer Diener	S. 56	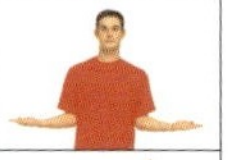
Öffnung der Arme	S. 52	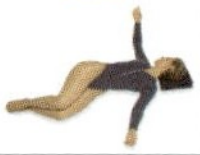
Entspannungsposition	S. 28	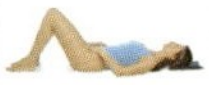

Zweite Gruppe

Für das Heben schwerer Lasten ist die Stabilität des Körpers entscheidend sowie eine kräftige Oberschenkelmuskulatur, um die Knie beim Heben beugen zu können.

Entspannungsposition	S. 28	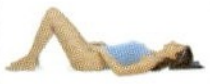
Aufrollen der Wirbelsäule	S. 45	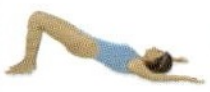
Stabilisierung des Beckens	S. 38	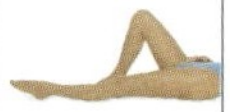
Hochrollen, im Wechsel mit Dehnung mit einem Bein und Dehnung mit beiden Beinen	S. 78 S. 108 S. 110	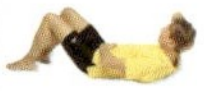
Diagonales Hochrollen	S. 79	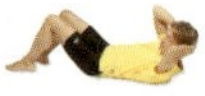
Hüftbeugerdehnung	S. 47	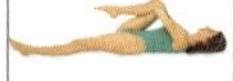

Seitenrollen	S. 54	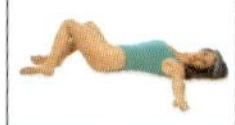
Gleiten an der Wand	S. 66	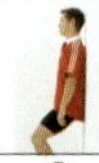
Heben und Senken der Füße mit Tennisball	S. 88	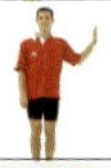
Abrollen an der Wand	S. 68	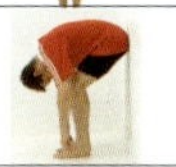
Diamant-Presse oder Pfeil	S. 112 S. 70	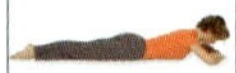
Tischplatte	S. 120	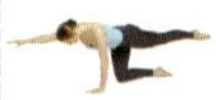

Ruheposition	S. 73	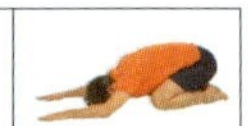
Knöchelkreisen an der Wand	S. 135	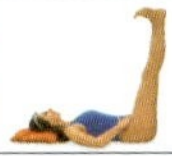
Kirschenpflücken	S. 191	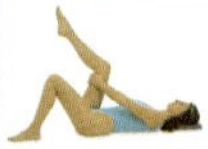
Grätsche an der Wand (s. Dehnung der heranziehenden Muskeln)	S. 81	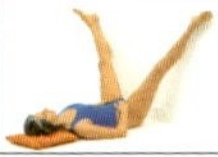
Passés Développés mit Beingewichten	S. 172	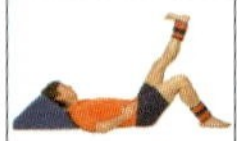
Öffnung der Arme	S. 52	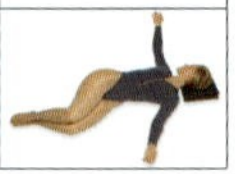

„Es ist wunderbar, dass es endlich eine Übungsmethode gibt, die uns dabei hilft, uns aufzurichten, zu strecken und in Form zu bringen. Sicher würden auch viele meiner Patienten von diesen Übungen enorm profitieren."

Richard Husband, Allgemeinmediziner und Chirurg

Stehende Tätigkeiten

Zu dieser Gruppe zählen Verkäufer, Friseure, Polizisten, Lehrer, Fitnesslehrer, Kellner und Busfahrer.

Arbeiten Sie im Stehen, so wie die genannten und viele andere Berufsgruppen? Dann leiden Sie vielleicht auch unter müden und schmerzenden Beinen, unter einem verspannten Schultergürtel, Schmerzen im unteren Rückenbereich, Krampfadern, wunden Füßen und Senkfüßen, um nur ein paar der häufigsten Beschwerden dieser Berufsgruppe aufzuzählen!

Sie sollten zusätzlich zu dem für Ihren Haltungstyp empfohlenen Programm folgende Übungen machen:

Aufrollen der Wirbelsäule	S. 45	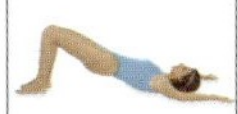
Knöchelkreisen an der Wand	S. 135	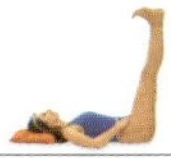
Grätsche an der Wand	S. 81	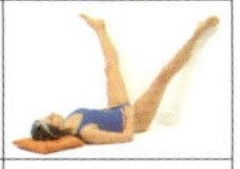
Fußübungen (s. auch rechts)	S. 74 ff.	
Diamant-Presse	S. 112	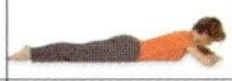
Pfeil	S. 70	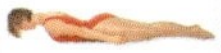
Ruheposition	S. 73	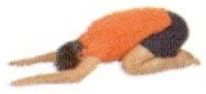
Dehnung der Schenkelstrecker und der Hüftflexoren in Seitenlage	S. 84	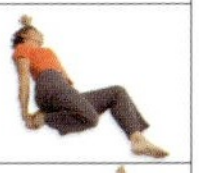
Öffnung der Arme	S. 52	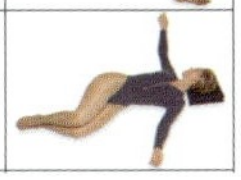

Bei der nächsten Übung wird die Wadenpumpe trainiert und gleichzeitig die Durchblutung und Entwässerung der Lymphgefäße in den Beinen gefördert.

Kirschenpflücken

Ausgangsposition

- Legen Sie sich auf den Rücken in die Entspannungsposition.
- Beugen Sie ein Knie nach oben, und greifen Sie es an der Knierückseite, sodass Ihre Daumen vorn auf dem Knie liegen. So können Sie spüren, ob sich Ihr Bein bewegt.
- Halten Sie die Ellbogen ganz locker und weiten Sie Ihren Brustkorb.

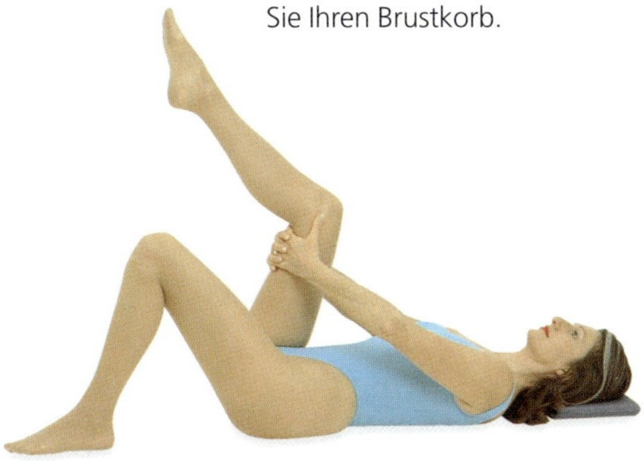

Übung

1 Halten Sie Ihre Ferse ganz ruhig und in einer Linie mit Knien und Hüften. Strecken Sie erst Ihren Fuß und dann die Zehen in Richtung Gesicht. Spreizen Sie die Zehen so weit wie möglich.

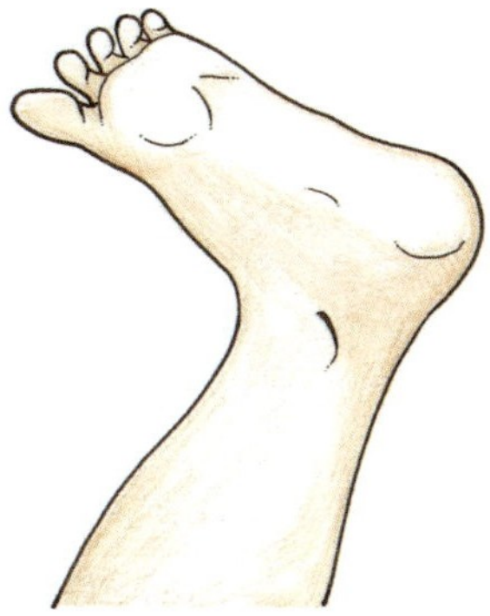

2 Spannen Sie die Zehen an und strecken Sie Ihren Fuß. Die Ferse bleibt dabei ganz ruhig.

3 Stellen Sie sich nun vor, dass Sie unter einem Kirschbaum liegen. Pflücken Sie eine Kirsche, indem Sie mit den Zehen danach greifen.

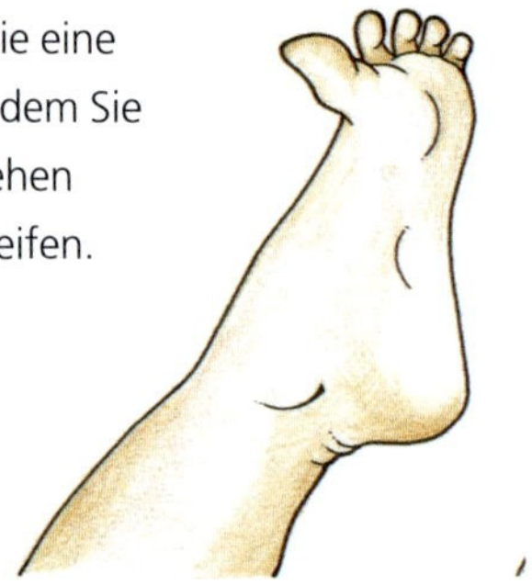

4 Halten Sie dann die gepflückte Kirsche ganz fest zwischen Ihren Zehen und strecken Sie den Fuß in Richtung Gesicht.

5 Lassen Sie die Kirsche in einen imaginären Korb fallen und entspannen Sie den Fuß.

6 Pflücken Sie mit jedem Fuß fünf Kirschen!

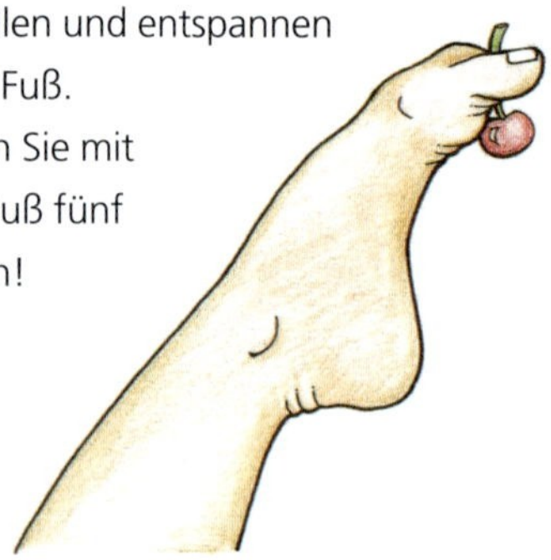

Fußmassage

Wenn Ihre Füße nach einem langen Tag im Stehen schmerzen, ist eine Fußmassage vielleicht das Richtige – allerdings nur dann, wenn Sie keine Verletzung am Fuß haben.

Ausgangsposition

- Waschen Sie Ihre Füße mit etwas warmem Wasser, um die Durchblutung anzukurbeln und die Haut aufzuweichen. Machen Sie es sich auf Ihrem Lieblingsstuhl bequem, mit vielen Kissen als Unterstützung für den Rücken.
- Je nach Beweglichkeit Ihres Hüftgelenks:
- Setzen Sie sich in den Schneidersitz und legen Sie einen Fuß auf den entgegengesetzten Oberschenkel. Sie müssen nicht beunruhigt sein, wenn Ihnen das nicht gelingt. Nur wenige Menschen sind so gelenkig und können gleichzeitig den restlichen Körper entspannt halten.
- Sie können auch ein Bein nach oben ziehen, mit dem Knie in Richtung Brustkorb, sodass die Beine nach wie vor parallel ausgerichtet sind. Auf diese Weise können Sie Fußballen und Sohle ganz bequem mit Ihren Fingern erreichen.
- Oder machen Sie die Übung gemeinsam mit einem Partner, der vor Ihnen auf dem Boden sitzt, während Ihr Knie auf einem Kissen ruht.

Übung

1 Streichen Sie mit entspannter Handfläche über Ihren ganzen Fuß. Vergessen Sie dabei nicht die Fußgelenke. Für eine verbesserte Gleitfähigkeit können Sie auch etwas Feuchtigkeitscreme verwenden. Wenn Sie die Übung zusammen mit einem Partner machen, sollten Sie fest, aber gleichzeitig weich drücken, damit sich Ihr Partner entspannt und wohl fühlt.

2 Bewegen Sie jedes einzelne Zehgelenk im Kreis.

3 Kneifen Sie mit Daumen und Zeigefinger in die Haut zwischen den Zehen.

4 Fahren Sie mit zwei bis drei Fingern in kreisförmigen Bewegungen über den Fuß. Sparen Sie die Knöchel aus, wenn Sie beziehungsweise Ihre Partnerin schwanger sind oder ein Kind zeugen möchte(n).

5 Drücken Sie mit Ihren Daumen etwas auf die Unterseite der Füße (das kann etwas schmerzhaft sein, besonders im Fußspann). Sie können alles machen, was sich gut anfühlt. Wenn Sie die Übung mit einem Partner durchführen, sollten Sie also immer nach dessen Meinung oder Rat fragen.

In der Luft

Ob Sie als Pilot, Steward oder Passagier mit dem Flugzeug reisen, Ihr Körper ist dabei immer großen Strapazen ausgesetzt. Auf die einzelnen Gruppen wird anschließend noch ausführlicher eingegangen.

Am Anfang stehen ein Programm zur Vorbereitung auf Flugreisen und ein weiteres, das man in der Luft ausführen kann. Außerdem sind für jede Gruppe spezielle Übungen zur Wiederherstellung der Körperbalance zusammengestellt worden.

In der Luft kämpfen alle mit den gleichen Problemen: Druckanstieg, eingeschränkte Bewegungsfreiheit bzw. Durchblutung, Dehydrierung und Jetlag. Folgende Übungen können hier Abhilfe schaffen:

Vor dem Flug

Entspannungsposition mit Atmung und Stabilisierung	S. 37	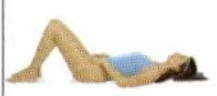
Aufrollen der Wirbelsäule	S. 45	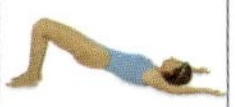
Seitenrollen	S. 54	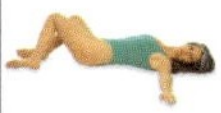
Dehnung der Beinbeuger im Liegen	S. 82	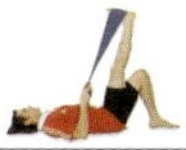
Windmühle	S. 104	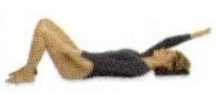
Hochrollen	S. 78	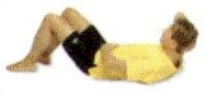
Diagonales Hochrollen	S. 79	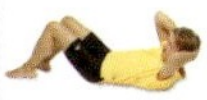
Dehnung mit einem Bein	S. 108	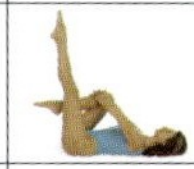
Stabheben	S. 60	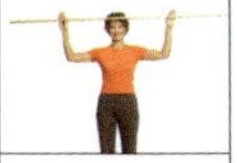
Seitliche Rumpfdehnung mit Armen	S. 64	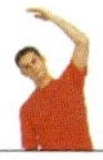
Pfeil	S. 70	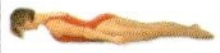
Ruheposition	S. 73	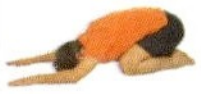

In der Luft

Abrollen an der Wand	S. 68	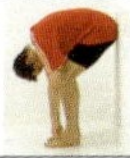
Aufwärmen für Fortgeschrittene: Auf der Stelle gehen	S. 142	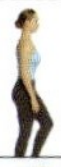
Gleiten an der Wand	S. 66	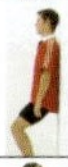
Dehnung des Schenkelstreckers im Stehen	S. 136	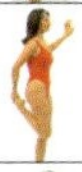
Kräftigung des Trizeps mit Hanteln	S. 130	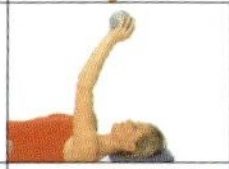
Stummer Diener	S. 56	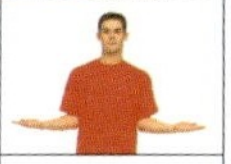
Korkenzieher	S. 98	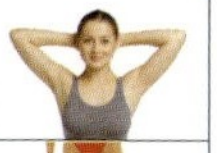
Auf einem Bein stehen	S. 96	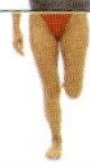
Kosak-Taillendrehung	S. 62	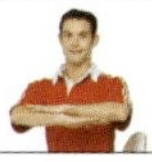
Seitliche Rumpfdehnung mit Armen	S. 64	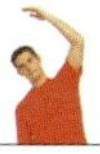
Knöchelkreisen, Training der Fußgewölbe, Strecken und Beugen (bei Schwellungen am Fuß im Sitzen)	S. 44 S. 74 S. 76	
La-Ola-Welle	S. 75	

Im Cockpit

Piloten und Autofahrer – beide sitzen über lange Zeiträume hinweg in einem beengten Raum und haben kaum Gelegenheit, ihre Beine auszustrecken. Beide haben unregelmäßige Schlafzeiten und ein hohes Maß an Stress. Daher sind einige einfache Dehn- und Kraftübungen zusammengestellt worden, die Sie vor oder nach dem Flug machen können:

Aufrollen der Wirbelsäule	S. 45	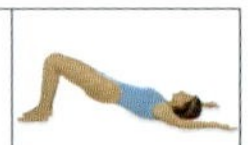
Hüftbeugerdehnung	S. 47	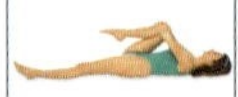
Dehnung der Beinbeuger im Liegen	S. 82	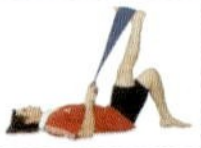
Seitenrollen	S. 54	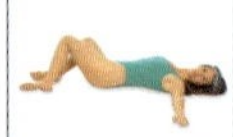
Diamant-Presse	S. 112	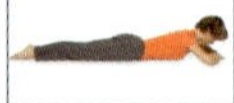
Pfeil	S. 70	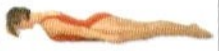
Ruheposition	S. 73	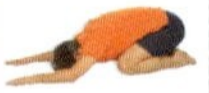
Dehnung der heranziehenden Muskeln	S. 80	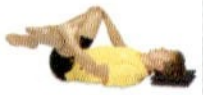
Seitliche Rumpfdehnung mit Armen (im Stehen)	S. 64	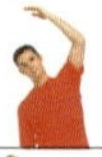
Dehnung der Schenkelstrecker und der Hüftflexoren in Seitenlage	S. 84	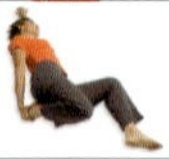
Abrollen an der Wand	S. 68	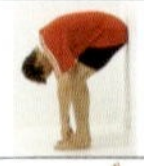
Öffnung der Arme oder Kreidekreis	S. 52 S. 138	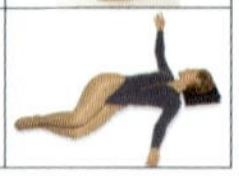

Das Kabinenpersonal

Das Kabinenpersonal hat andere Probleme als das Team im Cockpit. Diese Flugbegleiter sind ständig auf den Beinen und müssen sich vorbeugen und verdrehen, wenn sie dem Passagier auf Sitz 57A das Mittagessen reichen. Zudem müssen sie beim Lenken und Schieben der Verpflegungswagen aufpassen und den Passagieren beim Verstauen des Handgepäcks in den Deckenfächern helfen. Oft überschreitet das Gepäck dabei die zugelassenen Gewichtsgrenzen. All diese Tätigkeiten erfordern eine kräftige Bauchmuskulatur, eine gute Stabilität sowie Beweglichkeit. Da sich Flugreisen steigender Beliebtheit erfreuen, ist es angebracht, zusätzlich zu den bisher geforderten Voraussetzungen noch weitere physische Fähigkeiten zu verlangen.

Nach dem Flug

Seestern	S. 42	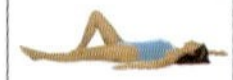
Knöchelkreisen an der Wand	S. 135	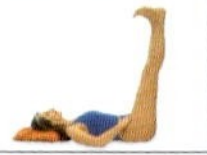
Hüftdrehung	S. 103	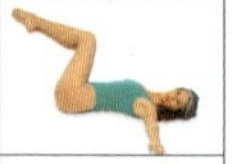
Strecken der Schultern	S. 48	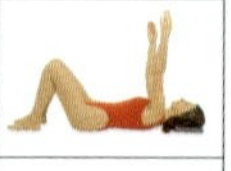
Dehnung der heranziehenden Muskeln	S. 80	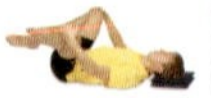
Dehnung der Beinbeuger im Sitzen	S. 125	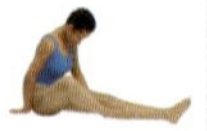
Ins Nadelöhr gleiten	S. 77	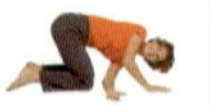
Treten mit einem Bein	S. 114	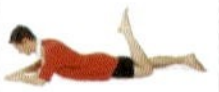
Pfeil	S. 70	

Diamant-Presse	S. 112	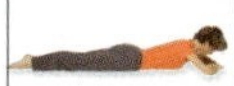
Ruheposition	S. 73	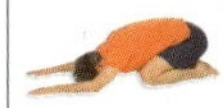
Tischplatte mit erhobenem Bein	S. 121	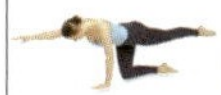
Kreidekreis	S. 138	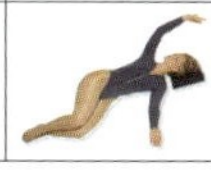

Bei der Ankunft

Langstreckenflüge sind für jeden mit Rückenproblemen ein Albtraum, oft aber auch für jene, die ansonsten keine Probleme mit ihrem Rücken haben. Mit dem Übungsprogramm „In der Luft" können Sie sich jedoch auch über den Wolken fit halten. All diese Übungen lassen sich im Flugzeug sitzend durchführen – solange nicht der Hinweis „Bitte anschnallen" aufleuchtet. Sie werden kaum glauben, wie viel besser Sie sich danach bei der Landung an Ihrem Reiseziel fühlen werden. Um sich auch nach der Ankunft etwas Gutes zu tun, versuchen Sie Folgendes:

Entspannungsposition	S. 28	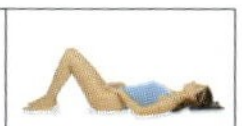
Aufrollen der Wirbelsäule	S. 45	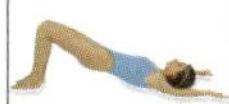
Hüftbeugerdehnung	S. 47	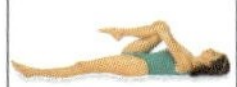

Dehnung der Beinbeuger im Liegen	S. 82	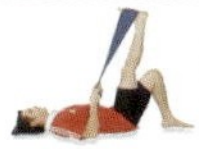
Hochrollen	S. 78	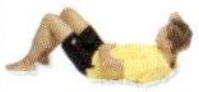
Seitenrollen	S. 54	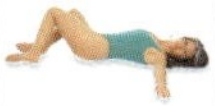
Dehnung der Schenkelstrecker und der Hüftflexoren in Seitenlage	S. 84	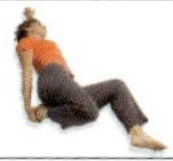
Korkenzieher	S. 98	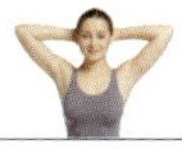
Seitliche Rumpfdehnung mit Armen	S. 64	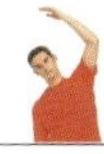
Stabheben	S. 60	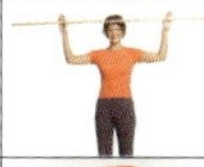
Abrollen an der Wand	S. 68	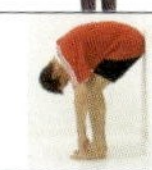
Diamant-Presse	S. 112	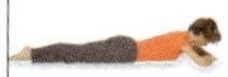
Ruheposition	S. 73	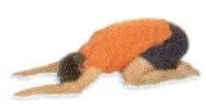
Öffnung der Arme oder Kreidekreis	S. 52 S. 138	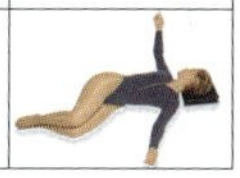

Noch ein Tipp: Bei einem Zwischenstopp sollten Sie immer die Gelegenheit nutzen und in schnellem Tempo auf dem Flughafen eine Runde drehen, um Ihre Körperfunktionen wieder anzukurbeln!

„Wie so viele Menschen muss ich bei meiner Arbeit viel sitzen … Deshalb habe ich häufig Muskelschmerzen und fühle mich ungelenkig. Dank Pilates kann ich fast überall und jederzeit Übungen machen – sogar auf meinem Sitz. Und im Hotelzimmer kann ich das gesamte Pilates-Programm machen … Ich empfehle Pilates all meinen Kollegen und jedem, der das Potenzial seines Körpers maximieren möchte."

Sean Volrath, Pilot einer Boeing 747 Classic

Manuelle Tätigkeiten

Wer mit seinen Händen arbeitet, bewegt sich ohnehin meist viel. Das ist zwar gut, doch erfordert diese Arbeit oft schweres Heben und das Verdrehen des Körpers. Ist Ihre Körperkonstitution nicht allzu stabil, können Probleme entstehen. Denken Sie daran, dass eine richtige Bewegung der Muskeln entscheidend ist.

Sie sollten die für die Körperhaltung verantwortliche Tiefenmuskulatur trainieren und bewusst auf die richtigen Bewegungsabläufe achten. Machen Sie zusätzlich zu dem für Ihren Haltungstyp empfohlenen Programm die folgenden Übungen:

Seestern	S. 42	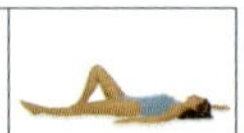
Aufrollen der Wirbelsäule	S. 45	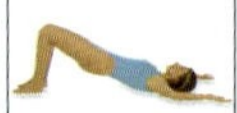
Hüftbeugerdehnung	S. 47	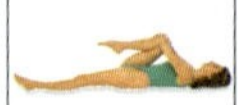
Stabilisierung des Beckens	S. 38	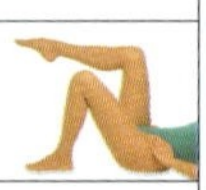
Seitenrollen	S. 54	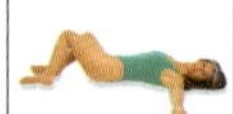
Dehnung der Beinbeuger im Sitzen	S. 125	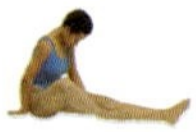

Hochrollen	S. 78	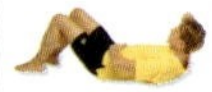
Diagonales Hochrollen	S. 79	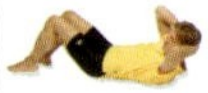
Die Hundert	S. 122	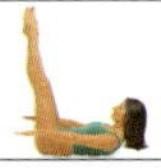
Korkenzieher	S. 98	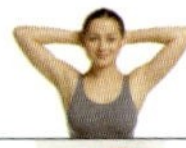
Abrollen an der Wand	S. 68	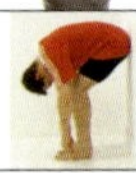
Seitliche Rumpfdehnung mit Armen	S. 64	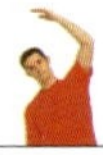
Stabheben	S. 60	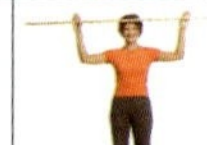
Pfeil	S. 70	
Tischplatte mit erhobenem Bein	S. 121	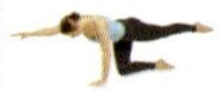
Treten mit einem Bein	S. 114	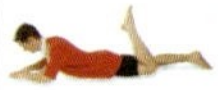
Ruheposition	S. 73	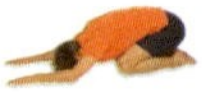
Kreidekreis	S. 138	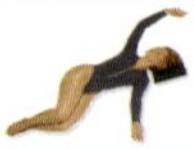

Fahren als Lebensunterhalt

Fahren Sie beruflich ein Auto oder einen Lastwagen? Ob als Fernfahrer, Vertreter oder Formel-1-Pilot – Sie sitzen in einer bestimmten Position fest, und das ist für Ihren Rücken eine enorme Belastung.

Wenn Sie viel fahren, sollten Sie zusätzlich zu dem für Ihren Haltungstyp empfohlenen Programm folgende Übungen durchführen:

Seestern	S. 42	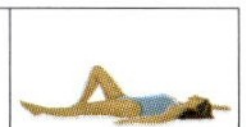
Aufrollen der Wirbelsäule	S. 45	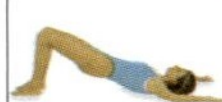
Hüftbeugerdehnung	S. 47	
Dehnung des Nackens	S. 50	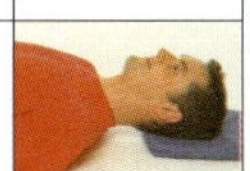
Nasenspiralen	S. 266	
Nickender Hund	S. 266	
Hochrollen	S. 78	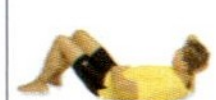
Diagonales Hochrollen	S. 79	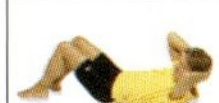
Seitenrollen	S. 54	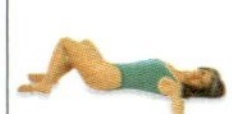
Kniekreisen mit Band	S. 43	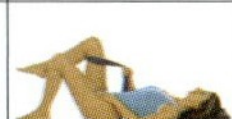
Strecken der Schultern	S. 48	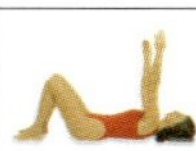
Dehnung der Schenkelstrecker und der Hüftbeuger in Seitenlage	S. 84	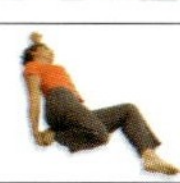

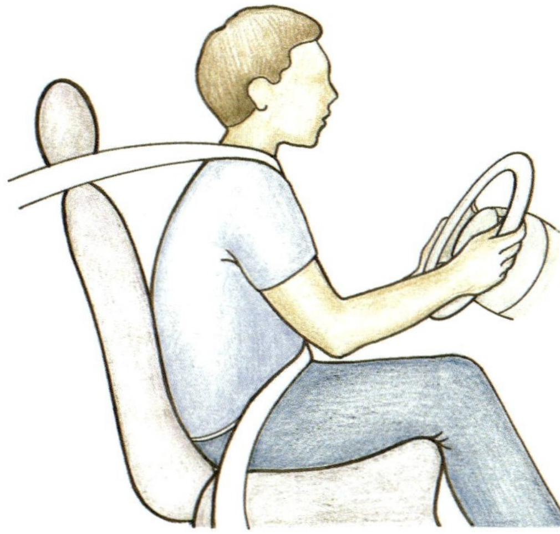

Eine schlechte Körperhaltung beim Fahren belastet den Rücken.

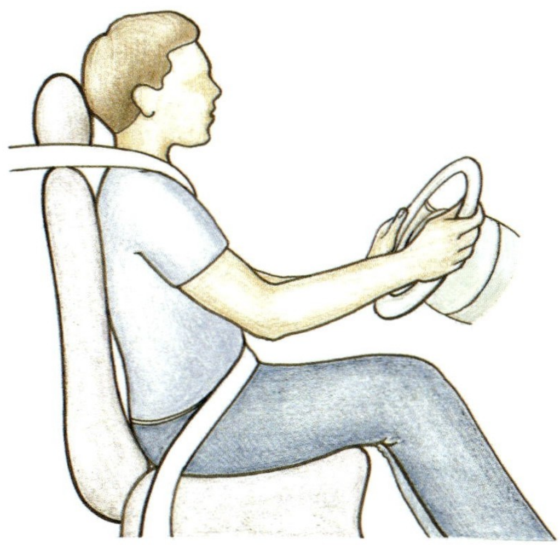

Versuchen Sie, aufrecht zu sitzen und die natürliche Biegung der Wirbelsäule beizubehalten.

Diamant-Presse	S. 112	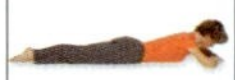
Pfeil	S. 70	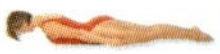
Stern	S. 116	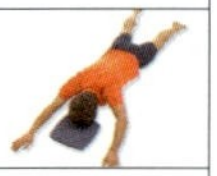
Ruheposition	S. 73	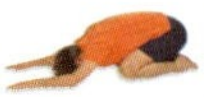
Abrollen an der Wand	S. 68	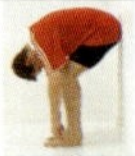

Seitliche Rumpfdehnung mit Armen	S. 64	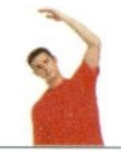
Hand- und Fingerübungen	S. 231	
Fußübungen	S. 74 ff.	
Öffnung der Arme	S. 52	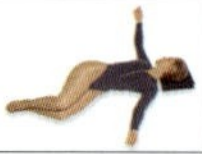

„... Ich werde dieses Buch ganz sicher meinen Patienten empfehlen. Es ist eine ideale Ergänzung für das, was sie im Behandlungszimmer gelernt haben ... Ich freue mich bereits auf das wachsende Angebot an Pilates-Kursen, damit ich meinen Patienten guten Gewissens einen Kurs empfehlen kann, bei dem ich sicher bin, dass sie sich nicht wieder verletzen werden."

Physiotherapy Magazine, UK

(Buchbesprechung von *Body Control: The Pilates Way*)

„Einige meiner Patienten, die ich an Pilates-Lehrer verwiesen habe, brauchten nie wieder behandelt zu werden, und bei vielen anderen wurden die Beschwerden erst besser, nachdem Sie mit Pilates begonnen hatten."

Piers Chandler, Diplom-Osteopath

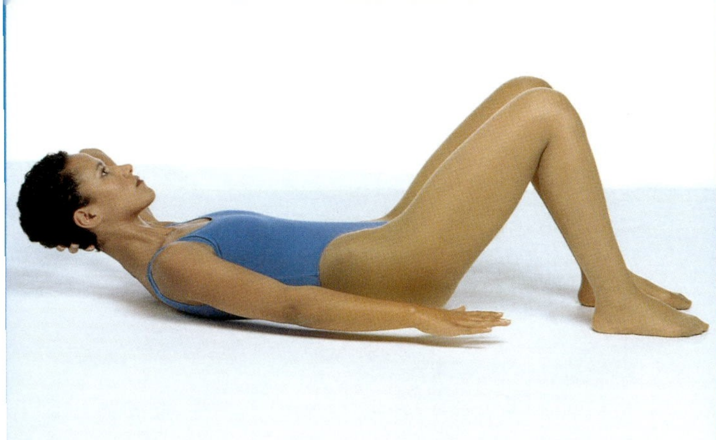

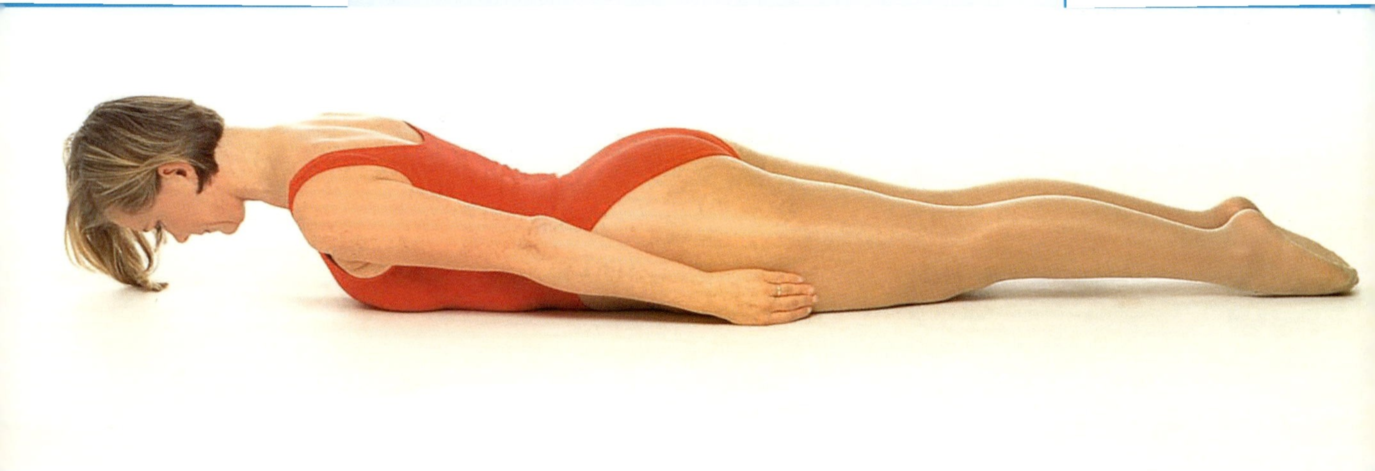

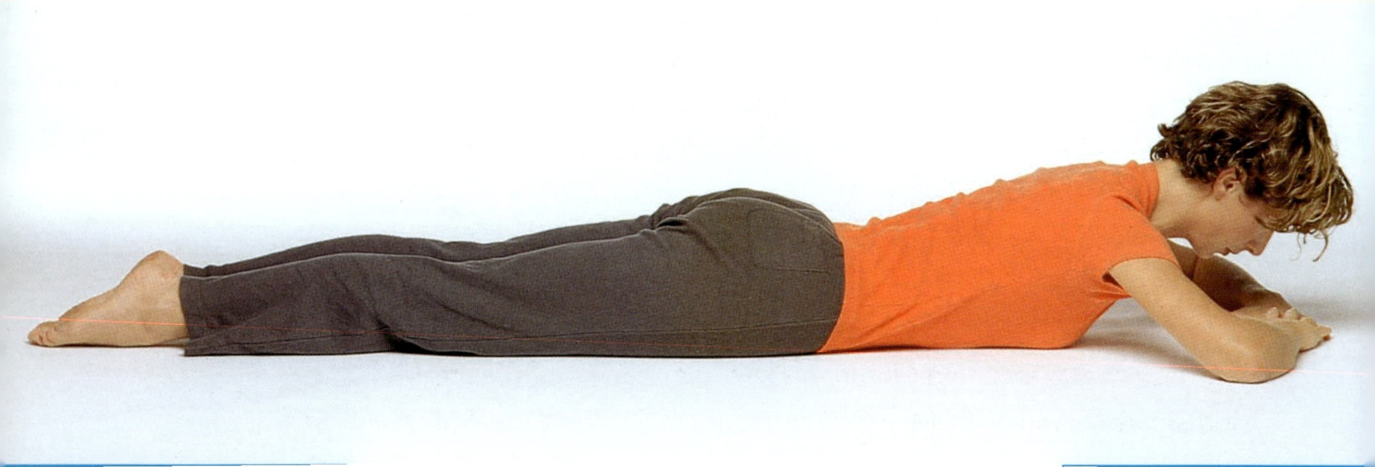

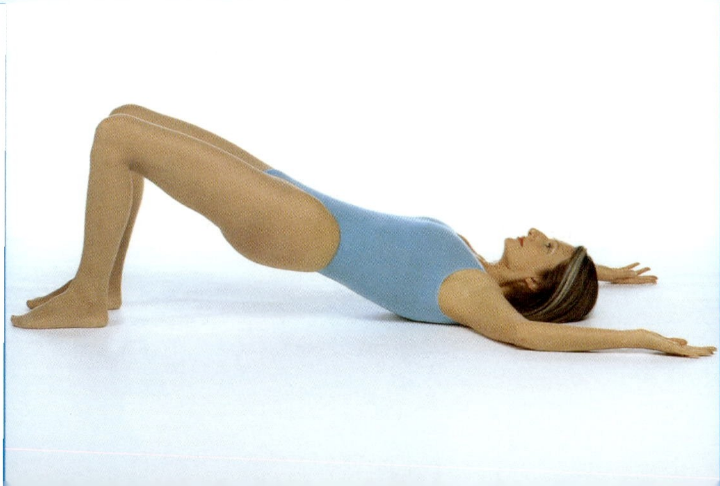

Pilates-Übungen **für den Sport**

Pilates ist das ideale Training für Sportler. Dadurch können Sie sich eine stabile Haltung aneignen und auf dieser Grundlage sicher und effizient an der spezifischen Technik ihrer Sportart arbeiten. Wenn sie nur schon früher damit begonnen hätten und nicht erst, nachdem sie verletzt waren!

Dr. Charlotte Cowie

Allgemeinmedizinerin und Chirurgin, Diplom-Sportmedizinerin, DM-S Med., MRO

Schwimmen ist ein Sport, der stark von der richtigen Technik abhängt. Eine falsche Schwimmtechnik führt zur Muskelermüdung bzw. zu einer gestörten Muskelbalance, was wiederum die Leistung beeinflusst. Mittlerweile hat sich Pilates im Schwimmsport als führende Methode zum Erlernen der richtigen Technik und zur Muskelkonditionierung etabliert. Schwimmer können dadurch die für ihren Schwimmstil spezifische Technik verbessern und ihre Leistung steigern.

Paul Massey

Diplom-Physiotherapeut und
Mitglied im britischen Berufsverband
der Physiotherapeuten
Leitender Physiotherapeut des britischen Schwimmteams. Mitglied des britischen Olympiateams 1992 und 1996. Mitglied des britischen Leichtathletikteams. Senior Tutor der National Coaching Foundation.

Die folgenden Seiten sind dem Sport gewidmet. Die Ratschläge richten sich hauptsächlich an professionelle oder zumindest halbprofessionelle Sportler. Aber auch engagierte Amateure können von diesen Übungen profitieren.

Ist Ihnen aufgefallen, dass mit der wachsenden Zahl an Fitness- und Sportzentren in den letzten Jahren auch eine ebenso wachsende Zahl an Kliniken für Sportverletzungen entstanden ist? Wie kommt das, wenn Sport doch Fitness und Gesundheit fördert?

Bei Amateuren liegt der Grund häufig darin, dass sie eine Sportart betreiben, für die sie nicht fit genug sind. Fußballer mittleren Alters zum Beispiel fangen nach Jahren des Nichtstuns wieder mit dem Fußballspielen an – ohne langfristigen Muskelaufbau und ohne regelmäßiges Training. Ihr Körper ist den harten Anforderungen des Spiels dann jedoch meist nicht gewachsen.

Ein anderes Problem liegt in der Natur des jeweiligen Sports. Viele Sportarten sind sehr einseitig ausgerichtet, das heißt, dabei wird nur eine Körperseite oder nur eine bestimmte Muskelgruppe trainiert. Ein gutes Beispiel ist Golf: Das ständige Beugen über den am Boden liegenden Ball, die Verdrehung der Wirbelsäule und das Schlagen des Balls in nur eine Richtung stellt für die Lendenwirbelsäule eine große und ständig wiederkehrende Belastung dar. Ein Teil des Problems wäre bereits gelöst, wenn Sie die ersten neun Löcher mit der rechten und die zweiten neun Löcher mit der linken Hand spielen würden, aber selbst dann würden Sie immer nur die gleichen Muskeln beanspruchen, während Sie andere Muskelpartien vollkommen vernachlässigen. Und Sie müssen sich nach wie vor über den Ball beugen! Auf die Stärkung der Muskeln ausgerichtete Trainingsmethoden, die Sie für das Schlagen des Balls benötigen, verstärken das Problem noch, denn diese Muskeln sind bereits sehr ausgeprägt – Sie sollten sich daher mehr um die Muskeln kümmern, die Sie beim Spielen einer Runde Golf vernachlässigen, da sie relativ schwach ausgeprägt sind und somit die Körperbalance stören, was ein höheres Verletzungsrisiko mit sich bringt.

Jeder Sport verlangt von seinen Spielern gewisse Motorikmuster, denn nur dadurch sind sie in der Lage, in ihrer Sportart Bestleistungen zu erzielen. Natürlich soll mit dem Pilates-Programm nicht die Art geändert werden, wie ein Golfspieler den Ball schlägt, ein Tennisspieler einen Schlag pariert oder ein Handballer den Ball wirft. Dennoch, die Aufnahme einiger ergänzender Übungen in das regelmäßige Trainingspensum kann bereits helfen, die Körperbalance zu verbessern und normale Bewegungsabläufe beizubehalten. Die gesteigerte Leistungsfähigkeit des Körpers macht sich schon bald durch eine geringere Verletzungsanfälligkeit, eine schnellere Genesung von traumatischen Verletzungen und eine verbesserte Gesamtleistung bemerkbar. Durch ein gesundes Programm zum Muskelaufbau kann ein Sportler besser und länger spielen und hoffentlich noch viele Jahre nach seinem Abschied aus dem aktiven Sport ohne Verletzungen leben. Vielen Spitzensportler haben ihre Erfahrungen in dieses Buch einfließen lassen: Sie mussten erkennen, dass sie den Höhepunkt ihrer Karriere um einige Jahre hätten verlängern können, wenn sie diese Methode schon früher kennen gelernt hätten.

In den folgenden Kapiteln werden die beliebtesten Sportarten und ihre häufigsten Probleme besprochen. Für jeden Sport sind ein paar Extraübungen ausgewählt worden, die zusätzlich zu dem für Ihren jeweiligen Haltungstyp empfohlenen Programm durchgeführt werden sollten. Wenn Sie sich diese Grundlagen einmal erarbeitet und dadurch eine gewisse Stabilität erreicht haben, ist es unbedingt nötig, diese Stabilität auf möglichst verschiedene Arten zu trainieren. Die empfohlenen Übungsprogramme sollen das normale Training natürlich nicht ersetzen, sondern nur ergänzen.

Fußball

In Zeiten, in denen Fußballspieler bei europäischen Spitzenklubs mehrere Millionen Euro im Jahr verdienen, ist es kein Wunder, dass Verletzungen die größte Sorge der Spieler und auch der Manager sind. Viele der auf dem Fußballplatz erlittenen Verletzungen sind unvermeidlich, da sie aus der physischen Natur dieses Spiels resultieren. Jedoch könnten viele Verletzungen, die die Spieler für mehrere Wochen außer Gefecht setzen, vermieden werden, wenn die Fußballer mehr Wert auf ihre Muskelbalance legen würden. Glücklicherweise arbeiten die Physiotherapeuten vieler großer Fußballvereine zur Vorbeugung von Verletzungen mittlerweile mit Pilates.

„Für mich liegt der Schwerpunkt von Pilates auf dem Aufbau der Muskelbalance, die ein wichtiger Faktor bei der Verhütung von Verletzungen ist."

Alan Hodson, Diplom-Physiotherapeut,
Mitglied im britischen Berufsverband
der Physiotherapeuten,
Leiter der Sportmedizin, Englischer Fußballverband

Die meisten Verletzungen im Fußball betreffen die Leisten, Kniesehnen, Kreuzbänder und Knöchel. Außerdem kommt es häufig zu traumatischen Verletzungen aufgrund heftiger Zusammenstöße sowie zu Rückenverletzungen. Hier sind vor allem die Bandscheiben betroffen, da viele Spieler den Ball vom Rücken aus wegkicken und nicht aus der Hüfte.

Die meisten Probleme sind jedoch auf eine fehlende Muskelbalance zurückzuführen. Fußballspieler leiden oft an folgenden muskulären Dysbalancen:

- Überbelastung des großen Streckmuskels am Oberschenkel (Musculus quadriceps femoris),
- Verspannung der Beinbeuger,
- Verkürzung der vorderen Schienbeinmuskeln (z. B. Musculus tibialis anterior),
- Verspannung der Wadenmuskeln,
- Verspannung der Hüftbeuger,
- Überbelastung der Rückenstrecker (Musculus erector spinae),
- Schwäche der Gesäßmuskeln,
- Schwäche des queren Bauchmuskels,
- Schwäche der Rückenmuskeln (Musculi multifidi).

Die Folge ist ein Körper mit mangelnder Rumpf- und Beckenstabilität sowie eingeschränkter Gelenkigkeit. Außerdem bevorzugt fast jeder Fußballer, sogar die besten von ihnen, ein Bein oder eine Seite zum Spielen, was zu einer einseitigen Dysbalance führt. Es ist also kein Wunder, dass sich viele Spieler häufig auf der Bank und nicht auf dem Platz befinden!

Als Fußballer sollten Sie zusätzlich zu dem für Ihren Haltungstyp empfohlenen Programm die folgenden Übungen machen:

Abrollen an der Wand	S. 68	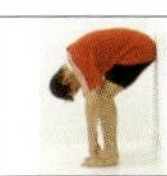
Aufrollen der Wirbelsäule	S. 45	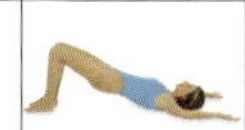
Hüftbeugerdehnung	S. 47	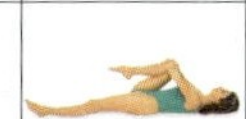
Dehnung der Beinbeuger im Liegen	S. 82	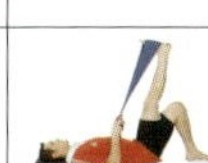
Seitenrollen	S. 54	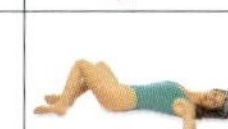
Dehnung des Schenkelstreckers in Seitenlage (nicht bei Knieschäden)	S. 84	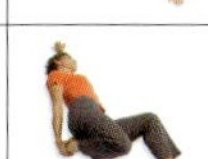
Aufrollen im Liegen mit Armen	S. 106	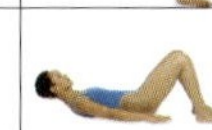
Dehnung mit einem Bein oder Die Hundert oder Dehnung mit beiden Beinen	S. 108 S. 122 S. 110	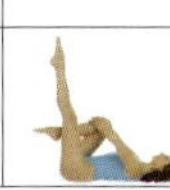

Diagonales Hochrollen	S. 79	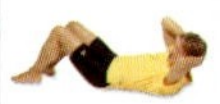
Pfeil	S. 70	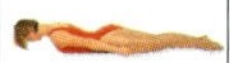
Tischplatte mit erhobenem Bein	S. 121	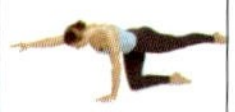

Ruheposition	S. 73	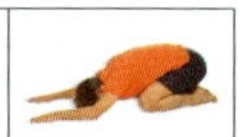
Passés Développés mit Beingewichten	S. 172	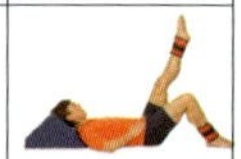
Auf einem Bein stehen	S. 96	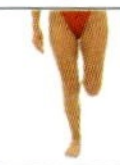

„In den letzten Jahren hat sich bei vielen Sportlern und Funktionären die Erkenntnis durchgesetzt, dass eine gute körperliche Stabilität und die Durchführung regelmäßiger Übungen sowohl bei der Behandlung aller Wirbelsäulen- und (in vielen Fällen sekundären) mechanischen Beschwerden als auch bei der Prävention von Verletzungen eine wesentliche Rolle spielen.

Der von Joseph Pilates entwickelte Ansatz wirkt sich auf viele verschiedene Aspekte der Kernstabilität aus und darüber hinaus noch auf vieles mehr – und das seit über 80 Jahren!

Dass sich dieses System mittlerweile zu einer Methode zur Körperkontrolle, dem so genannten Body Control Pilates, entwickelt hat, ist ein überzeugender Beweis für die Vision und das Talent von Joseph Pilates und Menschen wie Lynne Robinson, die sein Werk immer gefördert und weiter vorangetrieben haben, sodass Pilates mittlerweile bei fast allen Verletzungsarten die bevorzugte Empfehlung der Osteopathen an ihre Patienten ist.

Die umfassenden Fachkenntnisse und das Niveau der ständigen persönlichen Entwicklung der Mitglieder der Body Control Pilates Association genügen im Vergleich mit anderen Therapieansätzen den höchsten Ansprüchen. Ich möchte behaupten, dass jeder, der einmal die Kraft von Pilates gesehen (und erlebt) hat, sich wünschen wird, bereits vor Jahren damit angefangen zu haben!"

Jonathan Betser, Diplom-Osteopath
Vorsitzender der britischen Osteopathic Sports Care Associa

Rugby

Wenn sich die Teams vor dem Match an der Mittellinie gegenüberstehen, lassen sich die unterschiedlichen Arten des Körperbaus beobachten: der leichte und schnelle Außenstürmer, der kompakte Mittelstürmer, der schwere, aber bewegliche Verteidiger.

Jede Position erfordert einen anderen Körperbau. Daraus ergeben sich auch verschiedene muskuläre Dysbalancen und eine größere Anfälligkeit für bestimmte Verletzungsarten: Stürmer haben oft Nacken- und Schulterprobleme – kein Wunder, denn wenn sich die Gegenspieler im Gedränge auf sie stürzen, tragen sie oft ein Gesamtgewicht von mehr als 1,5 t. Außenstürmer werden im schnellen Lauf von größeren und schwereren Gegnern gestoppt. Rugbyspieler verfügen im Allgemeinen zwar über Kraft, aber nicht über Beweglichkeit. Dies lässt sich nicht einfach durch ein paar Dehnübungen beheben, sondern nur durch die Veränderung der Bewegungsmuster. Nur so können sich verspannte Muskeln lösen und ihre optimale Länge beibehalten. Beim Rugby findet ein Großteil des Spiels in einer halb verkrampften, nach vorn gebeugten Haltung statt – so ist es nicht verwunderlich, dass viele Rugbyspieler über Rückenprobleme klagen.

Wegen des heftigen Körperkontakts kommt es auch oft zu Verletzungen. Zu den häufigsten zählen Leistenzerrungen, Nackenverletzungen, Schleudertraumata sowie Rücken- und Rippenverletzungen.

Rugbyspieler haben oft folgende Dysbalancen:

- Überentwicklung der Schulter- und Nackenmuskulatur, besonders bei Stürmern der ersten Reihe,
- extreme Verspannung des oberen Trapezmuskels, der den Hals stützt,
- Überbelastung des Schulterblatthebers,
- mangelnde Beckenstabilität aufgrund der Schwäche des queren Bauchmuskels, des Beckenbodens und der Rückenmuskeln (Musculi multifidi),
- Verspannung und Überentwicklung der Adduktoren (an den Körper heranziehende Muskeln),
- Schwäche der Gesäßmuskulatur,
- Verspannung der Hüftbeuger,
- Überbelastung der Beinbeuger,
- Wölbung und Verspannung des unteren Rückens,
- Überentwicklung der Brustmuskulatur.

Um diesen Beschwerden entgegenzuwirken, sollten Sie zusätzlich zu dem für Ihren Haltungstyp empfohlenen Programm die folgenden Übungen machen:

Aufrollen der Wirbelsäule	S. 45	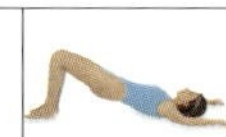
Hüftbeugerdehnung	S. 47	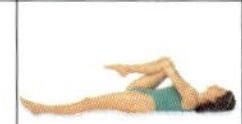
Stabilisierung des Beckens	S. 38	
Seitenrollen oder Hüftdrehung	S. 54 S. 103	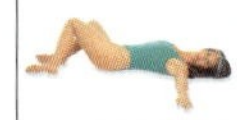
Hochrollen	S. 78	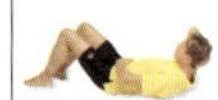
Diagonales Hochrollen	S. 79	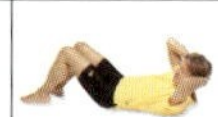
Dehnung der Beinbeuger im Liegen	S. 82	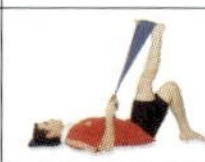
Stabheben	S. 60	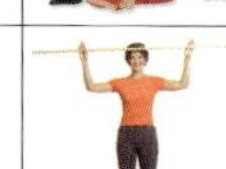
Auf einem Bein stehen	S. 96	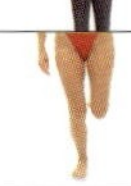
Stummer Diener	S. 56	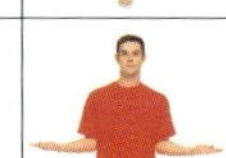
Seitliche Rumpfdehnung mit Armen	S. 64	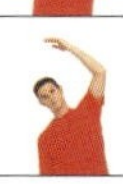
Korkenzieher	S. 98	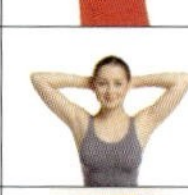
Abrollen an der Wand	S. 68	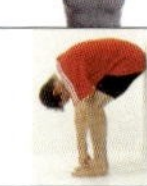

Dehnung der Schenkelstrecker und der Hüftbeuger in Seitenlage	S. 84	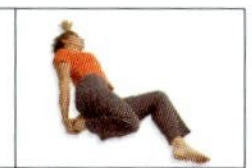
Pfeil	S. 70	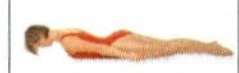
Stern	S. 116	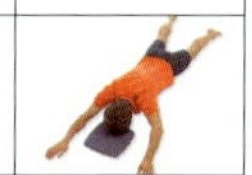
Tischplatte mit erhobenem Bein	S. 121	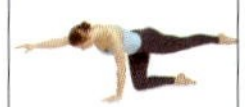

Passés Développés mit Beingewichten	S. 172	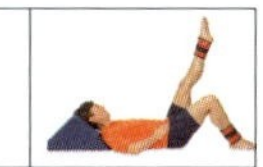
Ruheposition	S. 73	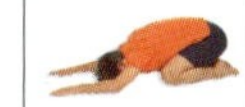
Öffnung der Arme	S. 52	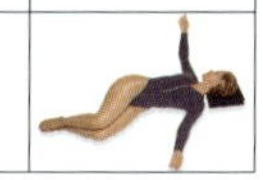

Kricket

„Als ich ständig Rückenschmerzen hatte, entdeckte ich Pilates für mich. Diese Übungen hatten zusammen mit den mir verschriebenen orthopädischen Maßnahmen einen sehr positiven Effekt. Ich mache mittlerweile täglich Pilates und bin mir sicher, dass ich die Fortsetzung meine Kricketkarriere hauptsächlich dieser Übungsmethode zu verdanken habe."

Mike Atherton, Englischer Kricketspieler

Bei der 1998 abgehaltenen Sporting Back Conference des British Institute for Musculoskeletal Medicine und der Society of Orthopaedic Medicine machte Dr. Philip Bell, der Arzt des englischen Kricketteams, darauf aufmerksam, dass fast alle über 18-jährigen Werfer Probleme mit der Lendenwirbelsäule haben – mit Ausnahme der Spieler von den westindischen Inseln, was er auf deren natürliche Beweglichkeit zurückführt. Die Sportler haben vor allem mit dem Wirbelgleiten (Spondylolithese) oder mit Ermüdungsbrüchen beziehungsweise schleichenden Frakturen zu kämpfen. Viele der jungen Talente können aufgrund dieser Verletzungen niemals zum Spitzensportler reifen.

Diese alarmierende Tatsache kommt nicht überraschend, wenn man einmal gesehen hat, wie sich ein schneller Werfer bewegt: Das Werfen des Balls ist eine Kombination aus Drehung, Beugung und Verlängerung der Wirbelsäule in einer extremen Geschwindigkeit und unter Einsatz des vollen Körpergewichts. Dadurch wird immer wieder dieselbe Partie der Lendenwirbelsäule einer enormen Belastung ausgesetzt.

Das Schlagen wiederum erfordert das Beugen und Drehen der Wirbelsäule, während sich der Torwart in einer noch schwierigeren Position befindet, da er hinter den Torstäben hockt, und zwar mit nach hinten geworfenem Kopf und ausgestreckten Armen. Die Eckmänner nehmen eine ähnliche, aber weniger extreme Position ein, während die Feldspieler aus der Abwehr oder aus den Grenzbereichen den Ball in einer Drehbewegung fangen und werfen, die eine enorme Belastung auf Rücken, Schultern und Arme ausübt.

Zu den häufigsten Verletzungen zählen schleichende Frakturen der Lendenwirbelsäule, Schulter- und Nackenprobleme sowie Ermüdungsbrüche im Fußbereich. Zu den häufigsten Beschwerden gehören:

- mangelnde Stabilität des Beckens,
- mangelnde Stabilität der Lendenwirbelsäule,
- mangelnde Stabilität der Schulter.

Kricketspielern werden zusätzlich zu dem Programm für ihren Haltungstyp diese Übungen empfohlen:

Vierfüßlerstand	S. 35	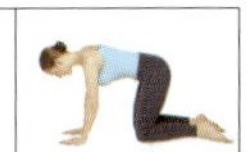
Seestern	S. 42	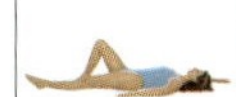
Stabilisierung des Beckens	S. 38	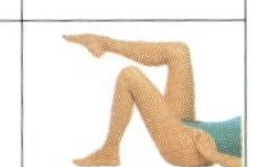
Aufrollen der Wirbelsäule	S. 45	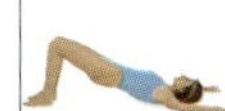
Hüftbeugerdehnung	S. 47	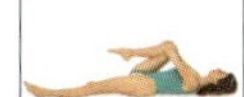
Dehnung der Beinbeuger im Liegen	S. 82	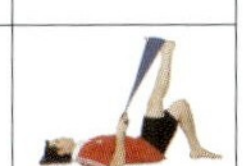
Seitenrollen (nach Stabilisierung)	S. 54	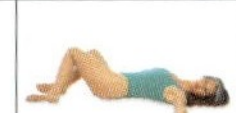
Stabheben	S. 60	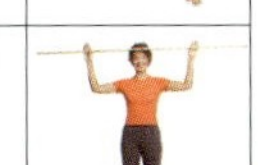
Korkenzieher	S. 98	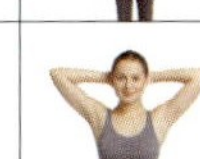
Stummer Diener	S. 56	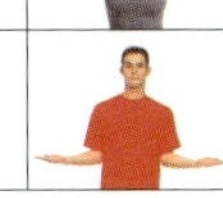

Pfeil	S. 70	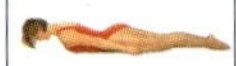
Diamant-Presse	S. 112	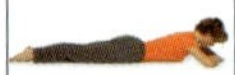
Tischplatte	S. 120	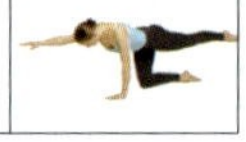

Ruheposition	S. 73	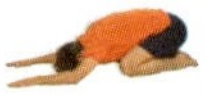
Dehnung des Schenkelstreckers und der Hüftflexoren in Seitenlage	S. 84	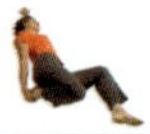
Öffnung der Arme oder Kreidekreis	S. 52 S. 138	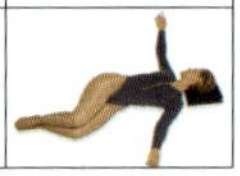

Tennis

„Pilates ist ein ideales Fitnessprogramm – entspannend, beruhigend, mental und physisch anregend mit einer dynamisierenden Wirkung auf den Körper. Ich gehe bei jeder kleinen Beschwerde ins Pilates-Studio. Das hält mich bereits seit Jahren gesund."

Pat Cash, Wimbledon-Sieger

Der Wimbledon-Sieger Pat Cash war einer der ersten Sportler, die den Wert von Pilates erkannten. Er war immer sehr fit und hatte viele verschiedene Fitness-Methoden ausprobiert, die seinen Körper zwar beanspruchten, aber die Stabilisierung seiner Tiefenmuskulatur vernachlässigten. Wie viele andere Sportarten ist Tennis asymmetrisch und so führte die entstandene muskuläre Dysbalance bei ihm schließlich zu einer Bandscheibenverletzung. Nach der Operation war Pat nach eigenen Worten „steif wie ein Brett". Sein Physiotherapeut machte ihn daraufhin mit Pilates bekannt und innerhalb kurzer Zeit konnte er sich wieder in Topverfassung auf dem Tennisplatz präsentieren.

Ein Tennisspiel erfordert ständige Beugungen, Drehungen und Richtungswechsel, und all dies bei hohen Geschwindigkeiten. Auch der Aufschlag ist im Tennis eine Kombination aus Drehung, Beugung und Geschwindigkeit und belastet die Lendenwirbelsäule und die Schulter stark. Eine gute Spieltechnik kann bereits viele Verletzungen verhindern: Zum Beispiel sollte ein Spieler seinen ganzen Körper und nicht nur seine Schultermuskulatur für einen Schlag einsetzen. Der berüchtigte Tennis- oder Badmintonarm lässt sich meist durch gut ausgeführte, flüssige Vorhand- oder Rückhandschläge verhindern.

Verletzungen bei dieser Sportart betreffen häufig Schultergelenke, Knie, Lendenwirbelsäule und Hals. Außerdem leiden Tennisspieler oft an Verspannungen der mittleren Schulterrotatoren und an Entzündungen der Achillessehne.

Folgende Probleme können auftreten:

- mangelnde Stabilität der Lendenwirbelsäule,
- mangelnde Stabilität des Beckens,
- Überbelastung der Nackenstrecker,
- Überbelastung des Schulterblatthebers,
- Verspannung der Brustmuskulatur und der vorderen Deltamuskeln,
- Verspannung des großen Rückenstreckers,
- konstantes Vorbeugen der Brustwirbelsäule,
- Überbelastung der Unterarme (besonders bei häufigen kraftvollen Aufschlägen, weil dabei Handgelenk und Ellbogen gedreht werden).

Sie sollten zusätzlich zu dem für Ihren Haltungstyp empfohlenen Programm die folgenden Übungen machen:

Abrollen an der Wand	S. 68	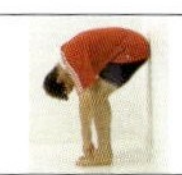
Aufrollen der Wirbelsäule	S. 45	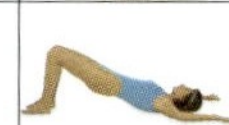
Dehnung des Nackens	S. 50	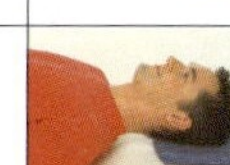
Strecken der Schultern	S. 48	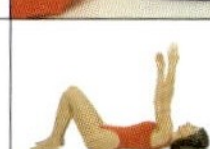
Dehnung der Beinbeuger im Liegen	S. 82	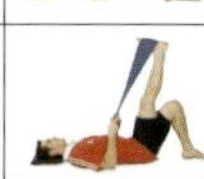
Dehnung der Schenkelstrecker und der Hüftflexoren in Seitenlage	S. 84	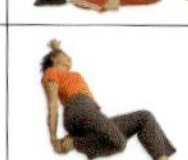
Diagonales Hochrollen oder Überkreuzen	S. 79 S. 182	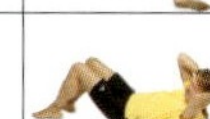
Dehnung mit einem Bein	S. 108	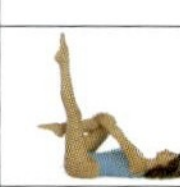
Die Hundert	S. 122	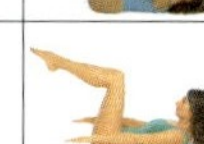

Dehnung mit beiden Beinen	S. 110	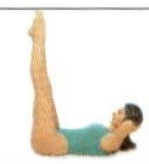
Windmühle	S. 104	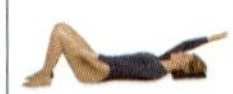
Diamant-Presse	S. 112	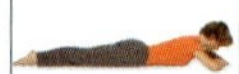
Pfeil	S. 70	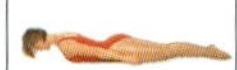
Ins Nadelöhr gleiten	S. 77	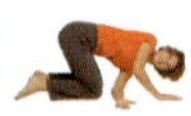

Ruheposition	S. 73	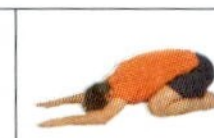
Handgelenktraining	S. 257	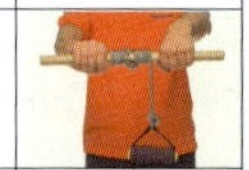
Korkenzieher	S. 98	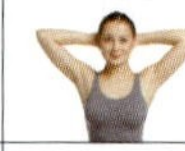
Stabheben	S. 60	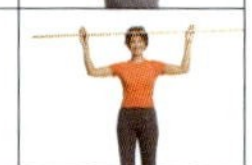
Öffnung der Arme oder Kreidekreis	S. 52 S. 138	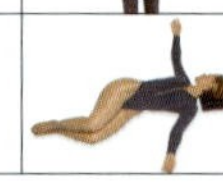

Golf

Eigentlich ist es nicht erstaunlich, dass so viele Golfer Rückenprobleme haben – allein die Golftasche aus dem Kofferraum eines Autos zu heben, sie dann über die Schulter zu werfen und bis zur ersten Abschlagstelle zu tragen, stellt für den Rücken bereits eine enorme Belastung dar. Und das, bevor überhaupt der erste Ball geschlagen wurde!

Wie so viele Sportarten ist Golf asymmetrisch, da es die Muskelbalance des Körpers vollkommen aus dem Gleichgewicht bringt. Wenn Sie in drei oder vier Stunden 18 Löcher spielen, beugen Sie sich dabei immer wieder über den Ball und verdrehen Ihren Körper auf eine bestimmte Art und Weise. Sie benutzen dabei ständig dieselben Muskeln und muten Ihrem Körper immer wieder eine gebeugte Haltung zu. Das führt schließlich dazu, dass diese Muskeln überbeansprucht werden, während andere Muskelgruppen vollkommen vernachlässigt werden.

Profi-Golfer ziehen sich besonders häufig Verletzungen zu, weil sie einfach den Schläger so oft schwingen. Schultern, Hals, Hüften und Füße sind gleichermaßen anfällig, aber am stärksten wird die Wirbelsäule belastet. Medizinische Untersuchungen haben gezeigt, dass professionelle Golfer, die mit der rechten Hand schlagen, überdurchschnittlich häufig auf ihrer rechten Seite verletzt sind, weil dort die Drehung beim Schlagen einen fast schon zerstörerischen Effekt ausübt. Auch schwere Verletzungen im unteren Rückenbereich wie z. B. Bandscheibenvorfälle sind bei Golfern keine Seltenheit. Amateurgolfer hingegen spielen zwar nicht so häufig wie professionelle Golfer, aber normalerweise sind sie alles andere als fit, wenn sie auf den Golfplatz gehen, und können sich deswegen ähnliche Verletzungen zuziehen.

Die häufigsten Verletzungen betreffen die Lendenwirbelsäule, die Hüfte sowie Schultern und Hals.

Für Golfer sind diese muskulären Dysbalancen typisch:

- Überentwicklung des Rückenstreckers (Musculus erector spinae),
- mangelnde Stabilität der Lendenwirbelsäule und des Beckens,
- Verspannung der Brustmuskulatur und vorderen Deltamuskeln, was zu gebeugten Schultern führt,
- Schwäche des unteren Trapezmuskels und des vorderen Sägemuskels,
- konstantes Vorbeugen der Brustwirbelsäule,
- Überbelastung der Nackenstrecker,
- Überbelastung der Unterarme, was zu Problemen beim Greifen führt.

Es folgen zwei verschiedene Übungsprogramme: Das erste Programm kann auf dem Golfplatz als Aufwärmübung durchgeführt werden, das andere dient der Wiederherstellung der Körperbalance nach dem Spiel.

Aufwärmprogramm vor dem Spiel

Richtig stehen mit Vorbereitung, Atmung, Verlängerung und Zentrierung	S. 56	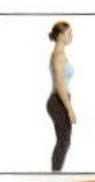
Abrollen an der Wand	S. 68	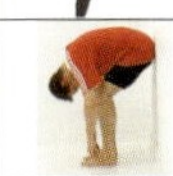
Stab-Taillendrehung	S. 63	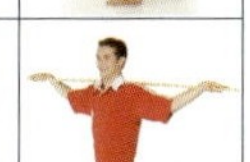
Seitliche Rumpfdehnung mit Armen	S. 64	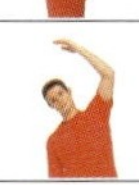
Stabheben	S. 60	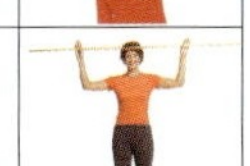
Trizepsdehnung	S. 119	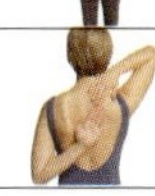
Korkenzieher	S. 98	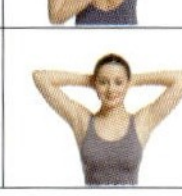

Stabilisierung der Körperbalance nach dem Spiel

Machen Sie zusätzlich zu dem für Ihren Haltungstyp empfohlenen Programm die folgenden Übungen:

Aufrollen der Wirbelsäule	S. 45	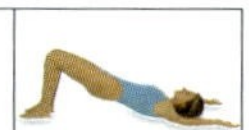
Hüftbeugerdehnung	S. 47	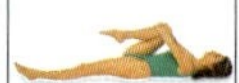
Stabilisierung des Beckens	S. 38	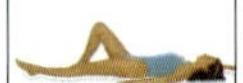
Seitenrollen	S. 54	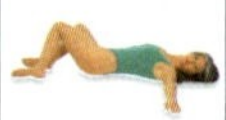
Hochrollen	S. 78	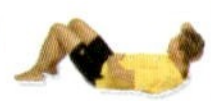
Diagonales Hochrollen	S. 79	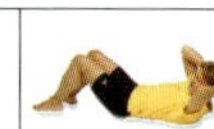
Knöchelkreisen	S. 44	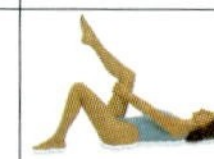
Kirschenpflücken	S. 191	
Dehnung der Beinbeuger im Sitzen	S. 125	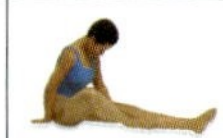
Training der Fußgewölbe	S. 74	
Diamant-Presse oder Pfeil	S. 112 S. 70	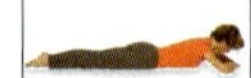
Ruheposition	S. 73	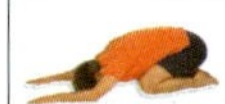
Öffnung der Arme	S. 52	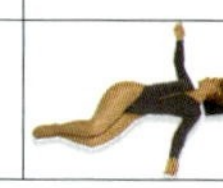

Angeln und Fischen

Angeln und Fischen sind noch beliebter als Laufen oder Fußball. Auch dieser Sport fordert vom Körper seinen Tribut. Abgesehen von den langen Stunden, die man unbequem sitzend im strömenden Regen verbringt bzw. bis zu den Oberschenkeln im kalten Wasser steht, treten immer wieder Probleme beim Auswerfen der Netze oder der Angel auf. Häufig sind Verletzungen von Schultern oder Ellbogen. Gute Wurftechniken können solche Probleme zwar verhindern, aber während Sie noch an der Perfektionierung Ihrer Technik arbeiten, sollten Sie vor oder nach dem Angeln zusätzlich zu dem für Ihren Haltungstyp empfohlenen Programm diese Übungen machen:

Seestern	S. 42	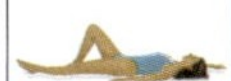
Strecken der Schultern	S. 48	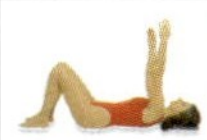
Aufrollen der Wirbelsäule	S. 45	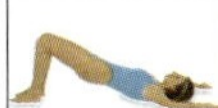
Seitenrollen	S. 54	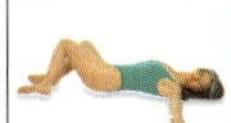
Hochrollen	S. 78	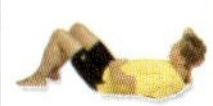
Diagonales Hochrollen	S. 79	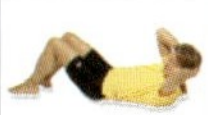
Diamant-Presse	S. 112	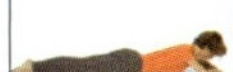
Pfeil	S. 70	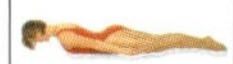
Ruheposition	S. 73	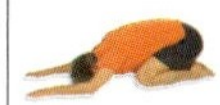
Korkenzieher	S. 98	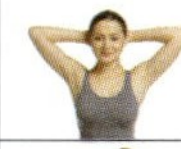
Schulterpresse	S. 144	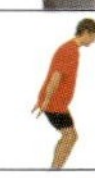
Stummer Diener	S. 56	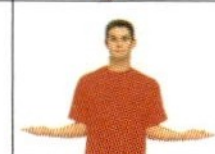
Trizepsdehnung	S. 119	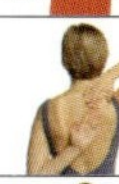
Korrekte Ausrichtung	S. 20 f.	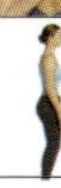
Stab-Taillendrehung	S. 63	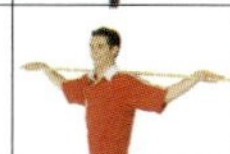
Kräftigung des Trizeps mit Hanteln	S. 130	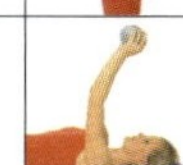
Rückenschwimmen mit Hanteln	S. 128	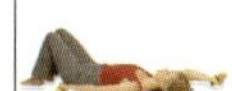
Abrollen an der Wand	S. 68	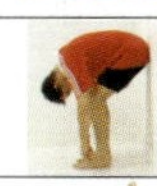
Öffnung der Arme	S. 52	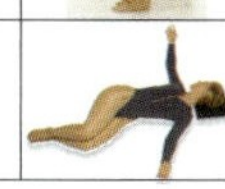

Schwimmen

Wir wollen Fische nicht nur fangen, sondern es ihnen auch gleichtun! Schwimmen ist ohne Zweifel eine der gesündesten und angenehmsten Sportarten, um sich fit zu halten. Dennoch leiden internationale Spitzen- und Vereinsschwimmer oft gleichermaßen unter einer Vielzahl von Problemen, die direkt mit ihrem Sport zu tun haben, insbesondere mit ihrer spezifischen Stilart. Generell sind die Probleme vieler Profischwimmer auf ihre schlechte Oberkörperhaltung zurückzuführen. Sie haben häufig einen Hohlrücken, der meist mit einer Überentwicklung der geraden und queren Bauchmuskulatur einhergeht.

Folgende Probleme sind für Schwimmer typisch:

- Überentwicklung des großen Rückenmuskels (Musculus latissimus dorsi),
- Dysbalance zwischen mittleren und äußeren Schulterrotatoren,
- mangelnde Stabilität der Lendenwirbelsäule,
- Überentwicklung der geraden und schrägen Bauchmuskulatur,
- muskuläre Dysbalance in den Knien, da Schwimmer häufig die Knie eindrehen,
- Überstreckung der Beine,
- Schultergelenkschmerzen,
- Verspannung der Brustmuskulatur,
- Überentwicklung der Nackenstrecker,
- Beugung der Brustwirbelsäule.

Versuchen Sie, zusätzlich zu dem für Ihren Haltungstyp empfohlenen Programm die folgenden Übungen zu machen:

Seestern	S. 42	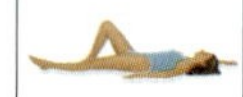
Windmühle	S. 104	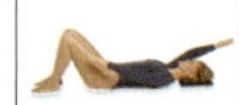
Strecken der Schultern	S. 48	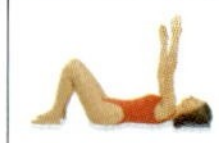
Diamant-Presse	S. 112	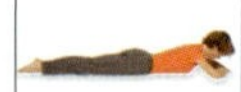
Pfeil	S. 70	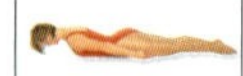
Stern	S. 116	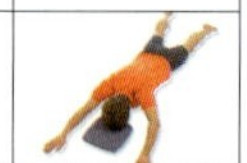
Tischplatte mit erhobenem Bein	S. 121	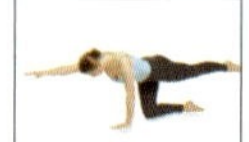
Ins Nadelöhr gleiten	S. 77	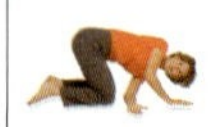
Ruheposition	S. 73	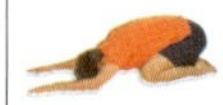
Korkenzieher	S. 98	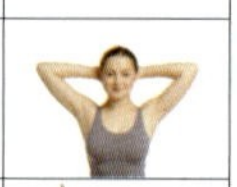
Dehnung mit einem Bein oder Die Hundert oder Dehnung mit beiden Beinen	S. 108 S. 122 S. 110	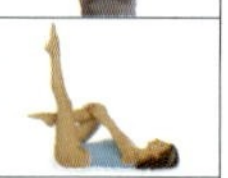
Diagonales Hochrollen oder Überkreuzen	S. 79 S. 165	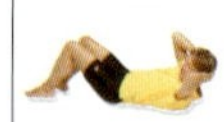
Hüftbeugerdehnung	S. 47	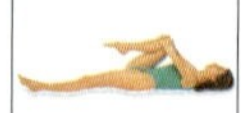
Öffnung der Arme	S. 52	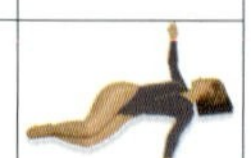
Kreidekreis (außer bei Schulterproblemen)	S. 138	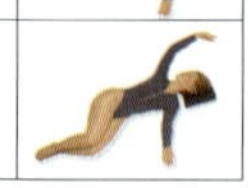

Wassersport

Segeln

Segler haben durch den Aufenthalt in beengten Räumen und den beim Segeln erforderlichen Kraftaufwand oft Probleme. Den meisten Seglern fehlt es an Beweglichkeit, da sie lange Stunden in ein- und derselben Position ausharren, was eine Verkürzung und Versteifung der Muskeln zur Folge hat. Außerdem betreiben Segler wenig Ausgleichstraining, um diesen Problemen entgegenzuwirken.

Zu den häufigsten Dysbalancen zählen:

- Überentwicklung der Hüftbeuger und der oberen Bauchmuskulatur aufgrund der geduckten Stellung beim Festhalten am Boot,
- vorgestrecktes Kinn,
- Beugung der Brustwirbelsäule (gebeugte Schultern),
- Verspannungen des oberen Trapezmuskels und des Schulterblatthebers durch das Bedienen von Ruderpinne und Winde,
- Einwärtsdrehung des Schultergürtels,
- hervorstehende Schulterblätter.

Machen Sie zusätzlich zu dem für Ihren Haltungstyp empfohlenen Trainingsprogramm diese Übungen:

Kompass: die neutrale Stellung finden	S. 31	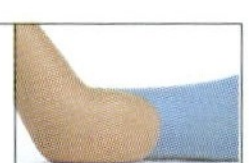
Seestern	S. 42	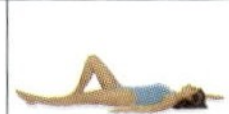
Aufrollen der Wirbelsäule	S. 45	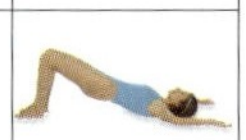
Hüftbeugerdehnung	S. 47	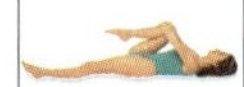
Dehnung der Schenkelstrecker und der Hüftflexoren in Seitenlage	S. 84	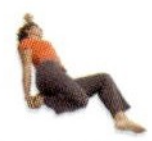
Diamant-Presse	S. 112	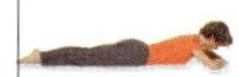
Pfeil	S. 70	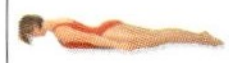
Stern	S. 116	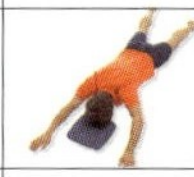
Ruheposition	S. 73	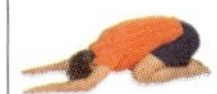
Dehnung mit einem Bein oder Die Hundert oder Dehnung mit beiden Beinen	S. 108 S. 122 S. 110	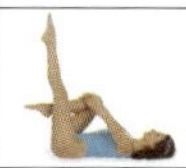
Fächer (ohne Hanteln)	S. 127	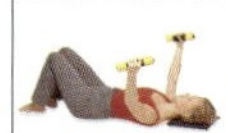
Schwebende Arme im Stehen	S. 58	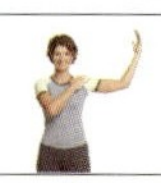
Stummer Diener	S. 56	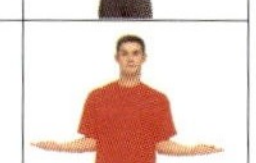
Trizepsdehnung	S. 119	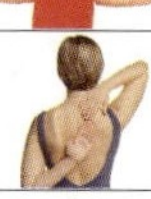
Stabheben	S. 60	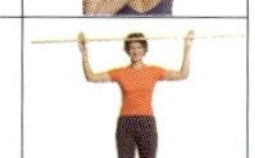
Schulterpresse	S. 144	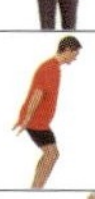
Öffnung der Arme	S. 52	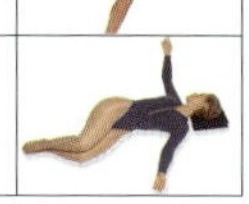

Wasserski

Wasserskifahrer verletzen sich oft beim Aufprall auf das Wasser. Andere Probleme entstehen durch das verkrampfte Festhalten der Leine. Erfahrene Wasserskiläufer können sich durch Gewichtsverlagerung aus dem Wasser hochziehen, ein Anfänger wird dabei eher ruckartig an seinen Armen zerren.

Diese Probleme sind typisch für Wasserskifahrer:

- Überentwicklung der Brustmuskulatur,
- extreme Beugung der Brustwirbelsäule (gebeugte Schultern),
- Nervenverletzungen in den Unterarmen,
- Reizung der Bandscheiben oder Facettengelenke,
- Verspannungen im unteren Rückenbereich.

Machen Sie zusätzlich zu dem für Ihren Haltungstyp empfohlenen Trainingsprogramm diese Übungen:

Aufrollen der Wirbelsäule	S. 45	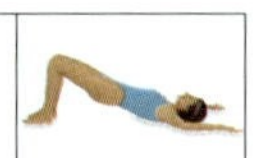
Hüftbeugerdehnung	S. 47	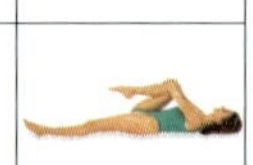
Hochrollen	S. 78	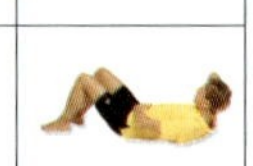
Diagonales Hochrollen	S. 79	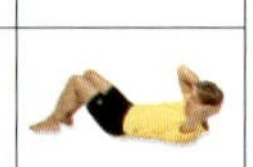
Kräftigung des Trizeps mit Hanteln	S. 130	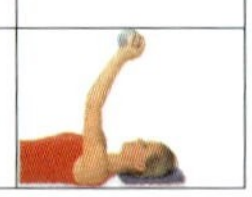

Dehnung mit einem Bein oder Die Hundert oder Dehnung mit beiden Beinen	S. 108 S. 122 S. 110	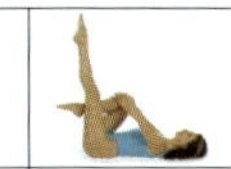
Überkreuzen	S. 165	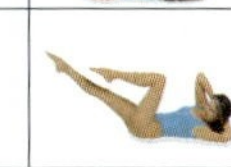
Seitendehnung im Liegen	S. 118	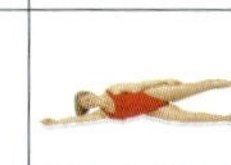
Dehnung der Schenkelstrecker und der Hüftflexoren in Seitenlage	S. 84	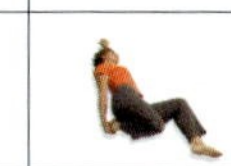
Tischplatte mit erhobenem Bein	S. 121	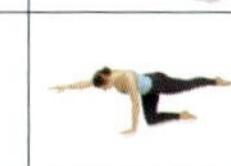
Diamant-Presse	S. 112	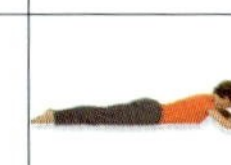
Pfeil	S. 70	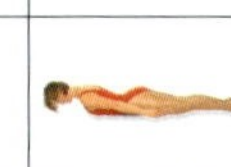
Stern	S. 116	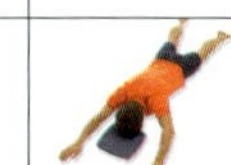
Stummer Diener	S. 56	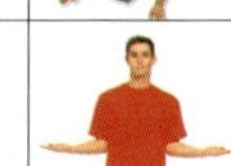
Stabheben	S. 60	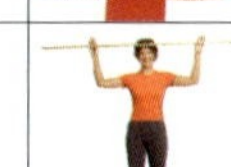
Schulterpresse	S. 144	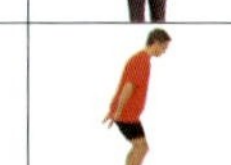
Ruheposition	S. 73	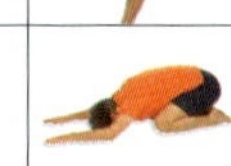
Öffnung der Arme	S. 52	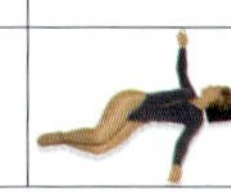

Rudern

Rudern ist die ständige Wiederholung derselben Bewegung in einer verkrampften Haltung. Daher kann es zu vielen körperlichen Problemen kommen.

Ruderer kämpfen häufig mit Folgendem:

- Beschwerden im unteren Rücken aufgrund mangelnder Stabilität der Lendenwirbelsäule,
- Verspannung des geraden Bauchmuskels,
- konstante Beugung der Brustwirbelsäule (gebeugte Schultern), dadurch können Rippen- und Schulterprobleme entstehen,
- Kniebeschwerden durch einseitige Belastung der Muskulatur und Fehlstellung der Kniescheibe.

Machen Sie zusätzlich zu dem für Ihren Haltungstyp empfohlenen Trainingsprogramm diese Übungen:

Abrollen an der Wand	S. 68	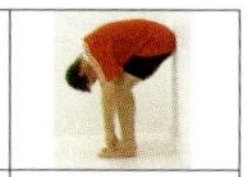
Stabheben	S. 60	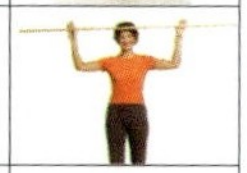
Stummer Diener	S. 56	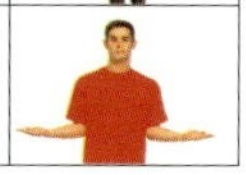

Aufrollen der Wirbelsäule	S. 45	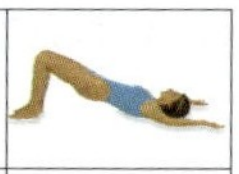
Seitenrollen	S. 54	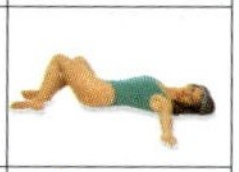
Dehnung der Schenkelstrecker und der Hüftbeuger in Seitenlage	S. 84	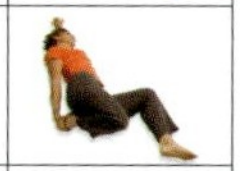
Hochrollen	S. 78	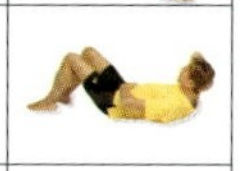
Diagonales Hochrollen	S. 79	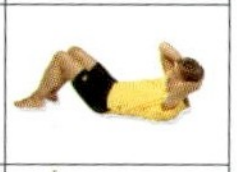
Dehnung mit einem Bein oder Die Hundert oder Dehnung mit beiden Beinen	S. 108 S. 122 S. 110	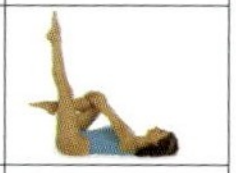
Überkreuzen	S. 165	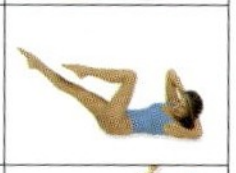
Stern	S. 116	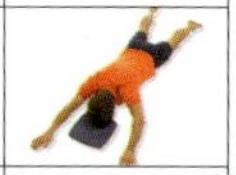
Pfeil	S. 70	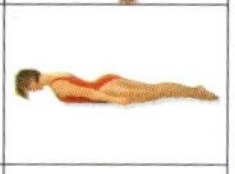
Ruheposition	S. 73	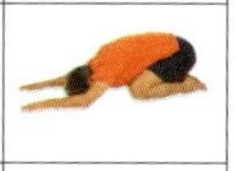
Tischplatte mit erhobenem Bein	S. 121	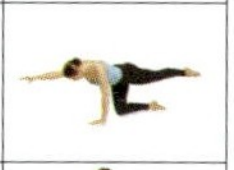
Heben und Senken der Füße mit Tennisball	S. 88	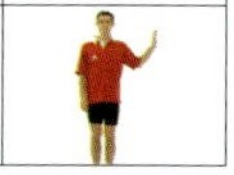

„Die britischen Ruderer haben sich mithilfe von Pilates auf die Olympiade 2000 in Sydney vorbereitet. Die richtige Aktivierung der tief liegenden Bauchmuskulatur ergänzt die Bewegung der kräftigen Muskeln des unteren Rückens während der Vortriebsphase des Ruderschlags. Die Stärkung der Rumpfmuskulatur durch Pilates verringert auch das Auftreten von Schmerzen im unteren Rücken, sodass unser Ruderteam insgesamt gesünder ist."

Wendy Green, Diplom-Physiotherapeutin,
Mitglied im britischen Berufsverband der Physiotherapeuten,
Physiotherapeutin des britischen Ruderteams und Pilates-Lehrerin

Leichtathletik

Siehe auch Laufen auf Seite 219.

Dies ist ein komplexes Thema, denn jede Leichtathletiksportart bringt ihre eigenen muskulären Dysbalancen und Verletzungen mit sich. Zum Beispiel muss beim Speer- und Diskuswerfen vor allem die Schulterstabilität trainiert werden. Aber als Ergänzung zum allgemeinen Training lässt sich eine Standard-Übungsreihe empfehlen, da in all diesen Sportarten die Rumpfstabilität wichtig ist. Außerdem können alle Leichtathleten von der Pilates-Seitenatmung profitieren, die die Lungenkapazität und die Sauerstoffaufnahme erheblich verbessert. Besonders bei sehr anspruchsvolle, breit gefächerten Trainingsprogrammen ist eine Rückkehr zu den gesunden Grundlagen unentbehrlich.

Machen Sie zusätzlich zu dem für Ihren Haltungstyp empfohlenen Trainingsprogramm diese Übungen:

Seestern	S. 42	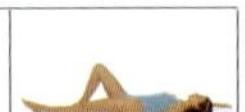
Stabilisierung des Beckens	S. 38	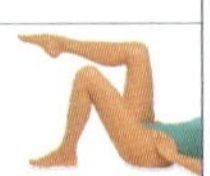
Aufrollen der Wirbelsäule	S. 45	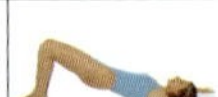
Dehnung der Schenkelstrecker und der Hüftbeuger in Seitenlage	S. 84	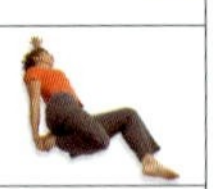
Hochrollen	S. 78	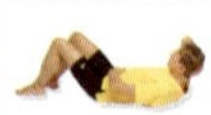
Diagonales Hochrollen	S. 79	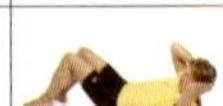
Hüftdrehung	S. 103	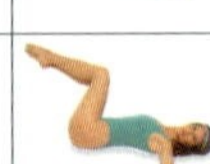
Dehnung der Beinbeuger im Liegen	S. 82	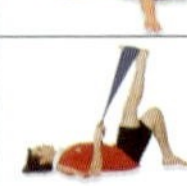
Dehnung der heranziehenden Muskeln	S. 80	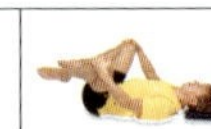
Dehnung mit einem Bein oder Dehnung mit beiden Beinen	S. 108 S. 110	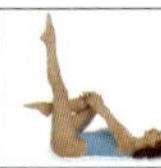
Die Hundert	S. 122	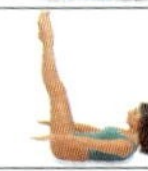
Fußübungen	S. 74 ff.	
Diamant-Presse	S. 112	
Pfeil	S. 70	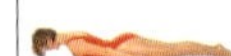
Ruheposition (auf die Atmung achten)	S. 73	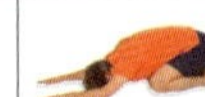
Seitliche Rumpfdehnung mit Armen	S. 64	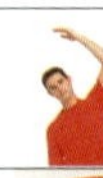
Abrollen an der Wand	S. 68	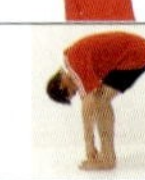

Werfer sollten darüber hinaus die folgenden Übungen machen:

Schwebende Arme im Stehen	S. 58	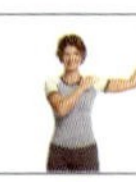
Stummer Diener	S. 56	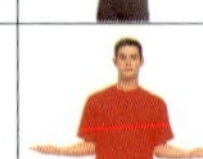
Korkenzieher	S. 98	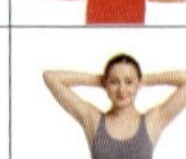
Stabheben	S. 60	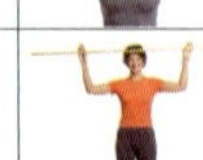
Öffnung der Arme und Kreidekreis (nicht bei Beeinträchtigung)	S. 52 S. 138	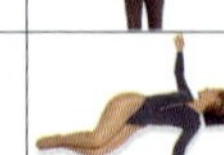

Laufen

Dieser Abschnitt richtet sich an trainierte Läufer. Das Joggen ist eine der beliebtesten Fitnesssportarten, es hat aber auch ein großes Verletzungsrisiko. Wenn man viel auf Asphalt oder Beton läuft, sind alle Gelenke des Körpers Stößen, also starken Belastungen ausgesetzt. Wenn schlechter Laufstil und mangelnde Muskelbalance hinzukommen, sind Probleme vorprogrammiert. Besonders Langstreckenläufer haben oft einen schlechten Stil, Sprinter hingegen legen großen Wert auf gute Technik.

Generell haben Lang- oder Kurzstreckenläufer meist folgende muskuläre Dysbalancen:

- Überentwicklung der großen Streckmuskeln am Oberschenkel (Musculus quadriceps femoris),
- Überentwicklung der Beinbeuger,
- Schwäche der Gesäßmuskeln (nur bei Langstreckenläufern),
- mangelnde Beckenstabilität,
- Schwäche des queren Bauchmuskels,
- Verspannung des Schenkelbindenspanners (Musculus tensor fasciae latae),
- Einwärtsdrehung der Oberschenkelknochen,
- Schwäche der inneren Fußmuskulatur und des Fußspanns (Läufer geben zwar meist viel Geld für die richtigen Laufschuhe aus, vernachlässigen aber oft das Training der Fußmuskulatur.),
- „Logensyndrom" (Hier wird im Unterkörper aufgrund der Überbelastung zu viel Druck aufgebaut),
- unzureichende Atemtechnik.

Im Anschluss stehen einige Übungen zur Vorbereitung des Sportlers auf das Laufen; es folgt ein zweites Programm, das jeder Läufer in sein übliches Training aufnehmen und zusätzlich zu dem für seinen Haltungstyp empfohlenen Programm machen sollte.

Aufwärmen vor dem Laufen (15 Min.)

Seitenatmung	S. 29	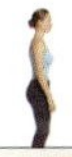
Abrollen an der Wand	S. 68	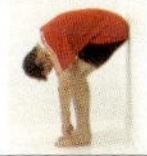
Seitliche Rumpfdehnung mit Armen	S. 64	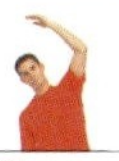
Stabilisierung des Beckens	S. 38	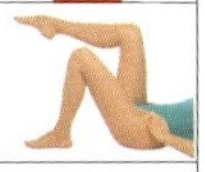
Aufrollen der Wirbelsäule	S. 45	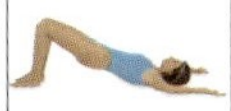
Dehnung der Schenkelstrecker und der Hüftbeuger in Seitenlage	S. 84	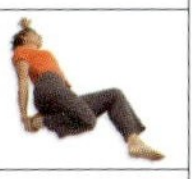
Hochrollen	S. 78	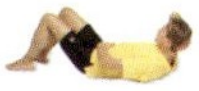
Seitenrollen oder Hüftdrehung	S. 54 S. 103	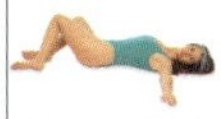
Dehnung der Beinbeuger im Liegen	S. 82	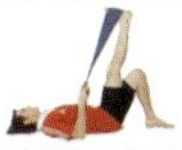
Knöchelkreisen oder Kirschenpflücken	S. 44 S. 191	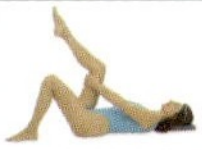
Dehnung der heranziehenden Muskeln	S. 80	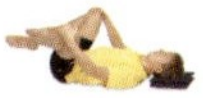
Pfeil	S. 70	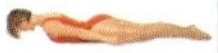
Ruheposition	S. 73	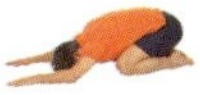

Zusätzlich zum üblichen Training:

Seestern	S. 42	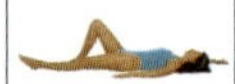
Kniekreisen mit Band	S. 43	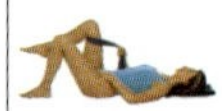
Dehnung mit einem Bein oder Dehnung mit beiden Beinen	S. 108 S. 110	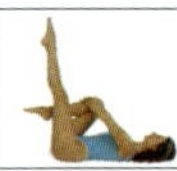
Die Hundert	S. 122	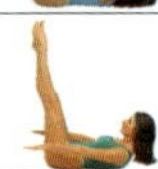
Auf einem Bein stehen	S. 96	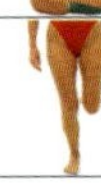
Tischplatte	S. 120	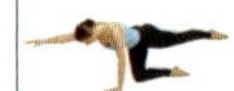
Stern	S. 116	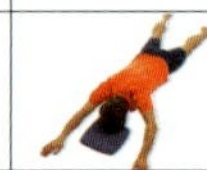
Diamant-Presse	S. 112	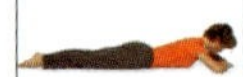
Ruheposition	S. 73	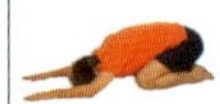
Beinheben mit Gewichten	S. 133	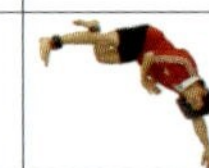
Fußübungen	S. 74 ff.	

„Ich halte Pilates für eine sehr wertvolle Ergänzung bei der Prävention und Rehabilitation von Sportverletzungen und Haltungsbeschwerden."

Carol Russell

Diplom-Physiotherapeutin und Mitglied im britischen Berufsverband der Physiotherapeuten, Pilates-Lehrerin bei Sportswise in Eastbourne, Leitende Physiotherapeutin des englischen Teams bei den Commonwealth-Spielen in Kuala Lumpur 1998 und Manchester 2002

Skifahren

Skiferien enden oft mit einem Gipsverband. Pilates kann zwar nicht das Risiko akuter Verletzungen ausschließen, aber es kann sicherstellen, dass die Muskeln für die starken Belastungen kräftig und beweglich genug sind. Es wäre tollkühn, sich direkt aus dem Büro unvorbereitet auf den Skihang zu begeben.

Zum Skifahren brauchen Sie nämlich Folgendes:

- kräftige Streckmuskeln am Oberschenkel (Musculus quadriceps femoris), besonders den inneren Oberschenkelstrecker (Musculus vastus medialis),
- gute Beckenstabilität, also starke Gesäßmuskeln,
- kräftige tief liegende untere Bauchmuskulatur, besonders die queren und schrägen Bauchmuskeln,
- gute Schulterstabilität (für die Skistöcke),
- gute Knöchelbeweglichkeit zur Stärkung der Rückenbeuger,
- Zehenübungen für die Plantarsehne an der Fußsohle, die in Skistiefeln sehr verspannt wird,
- Übungen zur Korrektur einer gebeugten Brustwirbelsäule,
- Übungen für die Propriorezeptoren, die Informationen über Muskelspannung, Muskellänge und Gelenkstellung registrieren.

Vor dem Skifahren empfehlen sich diese Übungen – zusätzlich zu den für Ihren Haltungstyp empfohlenen:

Gleiten an der Wand	S. 66	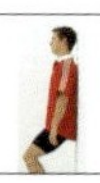
Aufrollen der Wirbelsäule	S. 45	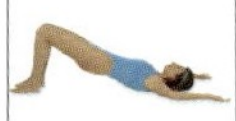
Hochrollen	S. 78	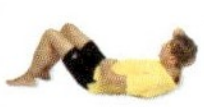

Diagonales Hochrollen	S. 79	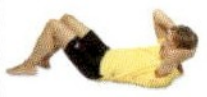
Diamant-Presse	S. 112	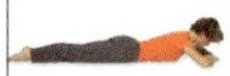
Pfeil	S. 70	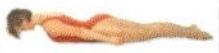
Ruheposition	S. 73	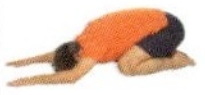
Fußübungen	S. 74 ff.	
Die Hundert	S. 122	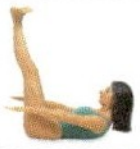
Übungen mit Beingewichten	S. 172 ff.	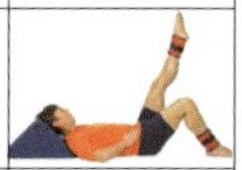
Hüftbeugerdehnung	S. 47	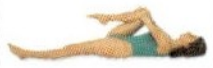
Kräftigung der abspreizenden Muskeln (vor allem Beinheben mit Gewichten)	S. 132	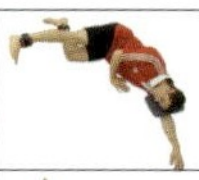
Dehnung mit einem Bein oder Dehnung mit beiden Beinen	S. 108 S. 110	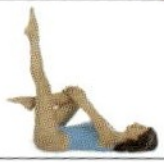
Dehnung der Schenkelstrecker und der Hüftbeuger in Seitenlage	S. 84	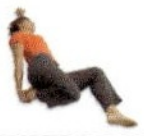
Stabheben	S. 60	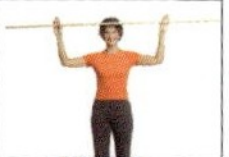
Auf einem Bein stehen	S. 96	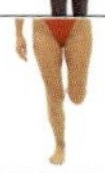
Schulterpresse	S. 144	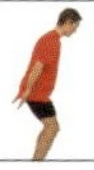
Heben und Senken der Füße mit Tennisball (mit Handtuch zwischen den Knien)	S. 88	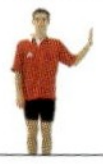
Kniepresse	S. 86	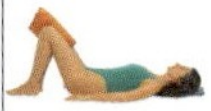

Radfahren

„Pilates ist für die meisten Sportler zu empfehlen, besonders aber für Radfahrer, da diese die Bewegungsmuskulatur überbeanspruchen und gleichzeitig ihre tief liegende Stützmuskulatur vernachlässigen. Ein gesunder Baum braucht einen kräftigen Stamm und starke Muskeln, um seine Zweige zu stützen und zu nähren. Wenn nicht, wird der Baum mit der Zeit umkippen oder nicht gerade wachsen.

Mit dem Körper eines Sportlers verhält es sich ganz ähnlich … Pilates kräftigt nicht nur die Stützmuskulatur, sondern stimuliert auch die Atem-, Kreislauf- und Lymphsysteme, sodass diese effektiver arbeiten können. Durch eine Stärkung der Stützmuskulatur können Radfahrer ihre Leistung steigern, da die Bewegungsmuskeln beim Radfahren besser funktionieren und die Muskelbalance wiederhergestellt wird."

Jan Van de Velde

Osteopath und Physiotherapeut des belgischen Radfahrverbands und der belgischen Radnationalmannschaft; Osteopath für das Profi-Radfahrteam Lotto, Vorsitzender des belgischen Triathlonverbandes; Vorsitzender der flämischen Triathlonliga

Radfahren ist eine sehr gesunde Sportart, durch die Sie relativ schnell fit werden können. Dennoch müssen Sie dabei für einen längeren Zeitraum eine verkrampfte Position einnehmen, was zu Störungen der Muskelbalance beziehungsweise zu folgenden Problemen führen kann:

- Überentwicklung der Hüftbeuger,
- Überentwicklung der Beinbeuger,
- Überentwicklung der großen Streckmuskeln am Oberschenkel (Musculus quadriceps femoris),
- Schwäche der Gesäßmuskeln,
- Überbelastung der Fußbeugemuskeln (durch verspannte Schienbeine lässt sich der Fuß oft nicht mehr strecken),
- hervorstehende Schultern (gebeugte Schultern) durch das Festhalten des Lenkers,
- Verspannung der Brustmuskulatur und des oberen Trapezmuskels,
- Verletzungen am Unterarm durch Überbelastung,
- Irritation der Nerven in den oberen Gliedmaßen,
- Schmerzen im unteren Rücken wegen Vorwärtsbeugung und starrer Sitzposition,
- Hypermobilität der Knöchel.

Machen Sie zusätzlich zu dem für Ihren Haltungstyp empfohlenen Programm die folgenden Übungen:

Kompass: die neutrale Stellung finden	S. 31	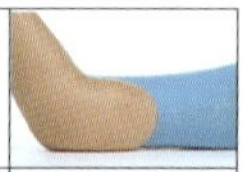
Aufrollen der Wirbelsäule	S. 45	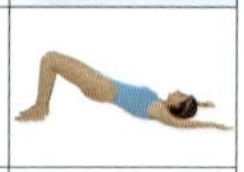
Knöchelkreisen	S. 44	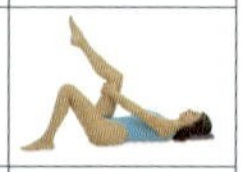
Dehnung der Beinbeuger im Liegen	S. 82	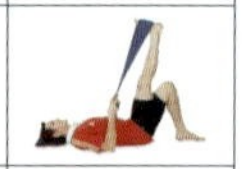
Dehnung der Schenkelstrecker und der Hüftbeuger in Seitenlage	S. 84	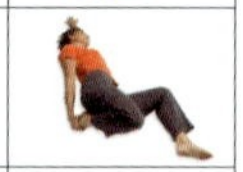
Diamant-Presse	S. 112	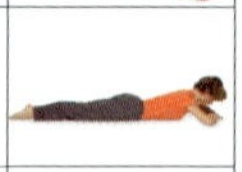
Pfeil	S. 70	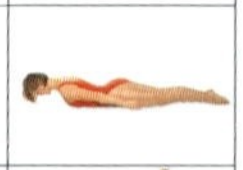
Stern	S. 116	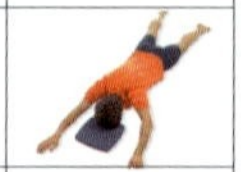
Ruheposition	S. 73	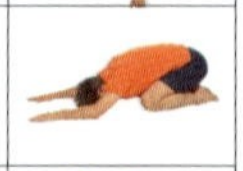
Beinheben mit Gewichten	S. 133	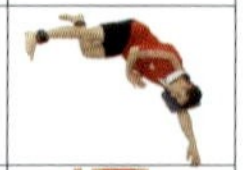
Auf einem Bein stehen	S. 96	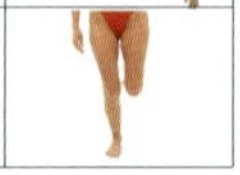

Heben und Senken der Füße mit Tennisball	S. 88	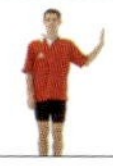
Stummer Diener	S. 56	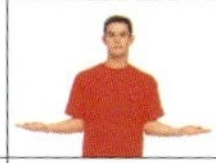
Korkenzieher	S. 98	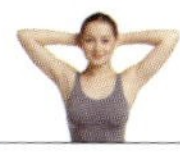
Kosak-Taillendrehung	S. 62	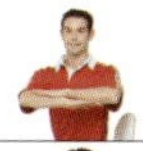
Trizepsdehnung	S. 119	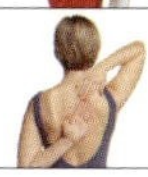

Dehnung der Wirbelsäule	S. 126	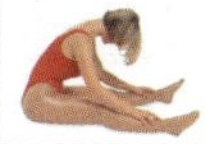
Fußübungen	S. 74 ff.	
Öffnung der Arme	S. 52	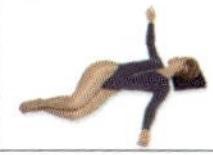
Kreidekreis	S. 138	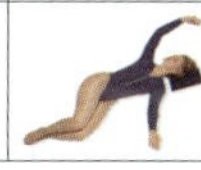

Reitsport

Zweifellos fühlen sich Menschen und Pferde stark zueinander hingezogen, aber leider hat die Natur unseren Körper nicht für diese besondere Beziehung ausgestattet! Wie schon bei den meisten anderen Sportarten, die wir besprochen haben, ist eine gute Technik beim Reiten entscheidend, und zwar nicht nur für den Erfolg, sondern auch für die Vermeidung von Verletzungen. Aber auch Reiter mit einer exzellenten Technik sind für bestimmte Haltungsprobleme anfällig. Ein Jockey hat meist gebeugte Schultern, während man Dressurreiter oft an ihrer überentwickelten inneren Oberschenkelmuskulatur erkennt. Hinzu kommt das ständige Risiko eines Abwurfs. Oft lässt sich jedoch verhindern, dass aus diesen Problemen eine ernsthafte Verletzung wird.

Im Allgemeinen haben es Reiter aller Disziplinen mit folgenden Problemen zu tun:

- Überentwicklung der Adduktoren (an den Körper heranziehende Muskeln), sodass sich manchmal noch der Umriss des Pferdes erkennen lässt,
- Überentwicklung der Hüftbeuger,
- Probleme mit der Wirbelsäule aufgrund mangelnder Stabilität der Lendenwirbelsäule.
- Gute Reiter setzen zum Antreiben des Pferdes ihre Gesäßmuskulatur ein, aber weniger erfahrene Reiter verwenden dazu oft ihren Rücken.
- Schwäche der Bauchmuskulatur,
- gebeugte Schultern (bei Jockeys und Jagdreitern),
- unzureichende Schulterstabilität,
- Überstreckung der Achillessehnen (durch die Position der Füße in den Steigbügeln).

Machen Sie zusätzlich zu dem für Ihren Haltungstyp empfohlenen Trainingsprogramm diese Übungen:

Entspannungsposition	S. 28	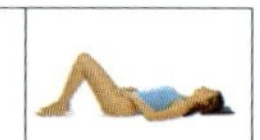
Kompass: die neutrale Stellung finden	S. 31	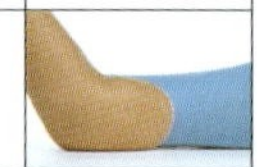
Seestern	S. 42	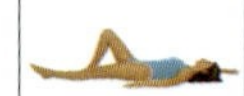
Aufrollen der Wirbelsäule	S. 45	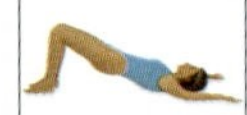
Hüftbeugerdehnung	S. 47	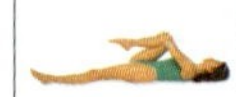
Hochrollen, später Dehnung mit einem Bein Dehnung mit beiden Beinen	S. 78 S. 108 S. 110	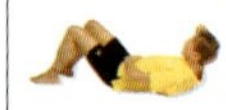
Diagonales Hochrollen oder Überkreuzen	S. 79 S. 165	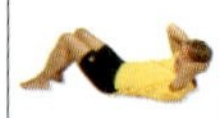
Dehnung der Schenkelstrecker und der Hüftflexoren in Seitenlage	S. 84	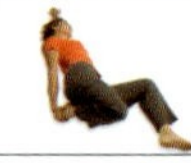
Diamant-Presse Pfeil	S. 112 S. 70	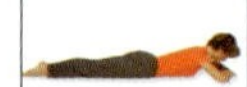
Ruheposition	S. 73	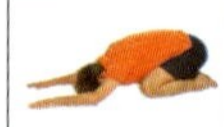
Fußübungen	S. 74 ff.	
Heben und Senken der Füße mit Tennisball	S. 88	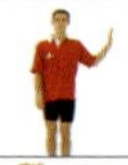
Übungen mit Beingewichten	S. 132 f.	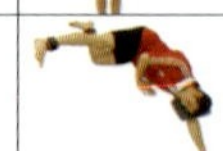
Dehnung der heranziehenden Muskeln, später Grätsche an der Wand	S. 80 S. 81	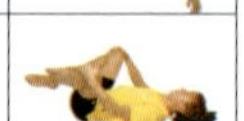
Ins Nadelöhr gleiten	S. 77	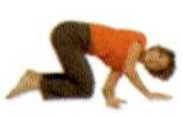
Öffnung der Arme oder Kreidekreis	S. 52 S. 138	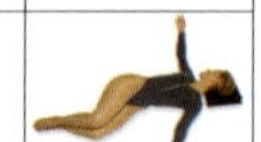

Für Jockeys und Jagdreiter außerdem diese Übungen:

Stummer Diener	S. 56	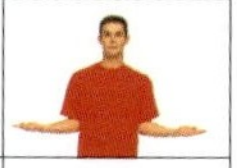
Korkenzieher	S. 98	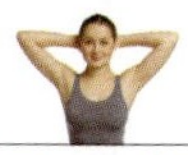
Stabheben	S. 60	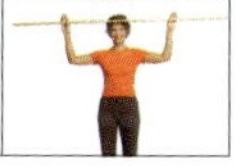

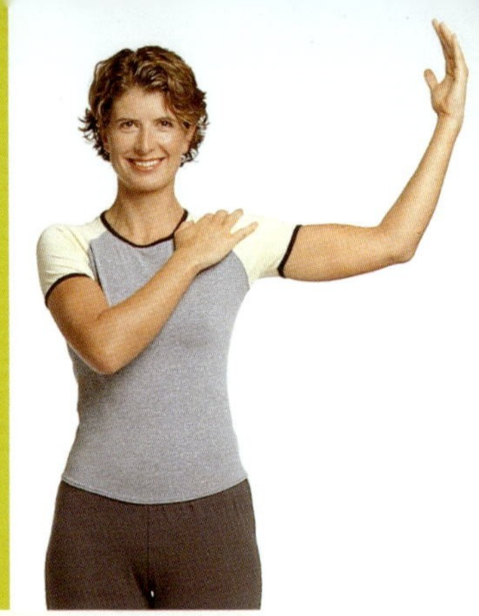

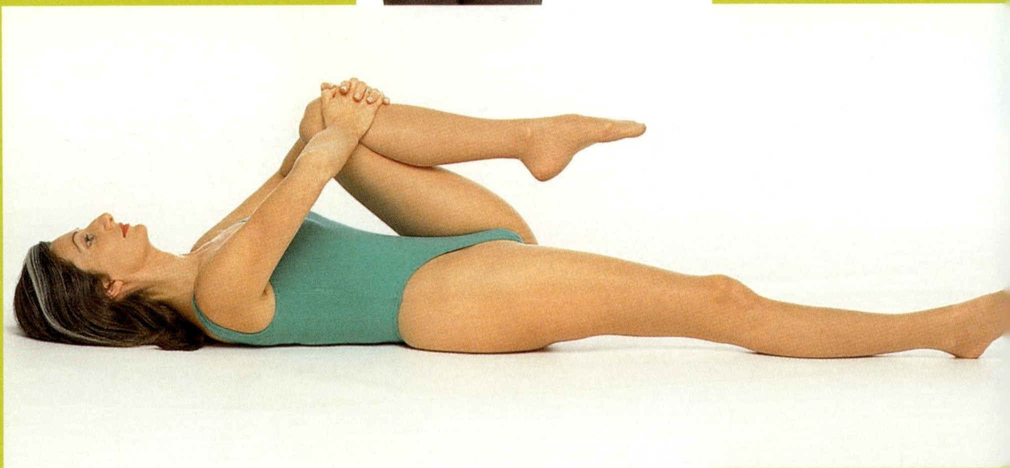

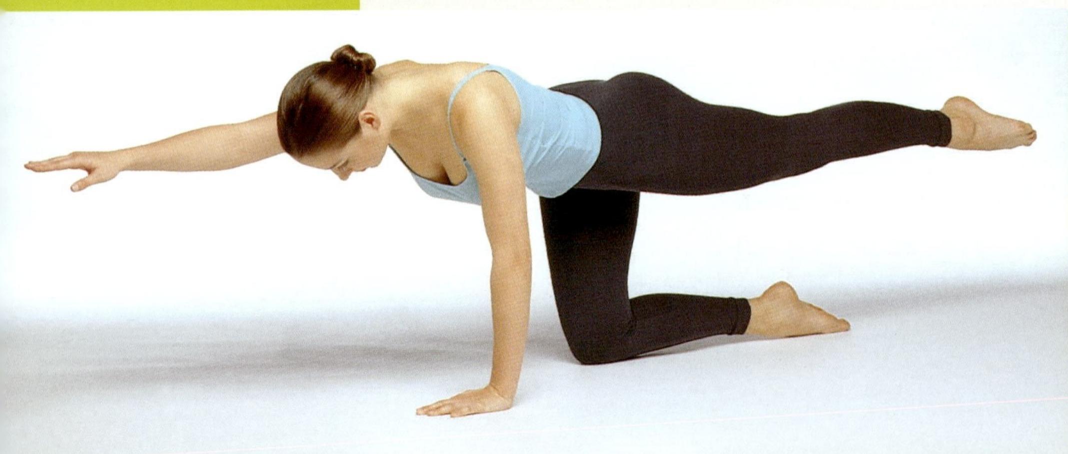

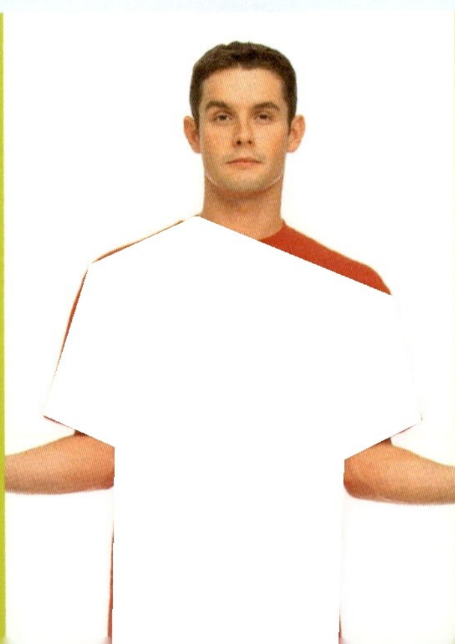

Pilates-Übungen für die **darstellenden Künste**

Viele Jahre lang war Pilates nur für darstellende Künstler ein Begriff. Als Joseph Pilates in den 1920er-Jahren sein Studio in New York eröffnete, waren seine ersten Schüler Balletttänzer und Schauspieler. Heute muss man diese Berufsgruppen nicht mehr von den Vorteilen von Pilates überzeugen, denn sie können die guten Resultate dieser Übungsmethode an ihren Kollegen, die seit Jahren Pilates praktizieren, erkennen.

„Pilates ist ein fundamentaler Bestandteil meines Tanztrainings." **Wayne Sleep**

Schauspieler

Schauspieler lieben Pilates, denn damit können sie sich für Nacktszenen einen schönen, schlanken Körper antrainieren. Aber es gibt auch ernstere Beweggründe: Schauspieler brauchen viel Durchhaltevermögen, gesteigerte Körperwahrnehmung und hervorragende Körperausrichtung und Stimmprojektion. Bei all dem hilft Pilates entscheidend.

Machen Sie zusätzlich zu dem für Ihren Haltungstyp empfohlenen Programm die folgenden Übungen:

Richtig stehen	S. 56	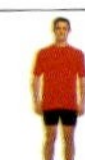
Seitenatmung	S. 29	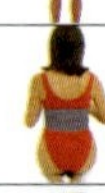
Gleiten an der Wand	S. 66	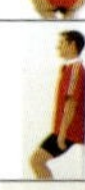
Abrollen an der Wand	S. 68	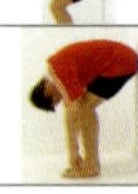
Hochrollen	S. 78	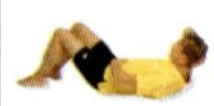
Diagonales Hochrollen	S. 79	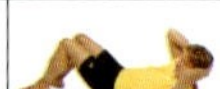

Dehnung mit einem Bein oder Die Hundert oder Dehnung mit beiden Beinen	S. 108 S. 122 S. 110	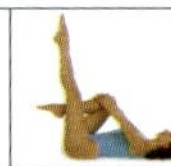
Diamant-Presse	S. 112	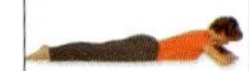
Pfeil	S. 70	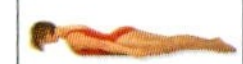
Ruheposition	S. 73	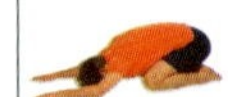
Seitenrollen oder Hüftdrehung	S. 54 S. 103	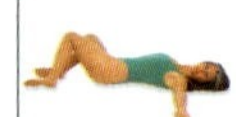
Stab-Taillendrehung	S. 63	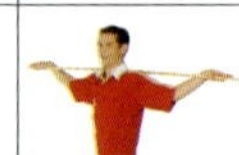
Schwebende Arme im Stehen	S. 58	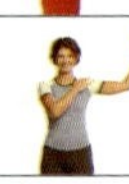
Korkenzieher	S. 98	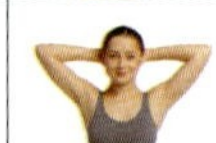
Öffnung der Arme	S. 52	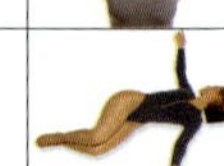
Kreidekreis	S. 138	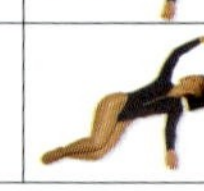

„Pilates ist die effektivste Übungsmethode, die ich je kennen gelernt habe."

Stephanie Powers

Tänzer

Tänzer müssen bis an die Grenzen ihrer Bewegungsfähigkeit gehen und die Beine ständig nach außen drehen. Zum Ausgleich sind daher Übungen hilfreich, die sich innerhalb der „Kastenform" des Körpers bewegen, d. h. die Bewegung der Knie sollen nur so weit auseinander gehen, wie die Schulter breit ist, und die Beine stehen parallel zueinander. Tänzer brauchen auch eine starke Körpermitte (proximal), um von dort aus zu arbeiten, statt von der Körpermitte entfernt (distal) Stärke aufzubauen. Viele Schäden sind darauf zurückzuführen, dass die Tänzer müde werden und lange auf hartem Boden tanzen. Wie Leistungssportler sind auch sie oft dem Druck ausgesetzt, trotz Verletzung weiterüben zu müssen, was die Probleme meist verschlimmert. Häufig haben Tänzer folgende Beschwerden:

- Überstreckung von Muskulatur und Nerven,
- Knöchelverletzungen, verkürzte Achillessehnen,
- Fußschäden durch das Tanzen auf Zehenspitzen und Landen nach Sprüngen,
- Knieschäden wegen erzwungener Auswärtsstellung,
- Nackenprobleme,
- Ermüdungsbrüche der unteren Gliedmaßen,
- Überstreckung der Knie,
- Unzureichende Propriorezeption (Propriorezeptoren registrieren Informationen über Muskelspannung, Muskellänge und Gelenkstellung),
- Hüftarthrose,
- Amenorrhö (Ausbleiben der Menstruation),
- Osteoporose.

Machen Sie folgende Übungen zusätzlich zum für Ihren Haltungstyp empfohlenen Programm. Viele Tänzer haben einen Hohlrücken und drehen das Becken nach hinten oder ziehen es ein.

Entspannungsposition und Kompass: die neutrale Stellung finden	S. 28 S. 31	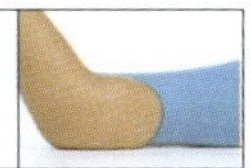
Aufrollen der Wirbelsäule	S. 45	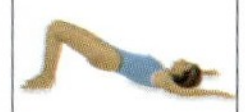
Kniekreisen mit Band	S. 43	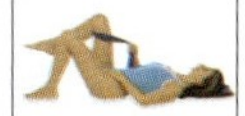
Knöchelkreisen	S. 44	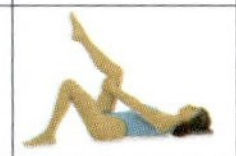
Kirschenpflücken	S. 191	
Hochrollen oder (später) Die Hundert oder Dehnung mit beiden Beinen	S. 78 S. 122 S. 110	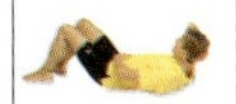
Diagonales Hochrollen Überkreuzen	S. 79 S. 165	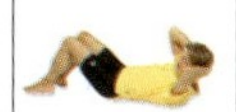
Fußübungen	S. 74 ff.	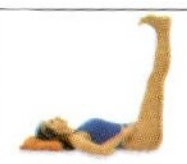
Pfeil Pfeil mit Seitenbiegung	S. 70 S. 158	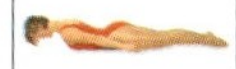
Tischplatte	S. 120	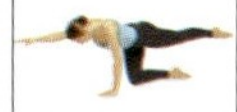
Ruheposition	S. 73	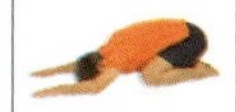
Schwebende Arme im Stehen	S. 58	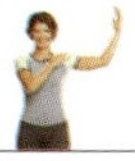
Stummer Diener	S. 56	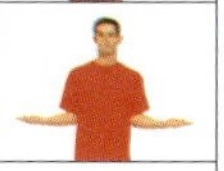
Seitliche Rumpfdehnung mit Armen	S. 64	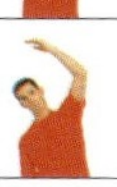
Stab-Taillendrehung	S. 63	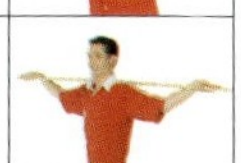
Armübungen mit Hanteln	S. 127 ff.	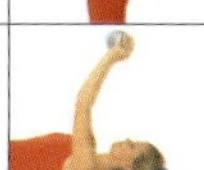
Kreidekreis	S. 138	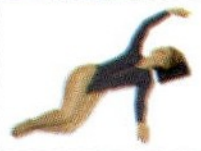

Musiker

Mit gespreizten Beinen an einem Cello zu sitzen, eine Geige an das Kinn zu drücken, eine Flöte an die Lippen zu halten oder an einem Klavier zu sitzen – all das ist eine Anstrengung für den Körper, weil diese Positionen meist für lange Zeiten unverändert beibehalten werden.

Je nachdem, welches Instrument Sie spielen, haben Sie vielleicht folgende Beschwerden:

- Einwärtsdrehung der Schultern,
- Überbelastung des oberen Trapezmuskels,
- schwache Schulterstabilisatoren,
- Probleme mit dem Hals und den Unterarmen,
- Beugung der Brustwirbelsäule (gebeugte Schultern),
- Probleme mit Händen, Handgelenken und Fingern.

Die folgenden Übungen können entweder vor oder nach dem Spielen ausgeführt werden und dienen der Ausbalancierung des Körpers. Sie sollten sich außerdem Zeit für die für Ihren Haltungstyp empfohlenen Übungen nehmen:

Abrollen an der Wand	S. 68	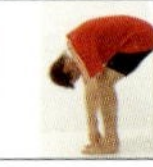
Aufrollen der Wirbelsäule	S. 45	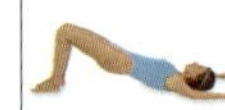
Hüftbeugerdehnung (wenn Sie im Sitzen spielen)	S. 47	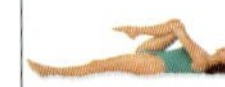
Hochrollen	S. 78	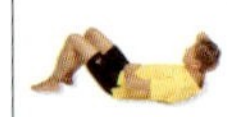
Diagonales Hochrollen	S. 79	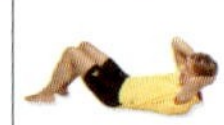
Später: Dehnung mit einem Bein oder Die Hundert oder Dehnung mit beiden Beinen	S. 108 S. 122 S. 110	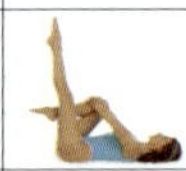
Diamant-Presse	S. 112	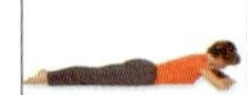
Pfeil	S. 70	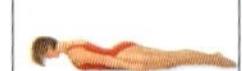
Ruheposition (außer bei Knieproblemen)	S. 73	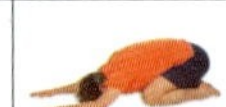
Kosak- und Stab-Taillendrehung	S. 62 f.	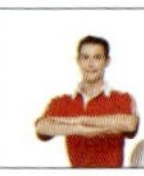
Schwebende Arme im Stehen	S. 58	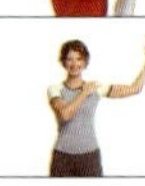
Stummer Diener	S. 56	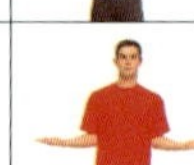
Korkenzieher	S. 98	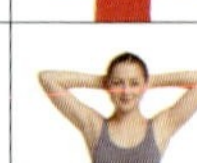
Hand- und Fingerübungen	S. 231	

Hand- und Fingerübungen

Ausgangsposition

- Nehmen Sie eine gerade Körperhaltung ein und strecken Sie die Schulterblätter nach hinten.

Übung

1. Halten Sie Ihre Hände vor sich ausgestreckt, die Ellbogen sind dabei locker.
2. Spreizen Sie den ersten und zweiten Finger vom vierten und fünften Finger weg, sodass in der Mitte eine Lücke entsteht.
3. Bewegen Sie die Finger wieder zusammen.
4. Wiederholen Sie diese Übung achtmal.

Übung

1. Lassen Sie den zweiten und dritten Finger in der Mitte und spreizen Sie den ersten und fünften Finger nach außen.
2. Bewegen Sie die Finger wieder zusammen.
3. Wiederholen Sie diesen Vorgang achtmal.

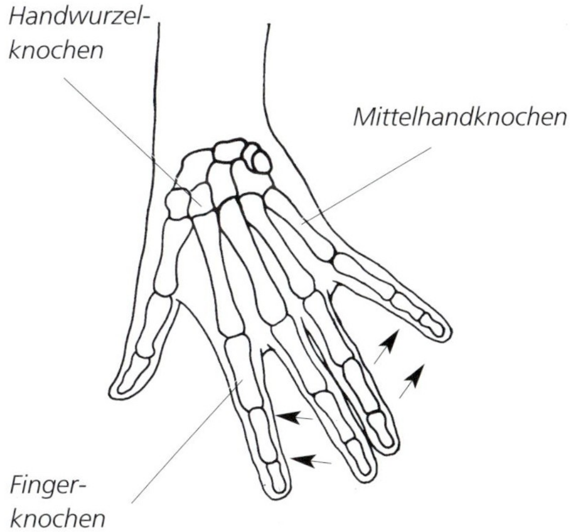

Die Handknochen

Sänger

Sänger benötigen für ihren Beruf eine ausgezeichnete Atemtechnik und einen starken Körpermittelpunkt. Die Stimmleistung kann außerdem erheblich durch die richtige Verbindung von Kopf und Hals gefördert werden. Wenn die Gesamthaltung gut ist, können Sie bei Proben und Aufführungen auch lange stehen, ohne müde zu werden.

Machen Sie zusätzlich zu dem für Ihren Haltungstyp empfohlenen Programm die folgenden Übungen:

Entspannungsposition	S. 28	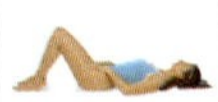
Seestern	S. 42	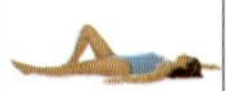
Dehnung des Nackens	S. 50	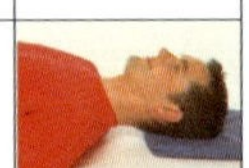
Aufrollen der Wirbelsäule	S. 45	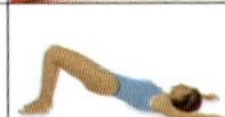
Knöchelkreisen	S. 44	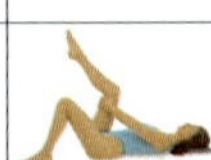
Kirschenpflücken	S. 191	

Heben und Senken der Füße mit Tennisball	S. 88	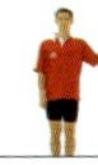
Hochrollen, später Dehnung mit einem Bein oder Dehnung mit beiden Beinen	S. 78 S. 108 S. 110	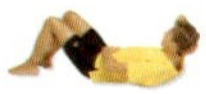
Diagonales Hochrollen	S. 79	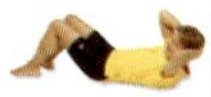
Die Hundert	S. 122	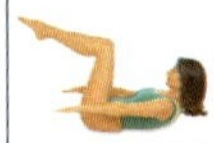
Diamant-Presse	S. 112	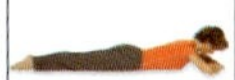
Ruheposition (außer bei Knieproblemen)	S. 73	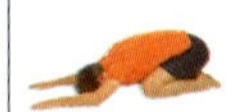
Stabilisierung der Lendenwirbelsäule	S. 33	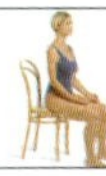
Stummer Diener	S. 56	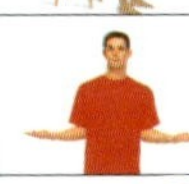
Kreidekreis	S. 138	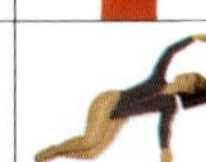
Seitenatmung	S. 29	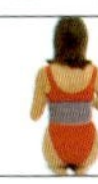

„Ich erinnere mich genau, wie ich nach nur einer Übungsstunde mit Gordon nach Hause kam und mich in einer völlig anderen Verfassung fühlte: zentriert, geerdet und glücklich! Dadurch wurden mir Kräfte verliehen, von denen ich nicht einmal wusste, dass sie in mir stecken. Und dann kam die nächste Herausforderung – wie kann man einen Körper nach der Geburt von Drillingen wieder aufbauen? Die Bücher über Pilates sind ein Geschenk Gottes, für zu Hause und für die Arbeit!" **Janis Kelly,** Opernsängerin

„Ich wollte mich nicht mehr rotgesichtig und schwitzend im Gymnastikanzug verrenken. Ich war sehr dankbar, als ich die entspannende und zugleich kräftigende Wirkung der Pilates-Methode entdeckte. Früher war ich ein typisches muskulöses Aerobic-Häschen der 1980er-Jahre, jetzt bin ich ein schlanker, aufrechter Schwan der 1990er – dank Pilates." **Tracy Ullman**

„Zuerst hörte ich den Namen Gordon Thomson von meinem Theateragenten: irgendeine neumodische Methode, bei der die Muskulatur gestreckt und nicht zusammengedrückt wird, die den Bauch flach macht und die Wirbelsäule verlängert. Pilates hat mich und meinen Körper geformt, ich habe mich wirklich von Tag zu Tag verändert, ohne Zweifel ... Schließlich habe ich meine eigene Körperform gefunden. Es gibt keinen Bereich meines Lebens, der sich nicht drastisch verbessert hätte." **Simon Callow**

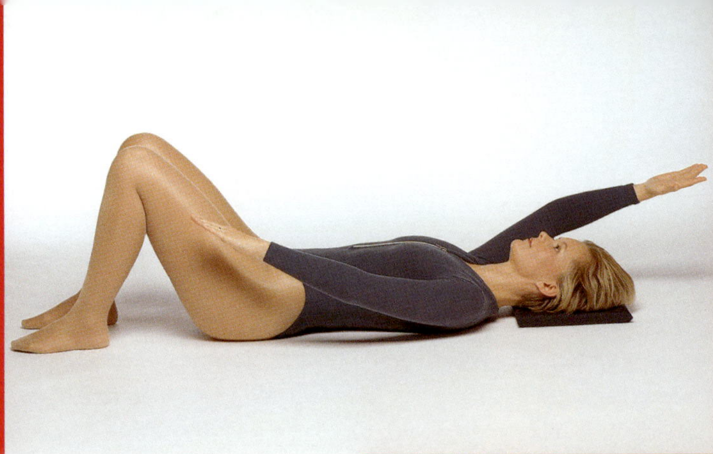

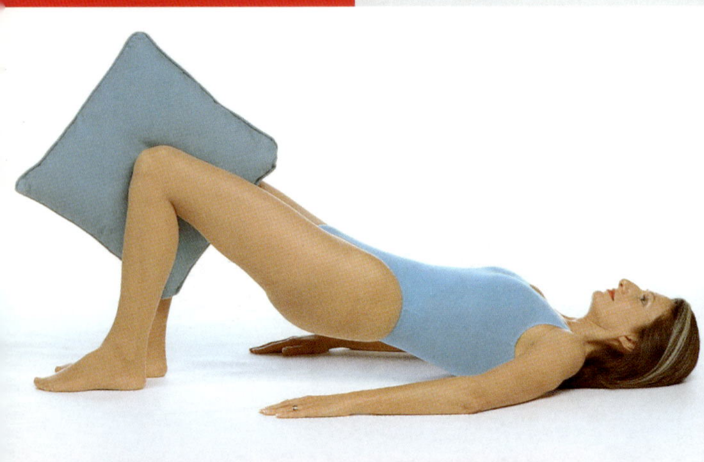

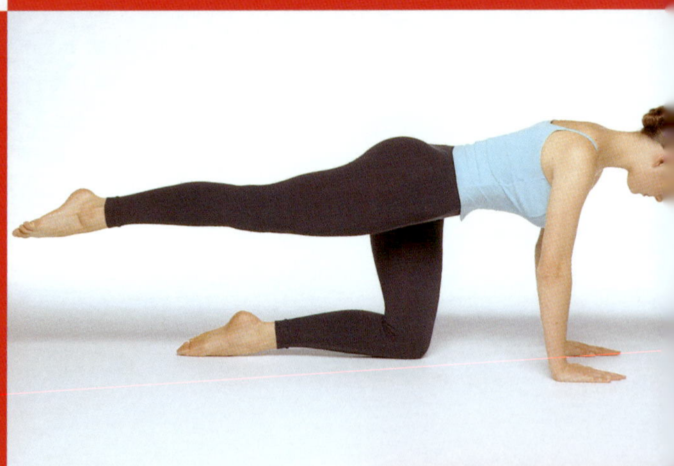

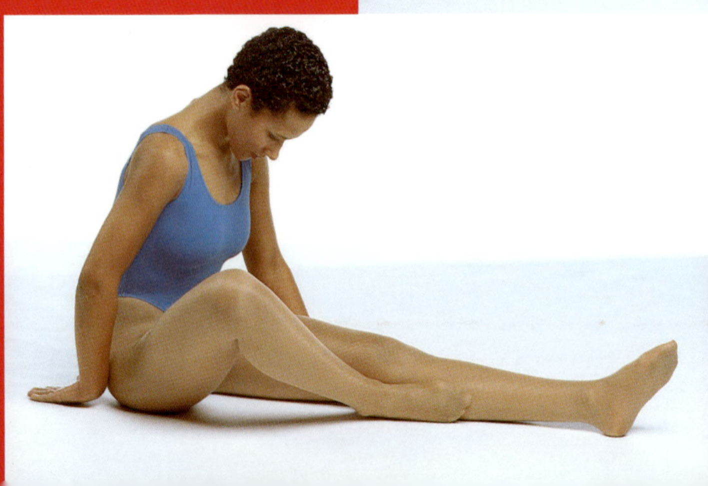

Pilates-Übungen bei **gesundheitlichen Problemen**

Frauengesundheit

Pilates ist eine Übungsmethode, die sich für jede Lebensphase eignet. Sie hilft Ihnen nicht nur dabei, immer gut auszusehen, sondern kann auch viele frauenspezifische Gesundheitsprobleme verhindern.

Menstruation

Nachfolgend ist ein kurzes Programm zusammengestellt worden, dass bei schweren Regelschmerzen Abhilfe schaffen kann.

Becken-Uhr	S. 102	
Seestern	S. 42	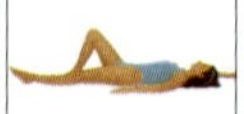
Strecken der Schultern	S. 48	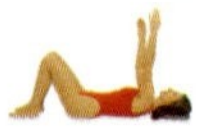
Aufrollen der Wirbelsäule (nicht zu hoch)	S. 45	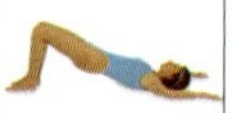
Hochrollen (sehr sanft)	S. 78	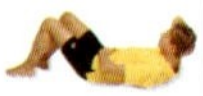
Kreidekreis	S. 138	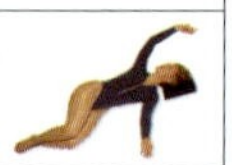
Öffnung der Arme	S. 52	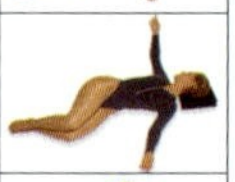
Gleiten an der Wand	S. 66	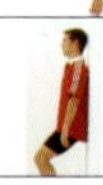
Kniekreisen mit Band	S. 43	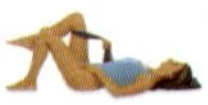
Dehnung der heranziehenden Muskeln	S. 80	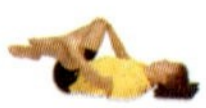

Probieren Sie auch diese Entspannungsübung:

Beidseitiges Kniekreisen

Übung

1 Nehmen Sie die Entspannungsposition ein, ziehen Sie die Beckenbodenmuskulatur nach oben und die unteren Bauchmuskeln zur Wirbelsäule hin („Hochziehen und Einziehen").

2 Führen Sie Ihre Knie in Richtung Brust, bis sie sich direkt über den Hüften befinden. Legen Sie dann Ihre Hände auf die Knie und kreisen Sie langsam mit beiden Knien in entgegengesetzte Richtungen.

3 Wiederholen Sie den Vorgang zehnmal.

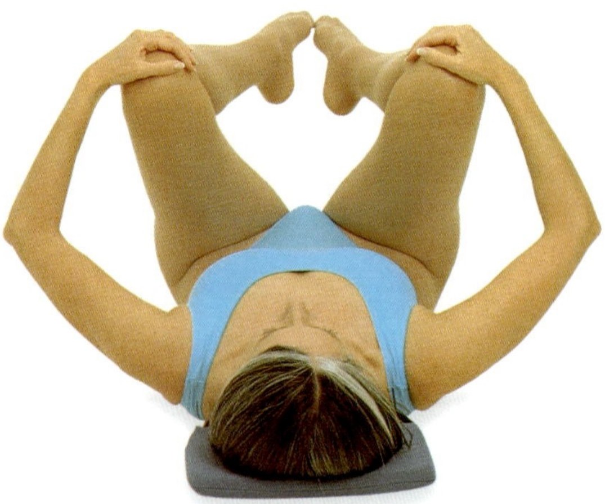

Diese Übung massiert Ihren unteren Rücken, wenn Sie darauf achten, die Entspannungsposition beizubehalten.

Vorbereitung auf die Schwangerschaft

Damit Ihr Körper für eine Schwangerschaft in bester Verfassung ist, sollten Sie ihn vorbereiten. Mit Pilates können Sie sicherstellen, dass alles so funktioniert, wie es die Natur vorgesehen hat, und zwar, dass sich Ihr Becken und alle inneren Organe in der richtigen Position befinden und Ihre Atem-, Kreislauf- und Lymphsysteme effizient arbeiten. Die Bauchmuskulatur und der Beckenboden müssen kräftig genug sein, um das zusätzliche Gewicht stützen zu können, aber nicht zu kräftig, sonst kann es Probleme geben (s. unten).

Machen Sie zusätzlich zu dem für Ihren Haltungstyp empfohlenen Programm diese Übungen:

Seestern	S. 42	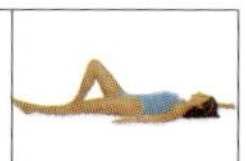
Abrollen der Wirbelsäule mit Kissen	S. 100	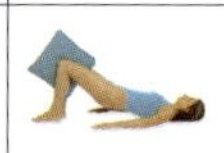
Hüftbeugerdehnung	S. 47	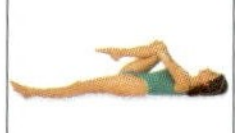
Hochrollen (sanft)	S. 78	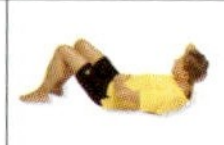
Diagonales Hochrollen (sanft)	S. 79	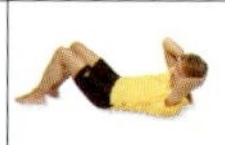
Abrollen an der Wand	S. 68	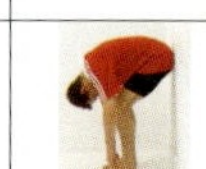
Korkenzieher	S. 98	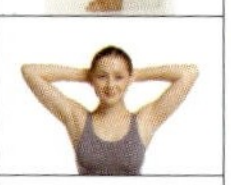
Kosak-Taillendrehung	S. 62	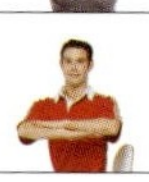
Diamant-Presse oder Pfeil	S. 112 S. 70	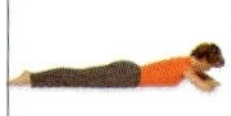
Stern	S. 116	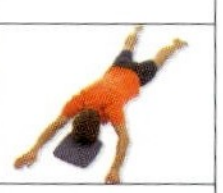
Ruheposition	S. 73	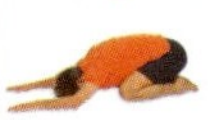
Blume	S. 239	
Öffnung der Arme	S. 52	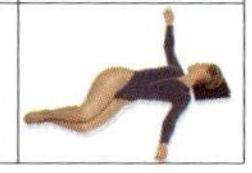

Übungen vor der Geburt

Sobald Sie schwanger sind, sollten Sie Ihr Übungspensum ändern. Sie sind zwar nicht krank und profitieren enorm von körperlicher Bewegung, aber Sie sollten Ihr Training an die körperlichen Veränderungen anpassen. Wenn Sie zusätzlich Ihr Herz-Kreislauf-System trainieren, achten Sie darauf, den Puls nicht zu stark nach oben zu treiben, denn das Herz des Fötus' schlägt noch schneller als Ihr eigenes.

Hormonveränderungen in der Schwangerschaft führen oft zu einer natürlichen Schlaffheit der Bänder: Sie lockern sich, damit sich das Becken für die Geburt ausdehnen kann. Das heißt aber auch, dass Gelenke labil werden können, besonders das Iliosakralgelenk (Kreuz-Darmbein-Gelenk). Achten Sie also bei jeder Übung auf die richtige Ausrichtung: Wenn das wachsende Baby auf Ihren Rücken drückt, brauchen Sie eine stabile Lendenwirbelsäule und eine gute Beckenausrichtung. Schwangere Frauen neigen zum Hohlkreuz, und das belastet die Lendenwirbelsäule. Beobachten Sie Ihren Körper, um dies zu vermeiden.

Obwohl kräftige Bauchmuskeln zur Unterstützung des Rückgrats sehr wichtig sind, ist jetzt nicht der richtige Zeitpunkt, um diese Muskeln zu stärken bzw. um sich einen flachen Bauch anzutrainieren. Das Baby braucht Platz zum Wachsen, daher empfiehlt es sich, die Bauchübungen auf eine leichte Stärkung der queren Bauchmuskeln zu beschränken.

Wenn Sie Ihre Schultermuskulatur trainieren, können Sie verhindern, dass das Gewicht der schwerer werdenden Brüste zu einer gebeugten Schulterhaltung führt. Bei der Geburt selbst können dann verschiedene Atemtechniken, gute Körperbeherrschung und gezielter Einsatz der Beckenbodenmuskulatur sehr helfen. Die Beckenbodenmuskulatur sollte zwar leistungsfähig, aber nicht zu kräftig sein. Sie müssen auch lernen, wie Sie die Muskeln des Beckenbodens während der Geburt entspannen können. Machen Sie dazu die auf der nächsten Seite beschriebene Übung mit dem Namen Blume.

Vermeiden Sie alle Übungen, die auf die Schambeinfuge (Symphyse) drücken, da sich diese Verbindung zwischen den beiden Schambeinen mit der erhöhten Schlaffheit der Bänder dehnt. Sie werden merken, dass Sie die Übungen, bei denen Sie auf dem Rücken liegen, im letzten Drittel der Schwangerschaft unbequem finden, deshalb sollten Sie oft die Position wechseln. Übungen auf allen vieren sind eine gute Alternative und wirken sehr entspannend, da sie das Rückgrat vom Druck des Babys entlasten.

Es ist sehr ratsam, zwischen der 8. und 14. Schwangerschaftswoche mit den Übungen aufzuhören, da in dieser Zeit das Fehlgeburtsrisiko am höchsten ist. Bevor Sie das Training wieder aufnehmen, sollten Sie auf jeden Fall mit Ihrem Arzt sprechen.

Wenn der Arzt zustimmt, können Sie die folgenden Übungen ausprobieren. Denken Sie aber immer daran, sofort die Stellung zu wechseln, wenn Sie das Liegen auf dem Rücken als unbequem empfinden.

Richtig stehen	S. 56	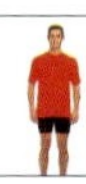
Tischplatte	S. 120	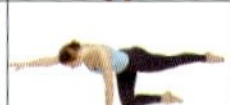
Ruheposition (legen Sie die Knie weit auseinander, damit Platz für den Bauch bleibt)	S. 73	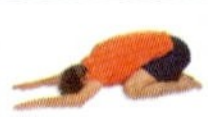
Stabilisierung des Beckens	S. 38	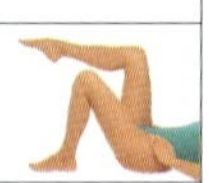
Strecken der Schultern	S. 48	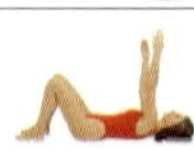

Dehnung des Nackens	S. 50	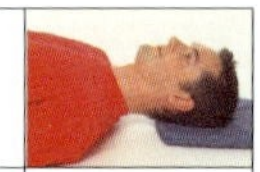
Stummer Diener	S. 56	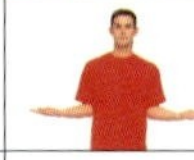
Schwebende Arme im Stehen	S. 58	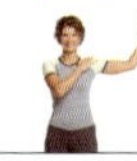
Korkenzieher	S. 98	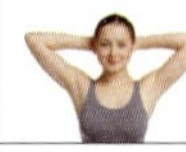
Stabheben	S. 60	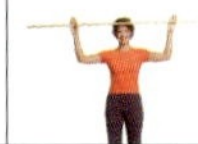
Seestern	S. 42	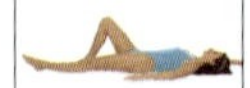
Seitenrollen (mit den Füßen am Boden)	S. 54	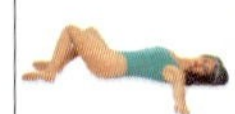
Knöchelkreisen (gut gegen Schwellungen)	S. 44	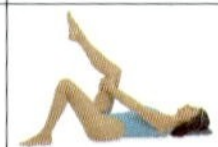
Kirschenpflücken	S. 191	
Öffnung der Arme (mit einem Kissen zwischen den Knien und einem Keil unter dem Bauch)	S. 52	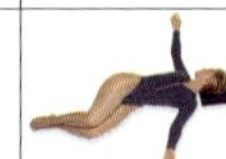
Blume (im Sitzen)	S. 239	
Passés Développés (ohne Gewichte)	S. 172	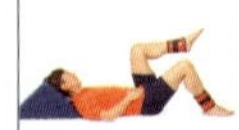
Heben und Senken der Füße mit Tennisball	S. 88	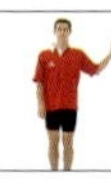
Dehnung der heranziehenden Muskeln	S. 80	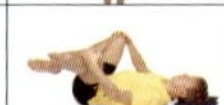
Kniepresse	S. 86	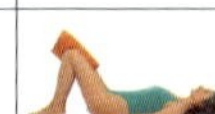

Zum Beckenbodentraining sollten Sie die Übung für die Stabilisierung der Lendenwirbelsäule auf Seite 34 ausprobieren. Wenn Sie sich den Fahrstuhl nach unten vorstellen, sollten Sie jedoch nicht im Erdgeschoss anhalten, sondern bis in den Keller fahren.

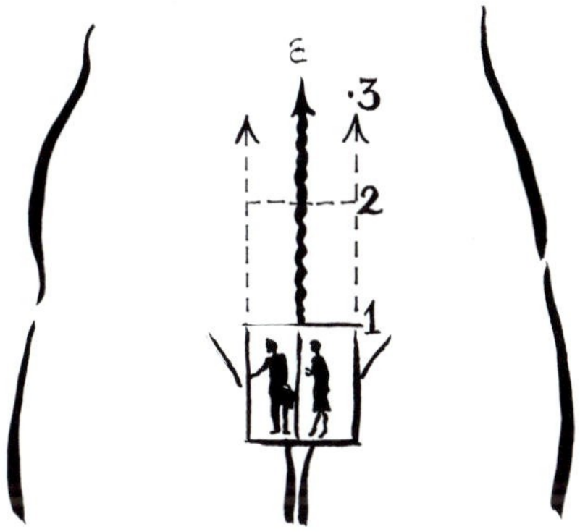

Der Becken-Fahrstuhl …

Blume

Ausgangsposition

- Bei dieser Übung können Sie sitzen, stehen oder die Entspannungshaltung einnehmen.

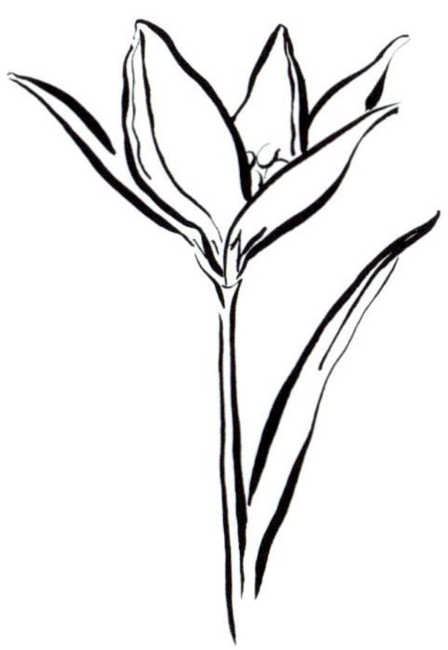

Übung

1. Ziehen Sie den Beckenboden langsam nach oben und nach innen, wie eine Blume, die sich am Ende des Tages schließt.
2. Dann entspannen Sie die Muskeln langsam wieder wie ein Blume, die sich in der Morgensonne öffnet.

Übungen nach der Geburt

Wussten Sie, dass Sie bei einem Kontinenztest mit voller Blase zehnmal mit gespreizten Beinen hochspringen müssen? Wer macht dies schon gern …

Als Mutter brauchen Sie einen kräftigen Körper. Das Baby wächst, und Sie müssen nicht nur das Kind hochheben und mit sich herumtragen, sondern auch das ganze Zubehör überallhin mitnehmen.

Warten Sie nach der Geburt sechs Wochen und beginnen Sie erst nach der Nachsorgeuntersuchung wieder mit Pilates. Sie wollen natürlich so schnell wie möglich Ihre alte Figur zurückhaben, trainieren Sie aber nicht zu früh die Bauchmuskulatur. Das kann mehr schaden als nützen. Die beiden Hälften des geraden Bauchmuskels haben sich geteilt, um Platz für die Gebärmutter zu machen. Sie müssen erst wieder zusammenwachsen (die Hebamme wird einen Test machen), bevor Sie Hochrollübungen machen können. Sonst bleiben diese Bauchmuskeln vielleicht für immer getrennt. Nach einem Kaiserschnitt müssen Sie mindestens fünf Monate warten, bevor Sie das Hochrollen wieder üben können. Die oben beschriebene Übung „Hochziehen und Einziehen" ist sehr nützlich, um sich darauf vorzubereiten.

Die Beckenbodenmuskulatur sollten Sie möglichst oft trainieren. Gut sind auch Übungen zur Kräftigung der mittleren Rückenmuskulatur, besonders für den unteren Trapezmuskel, der sich ohne Training durch das Gewicht Ihrer Brüste während der Stillzeit dehnt.

Ihre Hormone brauchen einige Monate, um sich wieder einzupendeln. Deshalb bleiben die Bänder noch schlaff. Achten Sie darum auf Ihre Ausrichtung und überdehnen Sie die Muskulatur nicht. Mindestens sechs Monate lang sind Gewichte tabu. Vorsicht bei allen Übungen, die viel Beckenfestigkeit erfordern! Ihr Becken kann noch unstabil sein. Übungen im Liegen sind kein Problem, da der Boden Sie stützt.

Entspannen Sie sich. Vor allem wenn Sie stillen und wenig Schlaf bekommen, werden Sie schnell müde. Wenn Ihre Brüste Sie in Bauchlage stören, versuchen Sie stattdessen die Übungen auf allen vieren.

Sechs Wochen nach der Geburt können Sie neben den Übungen für Ihren Haltungstyp diese machen:

Entspannungsposition	S. 28	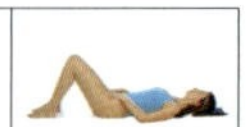
Seestern	S. 42	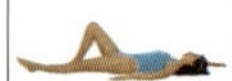
Abrollen der Wirbelsäule mit Kissen	S. 100	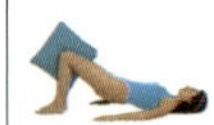
Hüftbeugerdehnung	S. 47	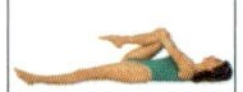
Stabilisierung des Beckens	S. 38 ff.	
Seitenrollen	S. 54	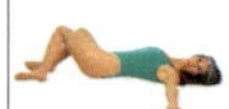
Achterfigur Notstopp	S. 240 S. 241	
Stern	S. 116	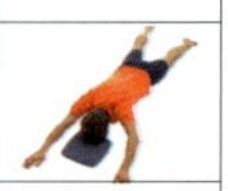
Diamant-Presse	S. 112	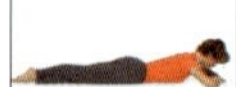
Oberschenkelpresse	S. 72	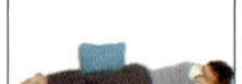
Ruheposition	S. 73	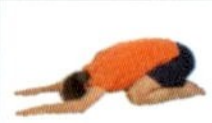
Abrollen an der Wand	S. 68	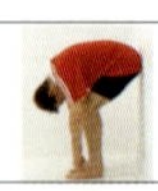
Stummer Diener	S. 56	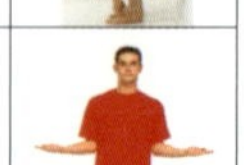
Seitliche Rumpfdehnung mit Armen	S. 64	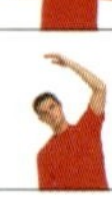
Stab-Taillendrehung	S. 63	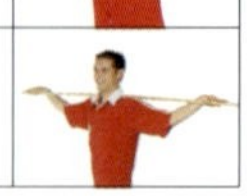

Korkenzieher	S. 98	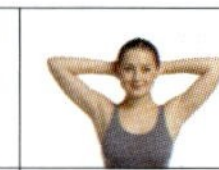
Stabheben	S. 60	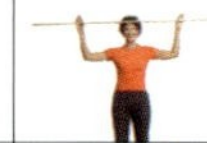
Öffnung der Arme	S. 52	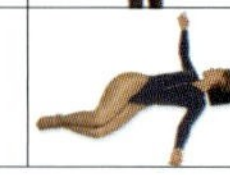

Neben der Übung zur Festigung der Lendenwirbelsäule (S. 34) können Sie diese Übung probieren:

Achterfigur

Ausgangsposition:

- Setzen Sie sich gerade auf einen Stuhl, die Füße stehen hüftbreit nebeneinander und sind flach auf den Boden gedrückt. (Wenn Sie wollen, können Sie ein Kissen unter die Füße legen.)
- Vergewissern Sie sich, dass sich Ihr Becken in einer neutralen Stellung befindet, Ihre Wirbelsäule lang gestreckt ist und die Schultern entspannt sind.

Übung

1. Konzentrieren Sie sich auf Ihren Beckenboden.
2. Atmen Sie aus, und versuchen Sie, die Harnröhre zu schließen.
3. Atmen Sie ein, und vergewissern Sie sich, dass Ihre Schultern nach wie vor entspannt sind.
4. Atmen Sie aus und halten Sie dabei die Harnröhre weiterhin nach oben gezogen. Versuchen Sie nun, die Schließmuskeln des Afters anzuspannen. Das Gesäß sollte dabei entspannt bleiben.
5. Atmen Sie ein, und vergewissern Sie sich noch einmal, dass Schultern und Kiefer entspannt sind.
6. Atmen Sie aus, und ziehen Sie auch die Vagina nach oben; halten Sie alle drei Körperöffnungen angespannt.
7. Lassen Sie dann langsam locker.

Notstopp

Haben Sie je vergeblich versucht, einen Husten- oder Niesanfall zurückzuhalten? Hier ist eine Übung dazu.

Übung

1 Heben Sie den gesamten Beckenboden an, und spannen Sie ihn ganz schnell an, so als ob es sich um einen Notfall handeln würde. Halten Sie diese Stellung etwa fünf Sekunden lang und lösen Sie dann die Muskulatur langsam wieder.
2 Wiederholen Sie diese Übung fünfmal.

Wechseljahre

Wer Pilates gemacht hat, profitiert beim Eintritt der Wechseljahre in vieler Hinsicht. Die Muskeln sind gut in Form, sodass man nicht in die Breite geht. Training mit Gewichten und Widerständen kann auch Osteoporose verhindern (s. S. 255). Die Gelenke bleiben beweglich und der Körper fühlt sich geschmeidig an. Manche Frauen sehen mit 60 Jahren besser aus als mit 20 – dank Pilates. Es hilft Ihnen auch, wenn Sie gereizt sind. Legen Sie beruhigende Musik auf und vertreiben Sie die schlechte Laune mit Übungen. Machen Sie entweder Übungen zum Stressabbau, z. B. Kreidekreis oder Armöffnungen, oder verausgaben Sie sich richtig, etwa indem Sie sich ein Kissen zwischen die Knie klemmen und Sie so fest wie möglich zudrücken.

Für Ihr Wohlbefinden sollten Sie neben den Übungen für Ihren Haltungstyp die folgenden machen:

Entspannungsposition	S. 28	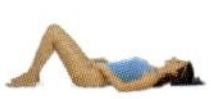
Strecken der Schultern	S. 48	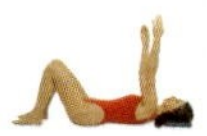
Abrollen der Wirbelsäule mit Kissen	S. 100	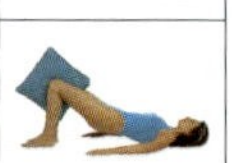
Hüftbeugerdehnung	S. 47	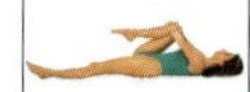
Blume Achterfigur Notstopp	S. 239 S. 240 S. 241	
Hüftdrehung	S. 103	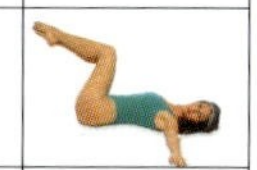
Hochrollen	S. 78	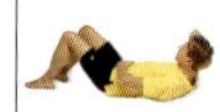
Diagonales Hochrollen	S. 79	
Dehnung der Beinbeuger im Liegen	S. 82	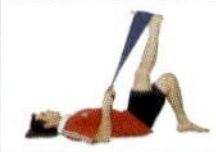
Oberschenkelpresse	S. 72	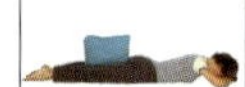
Diamant-Presse	S. 112	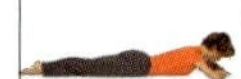
Pfeil	S. 70	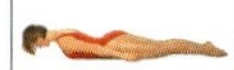
Stern	S. 116	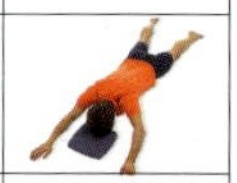
Ruheposition	S. 73	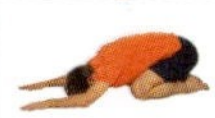
Abrollen an der Wand	S. 68	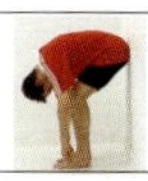
Korkenzieher	S. 98	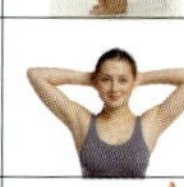
Übungen mit Beingewichten	S. 172 ff.	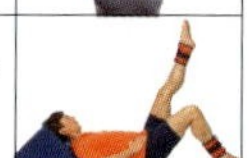
Armübungen mit Hanteln	S. 127 ff.	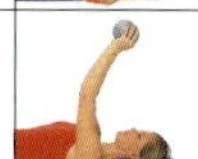
Dehnung der heranziehenden Muskeln	S. 80	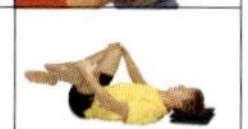
Heben und Senken der Füße mit Tennisball	S. 88	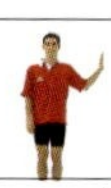
Kreidekreis oder Öffnung der Arme	S. 138 S. 52	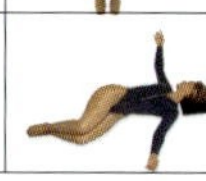

Männergesundheit

Pilates kann auf viele verschiedene Arten auch das männliche Wohlbefinden fördern. Abgesehen von den allgemeinen Vorteilen, die bereits in der Einleitung erwähnt worden sind, und den Ausgleichsübungen für die verschiedenen Sportarten, gibt es auch bestimmte männerspezifische Gesundheitsprobleme, bei denen Pilates Abhilfe schaffen kann.

Die Beckenboden-Übungen aus dem letzten Kapitel eignen sich bestens, um Prostatabeschwerden vorzubeugen bzw. zu behandeln. Durch richtiges „Hochziehen und Einziehen" – wie oben beschrieben – trainieren Sie Ihren Beckenboden.

Mit Pilates können Sie nebenbei auch Ihren Kreislauf deutlich stärken. Sobald Sie ein hohes Ausdauerniveau erreicht haben, können Sie Ihre Herzfrequenz durch die Fünferserie (s. S. 176) steigern. Herz-Kreislauf-Übungen sollten auf jeden Fall zu Ihrem Pensum gehören.

Besonders für gestresste Geschäftsleute ist die entspannende Wirkung dieser Übungen am Ende eines langen Arbeitstages von unschätzbarem Wert. Wenn Sie ein Fitnessfanatiker sind und oft ins Fitnessstudio gehen, um dort mit Gewichten zu trainieren, sollten Sie zum Ausgleich zusätzlich Pilates betreiben. Dadurch hat Ihr Körper zumindest die Chance, seine Körperbalance wiederzugewinnen; zudem können Sie ein Bewusstsein für eine gute Haltung und die Stabilität Ihres Körpers entwickeln. Wenn Sie eines Tages über 60 Jahre alt sind und jahrelang Pilates gemacht haben, ist Ihr Körper besser geformt, geschmeidiger, beweglicher, stärker und schlanker als je zuvor. Worauf warten Sie also noch?

Machen Sie zusätzlich zu Ihrem üblichen Trainingspensum und dem für Ihren Haltungstyp empfohlenen Programm die folgenden Übungen:

Entspannungsposition	S. 28	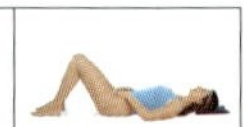
Strecken der Schultern	S. 48	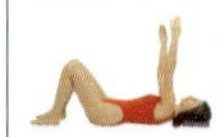
Windmühle	S. 104	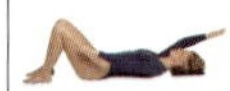
Hüftbeugerdehnung	S. 47	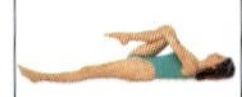
Aufrollen der Wirbelsäule	S. 45	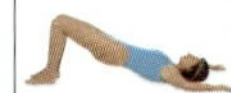
Hüftdrehung	S. 103	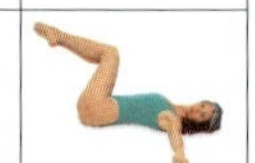
Dehnung der Beinbeuger im Liegen	S. 82	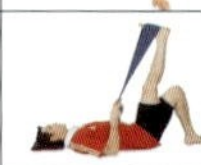
Hochrollen	S. 78	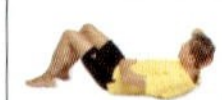
Diagonales Hochrollen	S. 79	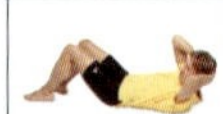
Dehnung mit einem Bein oder Die Hundert oder Dehnung mit beiden Beinen	S. 108 S. 122 S. 110	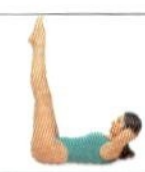
Blume Achterfigur Notstopp	S. 239 S. 240 S. 241	
Pfeil	S. 70	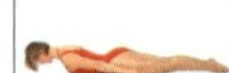
Oberschenkelpresse	S. 72	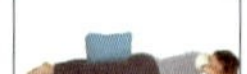
Ruheposition	S. 73	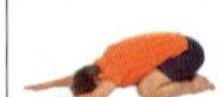
Abrollen an der Wand	S. 68	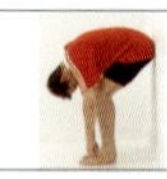
Kosak- und Stab-Taillendrehung	S. 62 f.	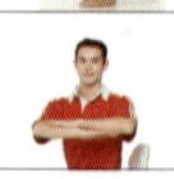

Seitliche Rumpfdehnung mit Armen	S. 64	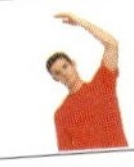
Dehnung der heranziehenden Muskeln	S. 80	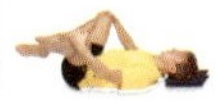

Armübungen mit Hanteln und Übungen mit Beingewichten	S. 127 ff. S. 172 ff.	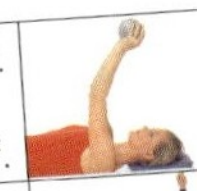
Öffnung der Arme	S. 52	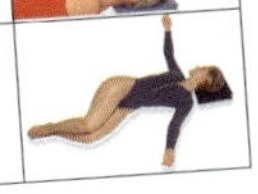

Allgemeine Gesundheit

Rückenprobleme

Es gibt viele gute Ratschläge, die bei Rückenschmerzen helfen sollen, aber auch sehr viele verschiedene Ursachen für Rückenschmerzen, und man kann ohne ärztliche Diagnose kein Übungsprogramm empfehlen. Leider sind die Übungen keine direkte Abhilfe gegen Rückenschmerzen. Deshalb sei hier nochmals darauf hingewiesen, dass Sie zuerst Ihren Arzt konsultieren sollten. Doch die meisten Rückenprobleme beruhen tatsächlich auf Fehlhaltung, gestörter Muskelbalance und fehlerhaften Bewegungsmustern. Für diese Fälle sind Pilates-Übungen besonders gut geeignet.

Folgende Übungen helfen, Rückenprobleme zu vermeiden und eventuell zu heilen. Generell sollten Sie lernen, wie man sich richtig entspannt. Dann brauchen Sie eine gute Atemtechnik und sollten Ihre persönliche „neutrale" Körperausrichtung finden. Bleiben Sie so lange in dieser Stellung, bis Sie merken, dass sich Ihre Muskulatur stabilisiert. Dreh- und Beugeübungen sollten Sie nur nach Rücksprache mit dem Arzt machen.

Machen Sie zusätzlich zu den Übungen für Ihren Haltungstyp die folgenden. Denken Sie dabei aber immer an die obigen Ratschläge und hören Sie sofort auf, wenn Ihnen eine Bewegung Schmerzen bereitet:

Entspannungsposition	S. 28	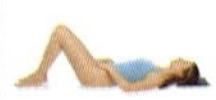
Seestern	S. 42	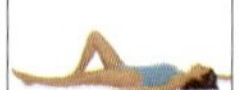
Stabilisierung des Beckens (bei Ischiasproblemen ohne Beindrehung)	S. 38	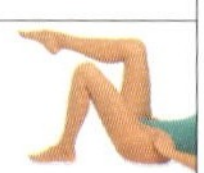
Strecken der Schultern	S. 48	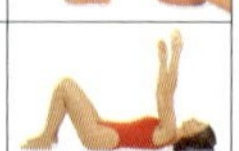
Dehnung des Nackens	S. 50	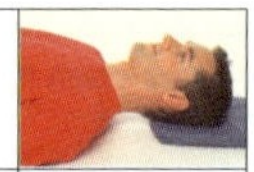
Aufrollen der Wirbelsäule	S. 45	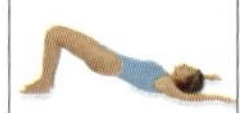
Hüftbeugerdehnung	S. 47	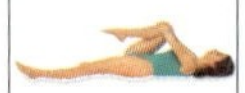
Hochrollen	S. 78	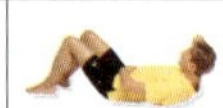
Diagonales Hochrollen	S. 79	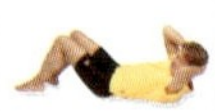
Schwebende Arme im Stehen	S. 58	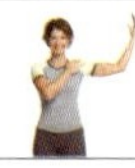
Stabheben	S. 60	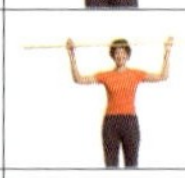
Seitliche Rumpfdehnung mit Armen (nur wenn es Ihnen angenehm ist)	S. 64	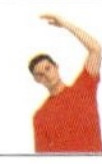
Diamant-Presse	S. 112	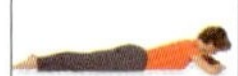
Pfeil	S. 70	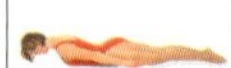
Ruheposition	S. 73	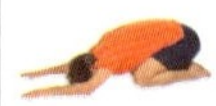
Dehnung der Beinbeuger im Liegen	S. 82	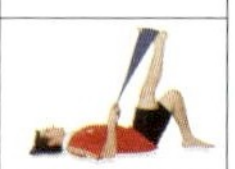
Dehnung der heranziehenden Muskeln	S. 80	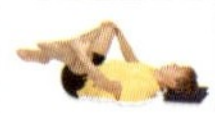
Knöchelkreisen	S. 44	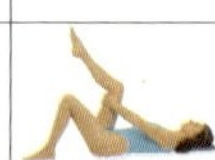
Kirschenpflücken	S. 191	
Kniepresse (hilft bei Ischiasproblemen)	S. 86	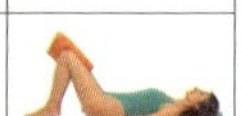

Wenn Sie sich Ihre Haltung stabilisiert hat:

Seitenrollen	S. 54	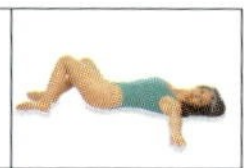
Stab-Taillendrehung	S. 63	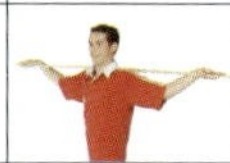
Abrollen an der Wand	S. 68	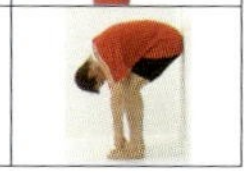

Der Schlüssel zu einem gesunden Rücken ist nicht nur die richtige Gymnastik, sondern eine gute Haltung bei allem, was Sie tun. Immer wenn Sie stehen, sollten Sie die Hinweise zum richtigen Stehen beachten (s. S. 56). Anleitungen zu einer guten Sitzhaltung am Schreibtisch finden Sie auf Seite 187. Auch die Hinweise auf Seite 197 zur richtigen Körperhaltung beim Fahren sind für Sie vielleicht von Interesse. Und auf Seite 244 wird Ihnen gezeigt, wie ein Rucksack richtig zu tragen ist.

Wenn Sie sich abends vor dem Fernseher entspannen, sollten Sie möglichst nicht zusammengesunken sitzen, sondern eine aufrechte Haltung einnehmen und die natürliche Biegung des Rückgrats beibehalten. Mit ein bisschen Übung kann man sich das leicht angewöhnen, selbst wenn man in einem Sessel sitzt.

Beim Entspannen in einem Sessel:

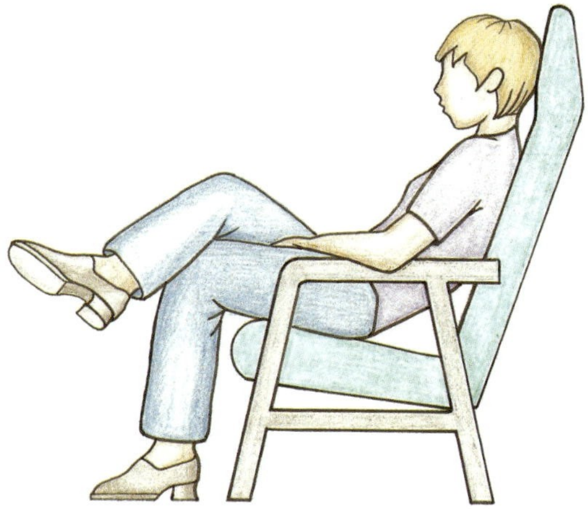

Vermeiden Sie eine zusammengesunkene Sitzhaltung.

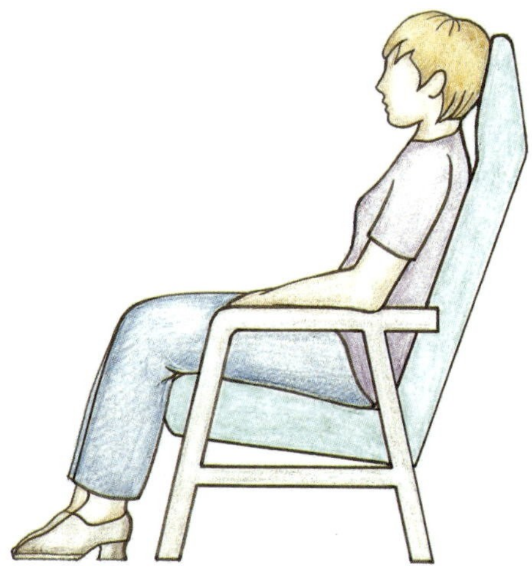

Sitzen Sie möglichst aufrecht.

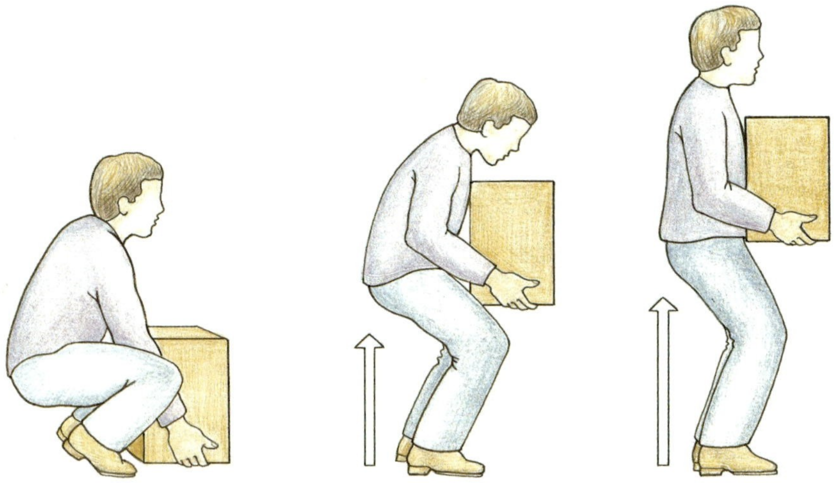

Heben

Beim Heben eines schweren Gegenstandes sollten Sie folgende Hinweise beachten:

- Stellen Sie sich ganz nah an das Objekt.
- Blicken Sie gerade und nicht seitlich auf den Gegenstand.
- Beugen Sie Ihre Knie, um sich nach unten zu bewegen.
- Halten Sie den Rücken beim Heben möglichst gerade.
- Halten Sie das Objekt nah an sich gedrückt.

Beim Heben des Gegenstands sollten Sie sich stabilisieren und Ihren Rücken gerade halten. Heben Sie das Objekt mit durchgedrückten Knien an. Es ist wichtig, dass Sie sich dabei nicht drehen – wenn dies jedoch unumgänglich ist, bewegen Sie lieber Ihre Füße als Ihren Rücken.

Ein weiterer Aspekt, der für Ihren Rücken von Bedeutung ist: Schlafen Sie bequem? Es ist ein weit verbreiteter Irrtum, dass ein Bett möglichst hart sein sollte. Es muss nur fest genug sein, um Ihrer Wirbelsäule Halt zu geben, wenn Sie auf der Seite oder auf dem Rücken liegen. Achten Sie darauf, dass die Kissen Ihren Nacken stützen, ohne dass Ihr Kopf unbequem zur Seite geneigt ist oder aus einer geraden Lage weggedrückt wird.

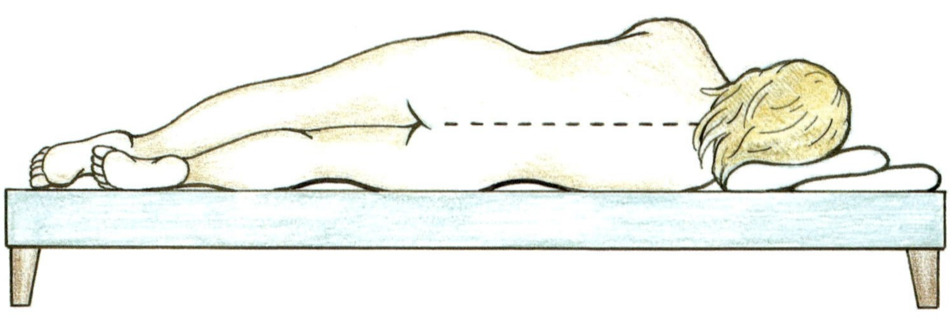

Richtige Unterstützung der Wirbelsäule

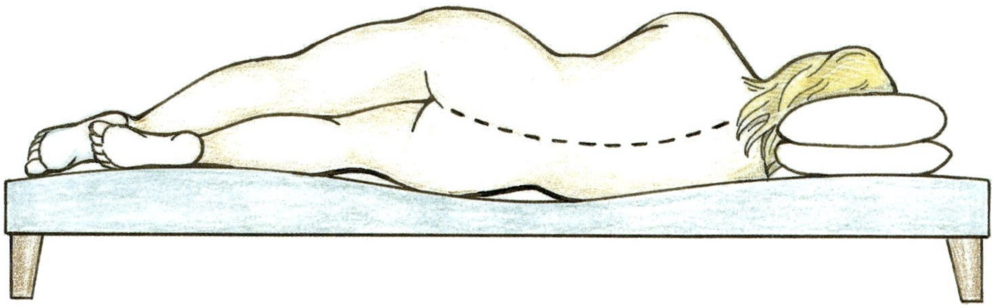

Hier versinkt die Wirbelsäule in der Matratze und der Nacken liegt in einem ungünstigen Winkel.

Skoliose

Eine Skoliose ist eine seitliche Rückgratverbiegung, bei der außerdem die einzelnen Wirbelkörper gedreht sind. Voneinander unterschieden werden die c-förmige Skoliose (Krümmung der Wirbelsäule nach einer Seite ohne Gegenkrümmung), die s-förmige Skoliose (Krümmung mit Gegenkrümmung) sowie die Trippelskoliose (Krümmung mit Gegenkrümmung in Richtung Kopf beziehungsweise fußwärts).

Bei einer Skoliose können keine allgemeinen Gegenmaßnahmen empfohlen werden, da die Krümmung bei jedem Menschen anders ausgeprägt ist und folglich eine spezielle Diagnose erfordert. Dennoch kann das folgende Übungsprogramm zur Streckung, Stabilisierung und Atmung für Sie nützlich sein:

Entspannungsposition	S. 28	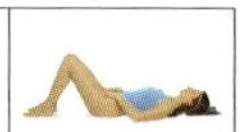
Seitenatmung	S. 29	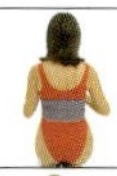
Stabilisierung der Lendenwirbelsäule	S. 33	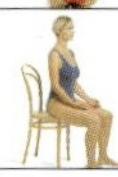
Aufrollen der Wirbelsäule	S. 45	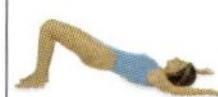
Gleiten an der Wand	S. 66	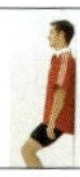
Korkenzieher	S. 98	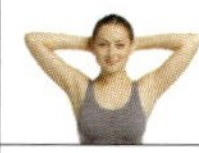
Stabheben	S. 60	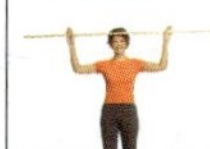
Diamant-Presse	S. 112	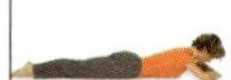
Stern	S. 116	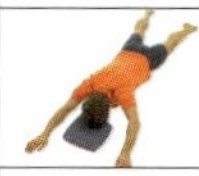
Pfeil	S. 70	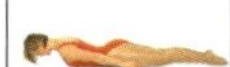
Ruheposition	S. 73	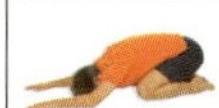
Abrollen an der Wand	S. 68	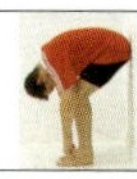

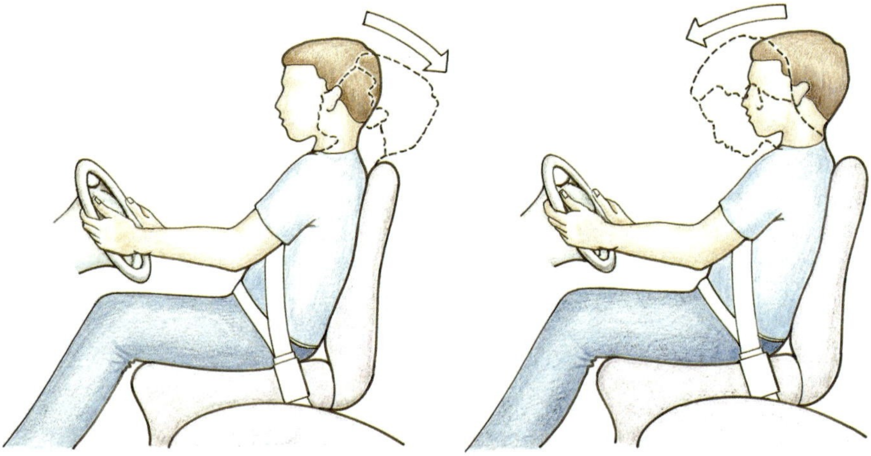

Schleudertrauma und Ähnliches

Das Schleudertrauma kennt man von Autounfällen her, es ist aber ebenso oft Sportverletzung. Der Kopf wird durch einen Aufprall blitzschnell nach vorn gerissen, dann nach hinten und wieder nach vorn; dies führt zur Überdehnung der Bänder und kann Verletzungen an Bändern, Gelenken und am Nervengewebe verursachen. Jede traumatische Halsverletzung erfordert sofortige ärztliche Behandlung und Untersuchungen durch einen Spezialisten, damit die Entzündungen zurückgehen und die Bänder heilen können. Für die Heilung sind Übungen wichtig, aber erst im späteren Stadium der Rehabilitation und nur auf Anraten des Arztes. Sind diese Voraussetzungen gegeben, ist Pilates ein ideales Aufbautraining, da die langsamen Bewegungen das Training einzelner Körperteile ermöglicht, ohne den Nacken zu belasten. Der Hals kann mit einer Nackenrolle gestützt werden.

Während der Heilung sollte man im Allgemeinen jede Beugung des Halses vermeiden. Der Kopf bleibt auf der Matte liegen und hebt sich nicht, während Sie die Bauchmuskulatur durch Übungen für die Beckenstabilität und durch das Einziehen der Bauchmuskulatur trainieren. Das Aufrollen des Nackens kann schaden. Von Abrollübungen ist abzuraten; das Anheben der Arme könnte ebenso Schmerzen verursachen. Einige Übungen kann man abändern, z. B. sollte beim „Seestern" der Arm zur Seite und nicht über den Kopf bewegt werden. Auch so kann ein Bewegungsmuster gespeichert werden. Das Nervengewebe ist sehr empfindlich, deswegen können Dehnungen hin zu anderen Körperteilen den Zustand noch verschlimmern. Achten Sie also auf langsame Bewegungen, und hören Sie sofort auf, wenn es weh tut. Viele Übungen des Mittelstufen- und Fortgeschrittenenprogramms sind für Sie nicht geeignet.

Die folgenden Übungen können nach Rücksprache mit Ihrem Arzt durchgeführt werden:

Entspannungsposition (mit Nackenrolle, wenn angenehm)	S. 28	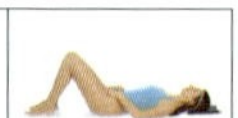
Seitenatmung	S. 29	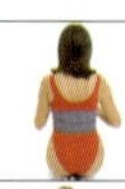
Becken-Aufzug im Sitzen	S. 34	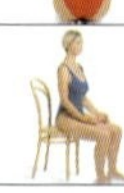
Blume Achterfigur Notstopp	S. 239 S. 240 S. 241	
Seitenrollen (den Kopf mittig halten)	S. 54	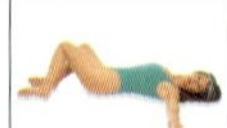
Hüftbeugerdehnung	S. 47	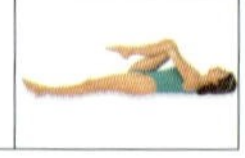

Dehnung der Beinbeuger im Liegen	S. 82	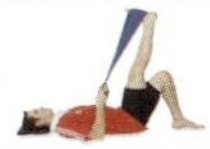
Richtig stehen	S. 56	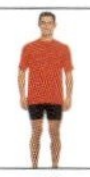
Gleiten an der Wand	S. 66	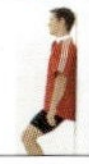
Heben und Senken der Füße mit Tennisball	S. 88	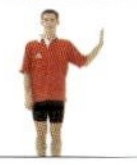
Stummer Diener	S. 56	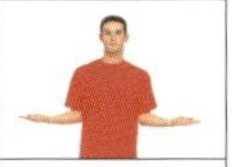
Diamant-Presse	S. 112	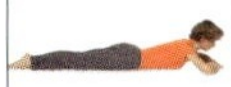
Pfeil (halten Sie den Kopf unten und setzen Sie die Muskeln unter den Schulterblättern ein)	S. 70	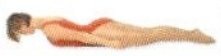
Oberschenkelpresse	S. 72	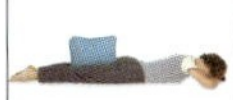
Tischplatte mit erhobenem Bein (ohne Arme)	S. 121	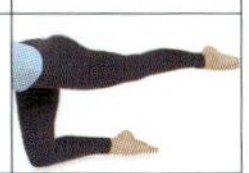
Kniepresse	S. 86	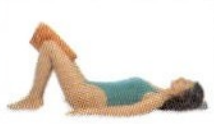

Bitte beachten Sie auch die Empfehlungen zur richtigen Schlafstellung (S. 248) und die Hinweise zum richtigen Sitzen am Schreibtisch (S. 187) und im Auto (S. 197) sowie zum Tragen eines Rucksacks (S. 244) und zum Telefonieren (S. 187).

Fußprobleme

Warum sind Fußübungen so wichtig? Wie das Fundament eines Gebäudes tragen die Füße die Last des ganzen Körpers. Und Sie würden auch kein Haus auf schlechte Fundamente bauen oder?

Als sich während der Evolution die Füße entwickelten, rannten die Menschen noch über Wiesen, kletterten über Felsen und steinigen Untergrund und suchten auf rutschigen Oberflächen Halt. Für ihre Füße waren all diese Tätigkeiten ein natürliches Trainingsprogramm, durch das sie kräftig und beweglich blieben. Jeder Reflexzonenpunkt der Füße wurde auf natürlichem Weg durch den Boden massiert, wodurch der gesamte Körper stimuliert wurde.

Was bieten wir unseren Füßen heute? Sie sind um die 14 Stunden in Schuhen „eingeschlossen" und bewegen sich meist über ebene Böden. Selbst beim Sport werden die Füße oft vergessen – mit dem Aussuchen der richtigen Sportschuhe ist es nämlich nicht getan. Oder können Sie sich vorstellen, Ihre Hände in einen schuhähnlichen Handschuh zu stecken und sie dann den ganzen Tag zu ignorieren?

Die Füße leisten sehr viel für den Menschen: Sie sind sein Kontakt zur Erde, sie tragen sein gesamtes Körpergewicht, sie sind in der Tat das Fundament, auf das der menschliche Körper gebaut ist. Und wie alle Fundamente müssen die Füße stabil und ausbalanciert sein, um das Körpergewicht tragen zu können. Ihre Muskeln reagieren auf all Ihre Gewohnheiten, egal ob diese gut oder schlecht sind. Wenn Sie Ihre Füße richtig bewegen, sind auch die Knie, die Oberschenkel, die Hüften, das Becken und alle anderen Körperteile besser ausgerichtet.

Denken Sie stets daran, dass die Pilates-Hinweise zum aufrechten Stehen immer mit den Füßen beginnen. Ziehen Sie in Gedanken jeweils ein Dreieck vom Ballen des großen Zehs bis zum Ballen des kleinen Zehs und dann bis zur Mitte der Ferse. Auf diesen beiden Dreiecken sollten Sie Ihr Gewicht gleichmäßig verteilen.

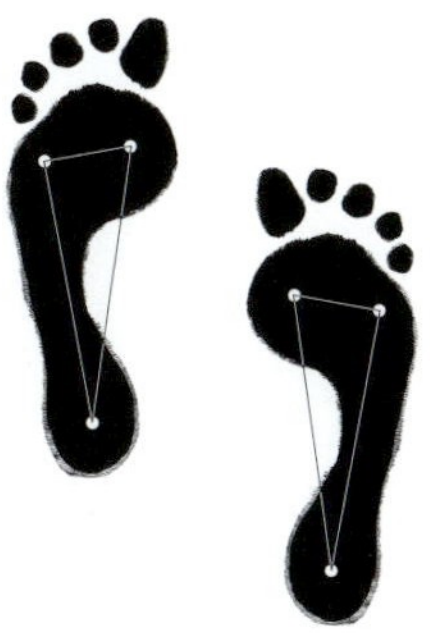

Plattfüße

Plattfüße können Ihre gesamte Haltung beeinflussen. Sie verkürzen die Achillessehne und sind oft Ursache von Rückenproblemen. Ein schwacher Fußspann führt oft zu der Angewohnheit, den Fuß nach innen abzurollen, wodurch die Voraussetzungen für eine gute Haltung gestört werden. Der Fußspann ist der Schalldämpfer der Füße – er federt Ihren Schritt ab.

Trainieren Sie Ihren Fußspann mit den Fußübungen auf Seite 74 und der Übung „Kirschenpflücken" auf Seite 191. Wenn Sie Ihren Füßen erlauben, ständig nach innen und außen abzurollen, kann sich das störend auf Ihr Gleichgewicht und damit auch nachteilig auf Ihre Haltung auswirken.

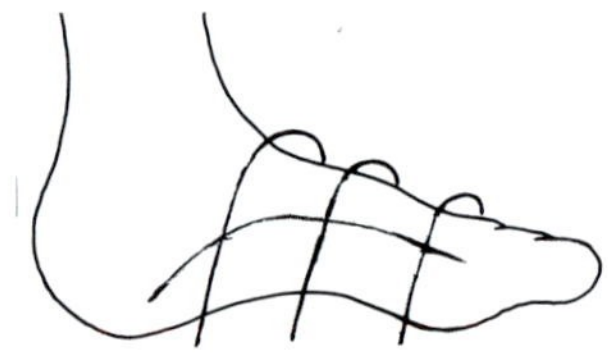

Die Bögen des Fußgewölbes

Sie können anhand von Schuhen, die Sie schon länger tragen, leicht feststellen, ob Sie dazu neigen, Ihre Füße nach einer bestimmten Seite zu drehen: Meist sind die Schuhe nach innen oder außen abgetragen. Ebenso leicht können Sie herausfinden, ob Sie Ihr Gewicht mehr auf den vorderen oder den hinteren Fußteil verlagern: Entweder biegen sich die Spitzen der Schuhe nach oben oder der Fersenteil ist vollkommen abgetragen.

Die Übung auf Seite 88 – Heben und Senken der Füße mit einem Tennisball – eignet sich perfekt zum Erlernen der richtigen Fußausrichtung.

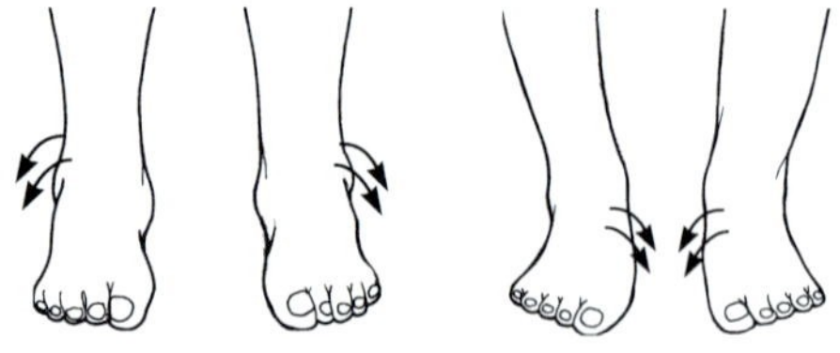

Aus- und Eindrehen der Füße

Zehen und Gelenke

Sie werden wenig Erfolg bei den Pilates-Übungen haben, wenn Sie manche Körperteile vollkommen außer Acht lassen! Bringen Sie zum Beispiel Bewegung in Ihre Zehen ... So kann zumindest den Nagellack schneller trocknen!

Versuchen Sie die „La-Ola-Welle" auf Seite 75.

Gesunde Hüften

Künstliche Hüftgelenke sind in der modernen Gesellschaft weit verbreitet. Natürlich können Sie dem vielen Sitzen und dem Laufen auf harten Oberflächen (wodurch die Gelenke sehr belastet werden) im Nachhinein die Schuld daran geben, aber Sie können mit den richtigen Übungen diesem Problem auch vorbeugen.

Das Hüftgelenk ist ein Kugelgelenk, bei dem sich das obere Ende des Oberschenkelknochens frei in der Hüftpfanne bewegen kann und das ein breites Bewe-

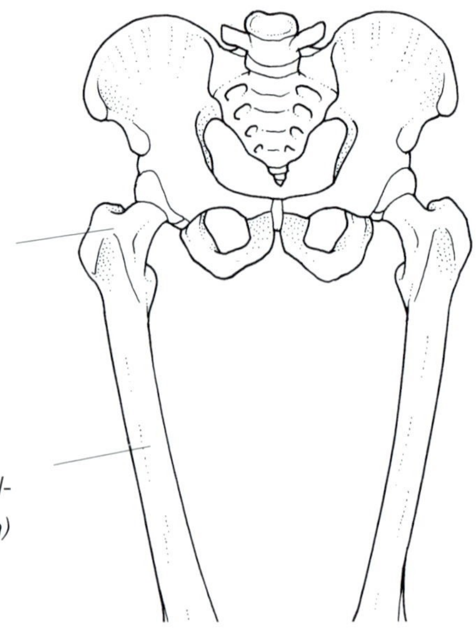

Becken und Oberschenkelknochen

gungsspektrum hat: Beugung, Streckung, Abduktion (Bewegung eines Körperteils weg vom Körpermittelpunkt), Adduktion (Bewegung eines Körperteils hin zur Körpermitte), Einwärts- und Auswärtsdrehung sowie kreisförmige Bewegungen. Dennoch nutzen viele Menschen im Alltag nur einen Bruchteil dieses Potenzials. Damit ein Gelenk aber gesund bleiben kann, muss regelmäßig das gesamte Bewegungsspektrum trainiert werden, um die Produktion von Gelenkschmiere anzuregen, die das Gelenk ölt. Die Gelenkmuskeln müssen perfekt ausbalanciert sein, damit das Gelenk in seiner Neutralstellung ist. Diese Muskeln sollten außerdem auch kräftig genug sein, um das eigentliche Gelenk zu stützen.

Wenn Sie Hüftprobleme oder ein künstliches Hüftgelenk haben, sollten Sie zuerst Ihren Arzt konsultieren, da einige der unten beschriebenen Übungen vielleicht nicht für Sie geeignet sind.

Um Hüftprobleme zu vermeiden und vorhandene Probleme zu behandeln (s. oben), sollten Sie zusätzlich zu dem für Ihren Haltungstyp empfohlenen Programm die folgenden Übungen machen:

Richtig stehen	S. 56	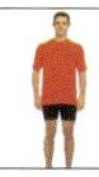
Stabilisierung des Beckens	S. 38	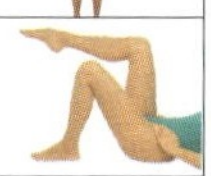
Kniekreisen mit Band	S. 43	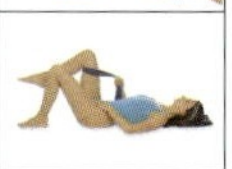
Passés Développés mit Beingewichten	S. 172	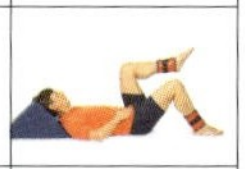
Kräftigung der abspreizenden und heranziehenden Muskeln mit Beingewichten	S. 132 S. 134	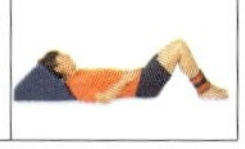

Versuchen Sie auch die folgende Übung, bei der sich der Oberschenkelknochen sanft nach innen und außen dreht.

Zickzack

Ziel

Mobilisierung der Hüften, Knie und Knöchelgelenke.

Ausgangsposition

- Legen Sie sich etwa einen halben Meter von einer freien Wand entfernt auf den Boden. Ihre Hüfte liegt parallel zur Wand und Ihr Kopf ruht auf einem flachen Kissen. Stellen Sie die Füße nebeneinander an der Wand auf.
- Achten Sie darauf, dass sich Ihr Becken in der Neutralstellung befindet.

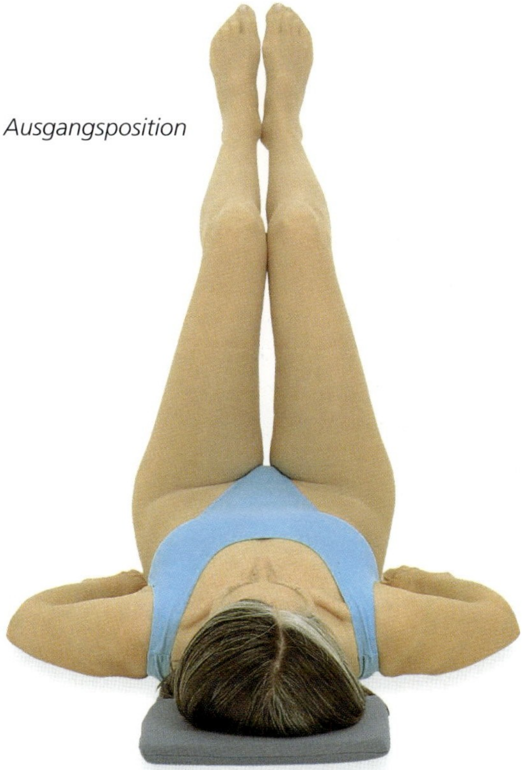

Ausgangsposition

Übung

1 Halten Sie die Fersen zusammen und bewegen Sie dabei die Zehen beider Füße möglichst weit auseinander.

2 Halten Sie die Fußballen ganz ruhig und schieben Sie die Fersen möglichst weit auseinander.

3 Setzen Sie diese Zickzackbewegung an der Wand fort. Die Füße müssen dabei flach aufliegen.

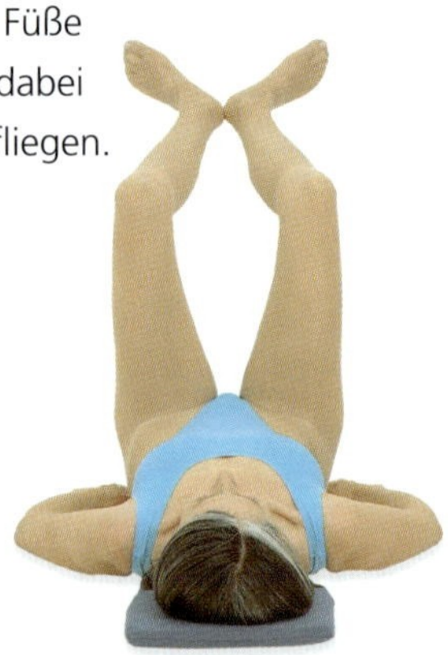

4 Das Gewicht der Füße wird dabei abwechselnd von den Fersen zu den Fußballen verlagert.

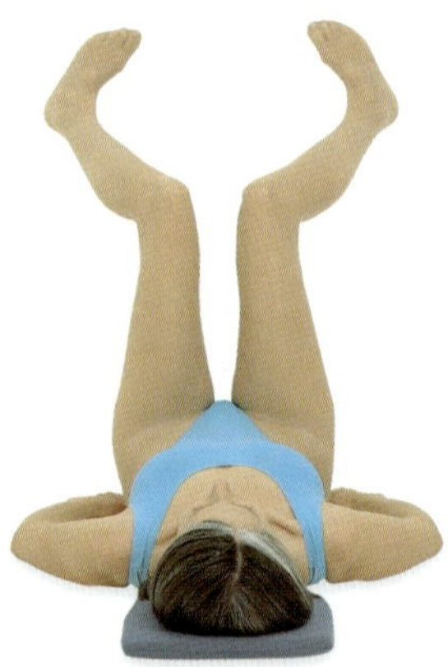

5 Setzen Sie die Zickzackbewegung so lange fort, bis sie die Füße nicht mehr weiter auseinander bewegen können. Die Beine sind so weit

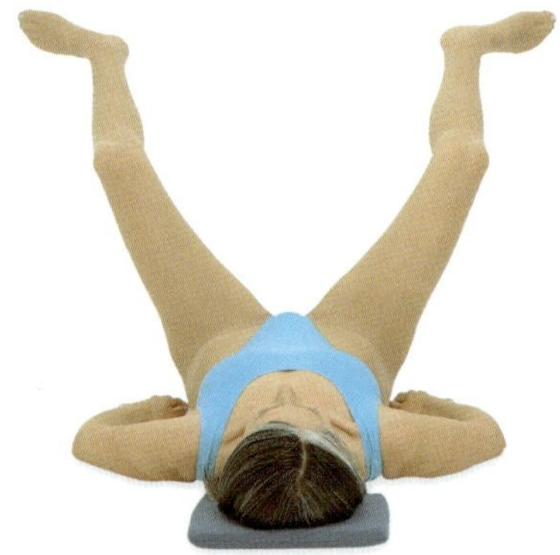

gespreizt, wie es für Sie noch bequem ist. Die Beckenausrichtung sollte sich während der Übung nicht verändern. Führen Sie dann Ihre Füße in einer Zickzackbewegung wieder zusammen.

Hinweise

- Achten Sie darauf, dass Ihre Füße nicht an Höhe verlieren und dass sich beide Füße in der gleichen Position befinden.
- Versuchen Sie nicht, die Füße von der Wand zu nehmen. Während der Zickzackbewegung sollten Sie Ihre Füße abwechselnd um Ferse und Ballen drehen und dabei immer an der Wand entlang gleiten.
- Bleiben Sie in Neutralstellung.

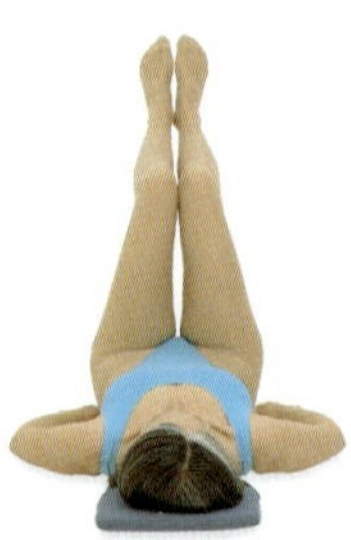

1. Ausgangsposition

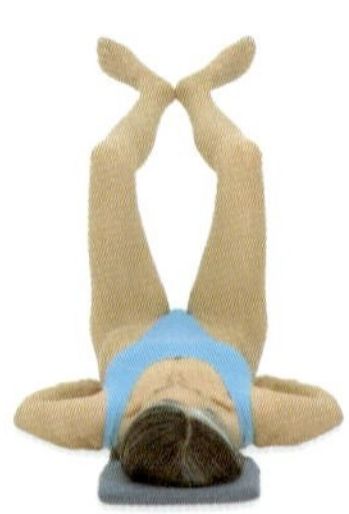

2.

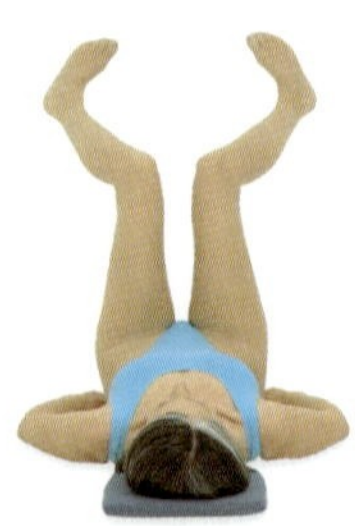

3.

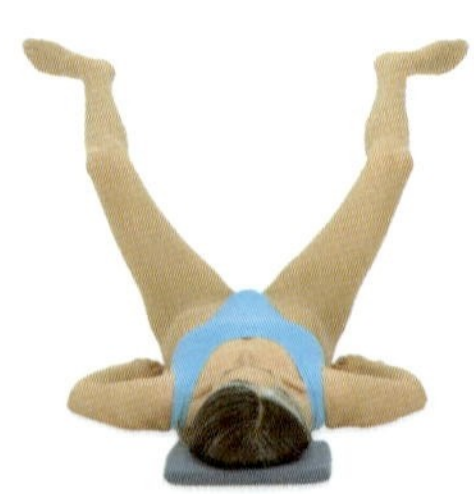

4.

Osteoporose

Etwa 30 Prozent aller Frauen und fünf Prozent der Männer leiden an Osteoporose. Sie entsteht durch Verlust an Knochenmineralien, der die Verringerung der Knochendichte zur Folge hat.

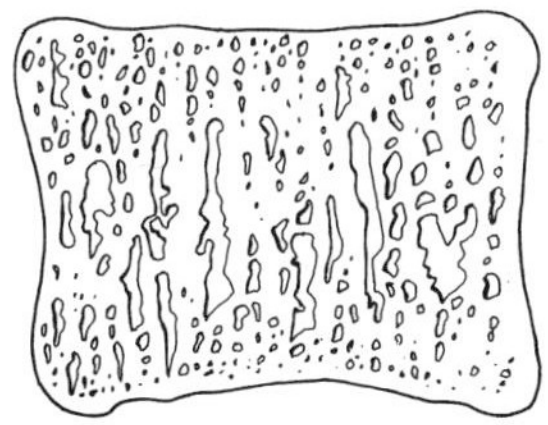

Gesunder Knochen

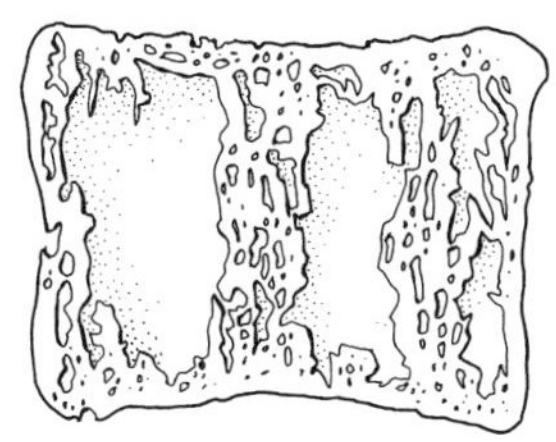

Spröder Knochen

Die Gesundheit der Knochen hängt von der Ernährung, dem Mineralien- und Vitamingehalt und den Belastungen ab, denen die Knochen ausgesetzt sind. In dieser Hinsicht sind (sportliche) Belastungen also gut für den Menschen, weil die Knochen dadurch dicker und stärker werden. Belastungen lösen im Knochen elektrische Effekte aus, die wiederum das Wachstum der Knochenmasse anregen. Ohne Belastung wird ein Knochen schwächer und verliert an Masse. Im Laufe Ihres Lebens findet ein ständiger Austausch der Knochenmasse statt: Bis zum 35. Lebensjahr verliert man nur so viel Knochenmasse, wie man auch wieder dazugewinnt. Bis dahin dürfte es demgemäß keine Probleme geben. Ab dem 35. Lebensjahr verliert man jedoch bis zu den Wechseljahren jedes Jahr etwa ein Prozent der Knochenmasse. Danach wächst der Knochenverlust pro Jahr um weitere zwei Prozent an, und zwar bis zu zehn Jahre lang. Das heißt, dass Sie mit 70 Jahren bereits ein Drittel Ihrer Knochenmasse verloren haben – so ist kein Wunder, dass man im Alter kleiner wird.

Knochen sehen robust aus, haben aber innen eine löchrige Struktur etwa wie Korallen. Es gibt zwei Arten von Knochen: zum einen trabekuläre Knochen, die 20 Prozent der Knochenmasse eines Menschen ausmachen, und zum anderen kortikale, die 80 Prozent der Knochenmasse stellen. Trabekulärer Knochen – man findet ihn vor allem in der Wirbelsäule, den Beckenknochen und an den Enden langer Knochen wie z. B. des Oberschenkelknochens – ist am meisten vom Schwund der Knochenmasse nach den Wechseljahren betroffen. Kortikaler Knochen findet sich in den Schäften der langen Knochen und im Schädel. Hier schreitet der Schwund langsamer voran. Die meisten Brüche, die durch Osteoporose verursacht werden, betreffen Handgelenke, Wirbelsäule und Hüften.

Folgende Faktoren beeinflussen die Knochenmasse:

- Hormonelle Situation: Besonders Frauen in den Wechseljahren leiden an beschleunigtem Knochenschwund. Hervorgerufen wird dieser durch das Versiegen der Eierstockhormone (Östrogene).
- Ernährung: Abhängig ist die Knochenmasse vor allem von der Aufnahme von natürlichen und in Pflanzen auftretenden Östrogenen und Kalzium während der Wachstumsjahre.
- Genetische Faktoren: Von ihnen hängt die Größe der Knochen und Muskeln eines Menschen ab.
- Physische Aktivität: Insbesondere Übungen mit Gewichten haben Einfluss auf die Knochenmasse.

Wenn Sie bereits an Osteoporose leiden, sollten Sie Ihren Arzt fragen, ob die Übungen für Sie geeignet sind. **Im Allgemeinen sollten alle Übungen vermieden werden, bei denen der Körper vorwärts gebeugt wird, da diese die für die Osteoporose typische gebeugte Haltung noch verschlimmern. Machen Sie also keine Aufrollübungen**

(und auch keine Übungen, bei denen der Kopf vom Boden gehoben wird) bzw. Abrollübungen, wie die „Robbe" und die „Beingrätsche". Stattdessen sollten Sie durch sanftes Beugen die Streckung der Wirbelsäule trainieren und Ihre Rückenmuskulatur aufbauen. Trainieren Sie vor allem die „Diamant-Presse" und den „Pfeil".

Bei folgenden Pilates-Übungen können Sie Gewichte verwenden:

Kräftigung der abspreizenden Muskeln mit Beingewichten	S. 132	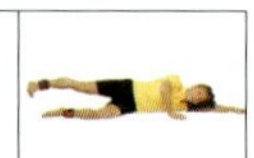
Kräftigung der heranziehenden Muskeln mit Beingewichten	S. 134	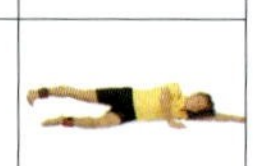
Passés Développés mit Beingewichten (den Kopf auf der Matte liegen lassen)	S. 172	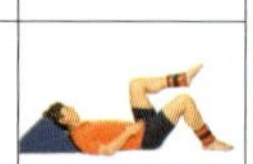
Fächer mit Hanteln	S. 127	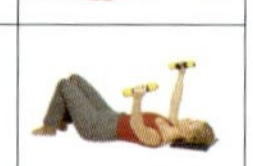
Rückenschwimmen mit Hanteln	S. 128	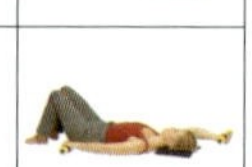
Kräftigung des Trizeps mit Hanteln	S. 130	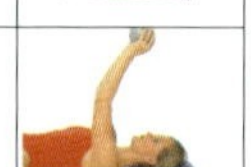
Kräftigung des Bizeps mit Hanteln	S. 131	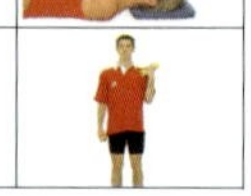

Probieren Sie die Übungen erst ohne Gewichte aus, beginnen Sie dann mit wenig Gewicht und erhöhen Sie nur langsam. Bei den Gewichten für die Hände können Sie mit 0,5 kg pro Gewicht starten und sich dann langsam auf 1,5 kg steigern. Die Beingewichte sollten jeweils zwischen 0,5 kg und 1,5 kg wiegen.

Wenn Sie keine Gewichte haben, können Sie sich aus einer 100-Gramm-Dose Bohnen oder einem Päckchen Reis selbst welche anfertigen. Steigern Sie sich dann auf 150 g, 200 g usw. Beingewichte können Sie aus einem Paar dicker Strumpfhosen machen. Schneiden Sie deren Beine ab und machen Sie in etwa 15 cm Abstand von den Zehen einen Knoten. Wiegen Sie dann zwischen 0,5 kg und 1 kg rohen Reis ab und füllen Sie damit die Strumpfhose. Dann machen Sie in etwa 20 cm Entfernung vom ersten einen zweiten Knoten. Nun haben Sie zwei Gewichte, die Sie sich um die Knöchel schlingen können.

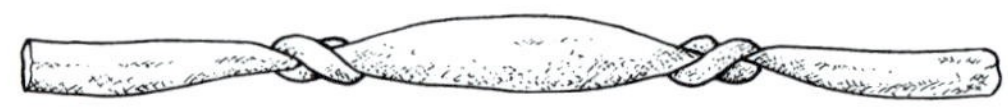

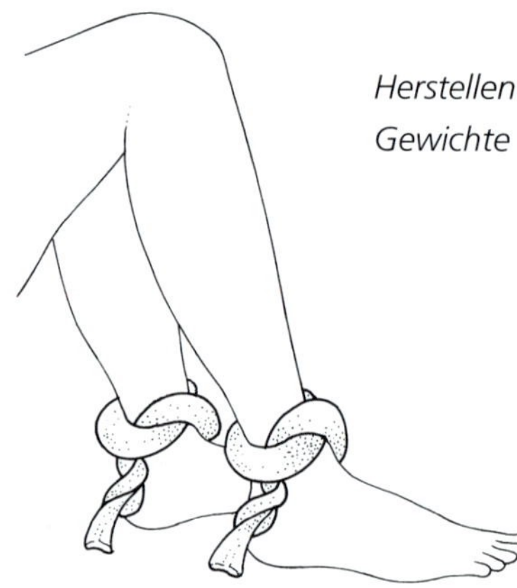

Herstellen der Gewichte

Die folgenden Übungen können bei der Verhütung von Osteoporose helfen. Nach Rücksprache mit Ihrem Arzt können Sie auch bei der Behandlung von Osteoporose eingesetzt werden:

Gleiten an der Wand	S. 66	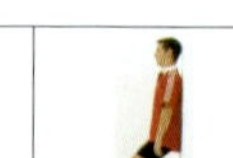
Seestern	S. 42	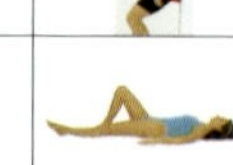
Aufrollen der Wirbelsäule (Vorsicht bei Osteoporose an der Wirbelsäule)	S. 45	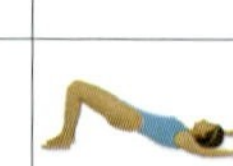
Kniekreisen mit Band	S. 43	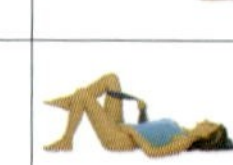
Seitwärtsbewegung der Knie (nur bei stabilem Becken)	S. 39	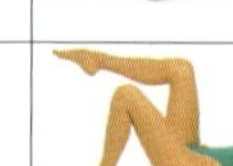

Anwinkeln der Knie	S. 39	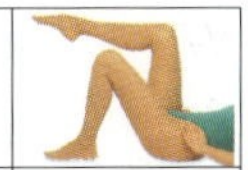
Strecken der Schultern	S. 48	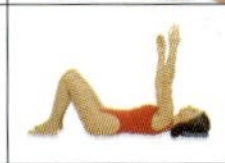
Armübungen mit Hanteln	S. 127 ff.	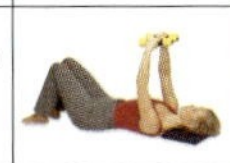
Übungen mit Beingewichten	S. 172 ff.	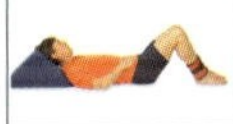
Diamant-Presse	S. 112	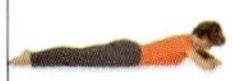
Pfeil	S. 70	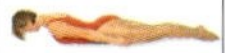
Oberschenkelpresse	S. 72	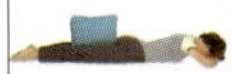
Ruheposition	S. 73	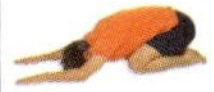
Stabheben	S. 60	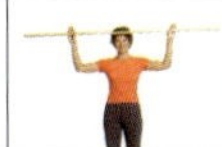
Öffnung der Arme	S. 52	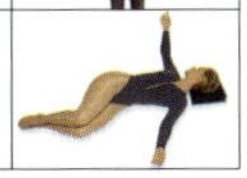

Probieren Sie auch den Handgelenktrainer aus.

Handgelenktraining

Ziel

Kräftigung von Händen, Handgelenken, Unter- und Oberarmen unter Beibehaltung einer guten Haltung.

Diese Übung sieht zwar einfach aus, ist jedoch eine sehr komplexe Methode, um den ganzen Arm zu trainieren. Bitte konsultieren Sie Ihren Arzt, wenn Sie zum Tennisarm oder Golferellbogen neigen.

Ausrüstung

Sie müssen das Trainingsgerät selbst herstellen, was aber sehr leicht ist. Nehmen Sie einen 40–50 cm langen, etwa 2,5 cm dicken Holzstab. Bohren Sie durch die Mitte ein Loch und führen Sie ein Stück Seil von 1,5 m Länge durch. Machen Sie dann am Seilende einen Knoten, um das Seil am Stab zu befestigen.

Hängen Sie an das andere Ende des Seils ein Gewicht. Sie können dafür ein paar Socken oder eine Tüte mit getrockneten Bohnen oder Reis nehmen. Das Gewicht sollte zwischen 0,5–1,5 kg liegen.

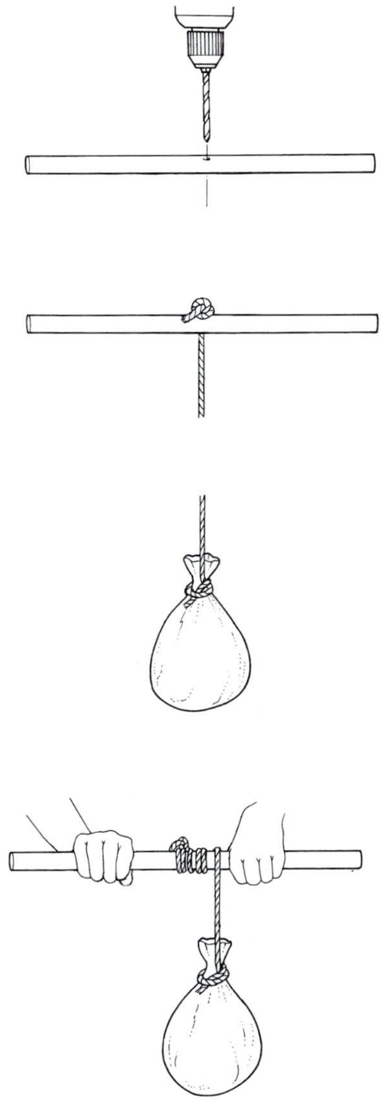

Herstellung des Handgelenktrainers

Ausgangsposition

- Bei der Übung wird das zu Beginn ganz aufgespulte Seil erst langsam ab- und dann wieder aufgewickelt.
- Stehen Sie dabei richtig. Denken Sie an die entsprechenden Hinweise auf Seite 56.
- Halten Sie den Handgelenktrainer mit ausgestreckten Armen vor Ihrem Oberkörper auf Schulterhöhe fest. Die Arme sollten parallel zum Boden sein und nicht aneinander stoßen.
- Mit den Händen greifen Sie den Stock von unten fest zu beiden Seiten des Seils. Die Handflächen zeigen dabei nach oben.

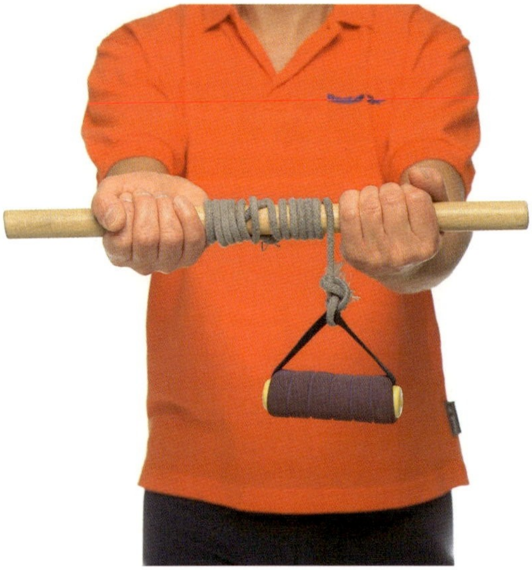

- Achten Sie auf eine gleichmäßige Atmung.

Übung

1 Bevor Sie beginnen, machen Sie Ihre Wirbelsäule lang, ziehen die Beckenmuskeln hoch und die unteren Bauchmuskeln zurück zur Wirbelsäule.
2 Trainieren Sie nun Ihre Handgelenke, indem Sie das Seil abwickeln. Bewegen Sie dazu das eine Handgelenk nach unten. Der Stab dreht sich in Ihre Richtung, während die andere Hand die Drehung des Stabs zulässt. Wechseln Sie dann die Handgelenke. Achten Sie darauf, dass Ihre Schulterblätter nach hinten geschoben bleiben und die oberen Schultern locker und entspannt sind.
3 Wenn das Seil vollkommen abgerollt ist, ändern Sie die Position Ihrer Hände. Halten Sie nun den

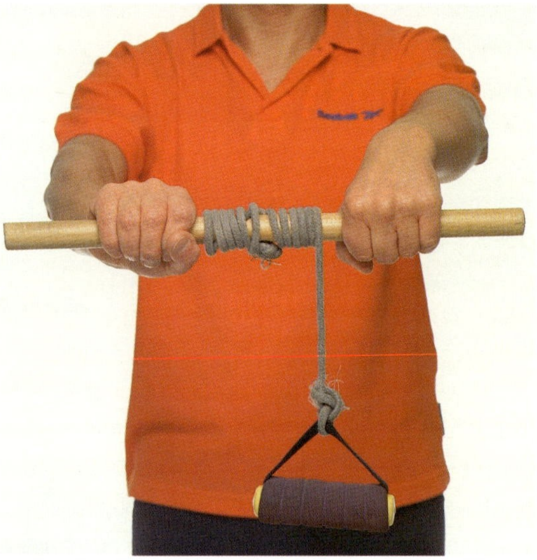

Stab beim Aufrollen des Seils mit den Handflächen nach unten. Diesmal dreht sich der Stab von Ihnen weg.
4 Ein Durchgang reicht bei dieser Übung. Sobald sie Ihnen leichter fällt, können Sie ein schwereres Gewicht an den Stab hängen.
5 Wichtig ist: Die Handflächen zeigen beim Abwickeln des Seils nach oben, während Sie beim Aufwickeln des Seils nach unten zeigen.

Hinweise

- Ziehen Sie die Schultern nicht nach oben, sondern halten Sie sie locker in der normalen Höhe.
- Strecken Sie die Arme gerade von sich weg. Sie dürfen nicht nach unten fallen.
- Versuchen Sie nicht, die Bewegung der Handgelenke abzukürzen: Sie sollten eine volle Drehung beschreiben.

Arthrose

Diese Krankheit ist hauptsächlich auf den Verschleiß der Knorpel am Ende der lasttragenden Gelenke zurückzuführen. Wenn der Knorpel bricht, produziert der Körper neue stachelartige Knochenmasse (Osteophyten) und versucht, dadurch den Verschleiß aufzuhalten. Deshalb ist es kein Wunder, dass vor allem Sportler und Tänzer, die ihre Knie-, Hüft- und Knöchelgelenke immer stark beansprucht haben, oft an Arthrose leiden. Aber auch Fehlstellungen der Gelenke bedeuten ein hohes Arthroserisiko, da ungleiche Belastungen den Verschleiß begünstigen.

Pilates kann hier auf viele Arten helfen:

- Damit ein Gelenk gesund bleibt, sollte regelmäßig das gesamte Bewegungsspektrum trainiert werden, um so die Produktion von Gelenkschmiere anzuregen, die das Gelenk schmiert. Pilates-Übungen trainieren sanft das gesamte Bewegungspotenzial des Gelenks, ohne es zu belasten.
- Bei allen Pilates-Übungen wird großer Wert auf die richtige Ausrichtung des Körpers gelegt. Für die Gesundheit Ihrer Gelenke ist es entscheidend, dass sie sich in der Neutralstellung befinden und ungewollte Belastungen minimiert sind.
- Pilates kräftigt die Muskulatur um die Gelenke herum, indem ein natürliches „Gerüst" aufgebaut wird, das die Gelenke bei Belastungen stützt.
- Durch das Training der Stützmuskulatur aller Gelenke werden die Schubkräfte minimiert und somit der Verschleiß vermindert.

Das Schöne an Pilates ist, dass es die natürlichen Bewegungen des Körpers fördert und dadurch eine gute Ausrichtung und Muskelbalance unterstützt. Das führt dazu, dass Sie sich nicht nur beim Training, sondern auch im Alltag richtig bewegen – und dadurch minimieren Sie natürlich auch die Verschleißerscheinungen Ihrer Gelenke.

Im Allgemeinen gilt, dass Sie Ihre Gelenke sanft mobilisieren sollten: Überdehnen Sie sich nicht, geben Sie die Neutralstellung Ihrer Gelenke nicht auf und vermeiden Sie Gewichte.

Die folgenden Übungen helfen bei der Verhinderung von Arthrose. Wenn Sie bereits an Arthrose leiden, sollten Sie erst Ihren Arzt konsultieren, um herauszufinden, welche Übungen für Sie geeignet sind:

Seestern	S. 42	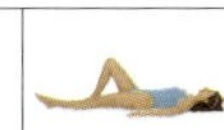
Kniekreisen mit Band	S. 43	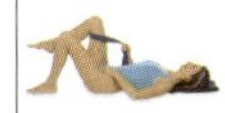
Knöchelkreisen an der Wand	S. 135	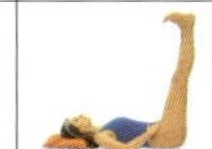
Windmühle	S. 104	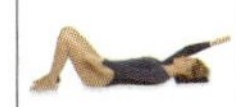
Aufrollen der Wirbelsäule	S. 45	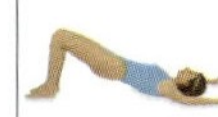
Stabilisierung des Beckens	S. 38 ff.	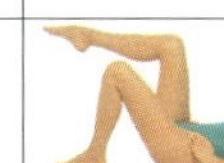
Seitenrollen	S. 54	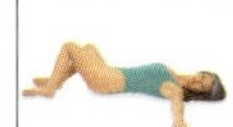
Diamant-Presse	S. 112	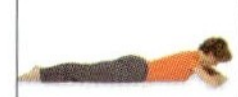
Pfeil	S. 70	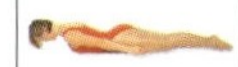
Ruheposition	S. 73	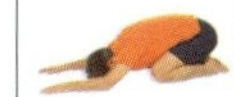
Gleiten an der Wand	S. 66	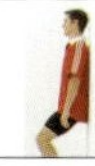
Schwebende Arme im Stehen	S. 58	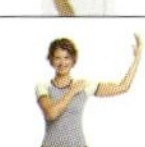
Passés Développés (ohne Gewichte)	S. 172	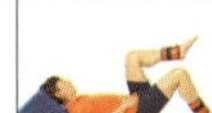
Öffnung der Arme	S. 52	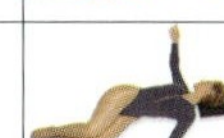

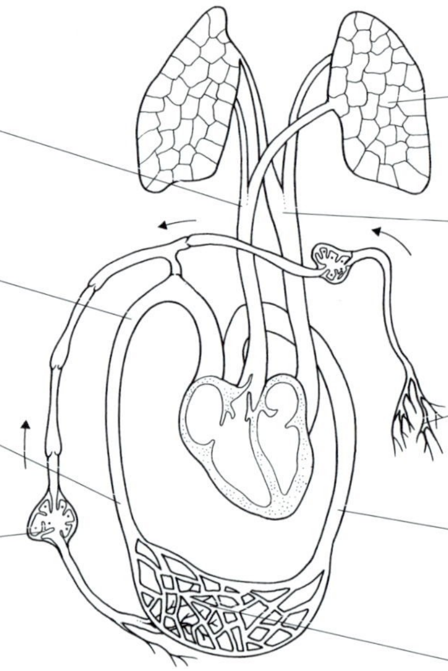

Lymphsystem

Stärkung des Immunsystems

Joseph Pilates war stolz darauf, dass keiner von seinen „Schülern", die mit ihm während des Ersten Weltkriegs interniert waren, an der Grippeepidemie starb, während damals auf der ganzen Welt Millionen Opfer beklagt wurden. Es ist bekannt, dass Bewegung das Immunsystem fördert und ein Wohlgefühl schafft, das sich, wie mittlerweile herausgefunden wurde, positiv auf die allgemeine Gesundheit auswirkt.

Die Pilates-Methode bietet in dieser Hinsicht viele Vorteile, weil sie die Atmung, den Kreislauf und das Lymphsystem anregt. Dadurch werden bereits die Zellen von Giftstoffen gereinigt und besser mit Nährstoffen versorgt. Pilates eignet sich für alle Altersgruppen und Fitnessstufen, ist aber zugleich so effektiv, dass Sie schon rasch Ergebnisse erzielen werden. Es leuchtet ein, dass ein Körper durch gute Ausrichtung, Ausbalancierung der Muskeln und Kräftigung seines Mittelpunkts besser funktioniert. Alle inneren Organe werden dahin platziert, wo sie hingehören,

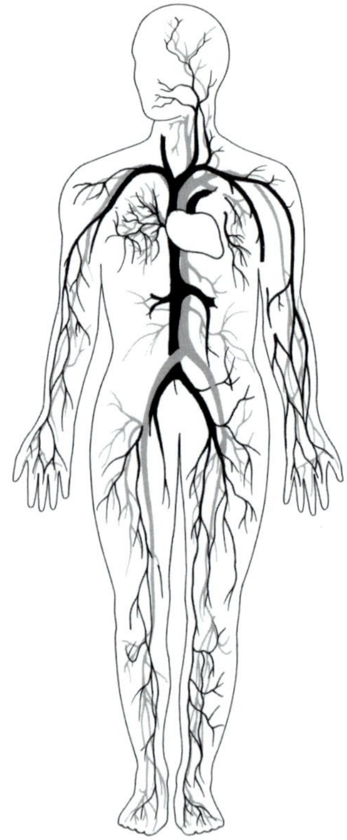

Das Kreislaufsystem

sodass sie effektiver arbeiten können. Sie werden auch merken, dass Ihnen Ihr Körper besser gehorcht.

Wenn Sie Ihr Immunsystem fördern möchten, machen Sie zusätzlich zu dem für Ihren Haltungstyp empfohlenen Programm die folgenden Übungen:

Entspannungsposition mit Seitenatmung	S. 28 S. 29	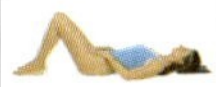
Aufrollen der Wirbelsäule	S. 45	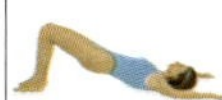
Windmühle	S. 104	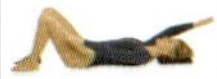
Seitenrollen	S. 54	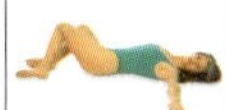
Die Hundert	S. 122	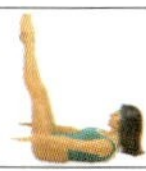
Dehnung der Schenkelstrecker und der Hüftflexoren in Seitenlage	S. 84	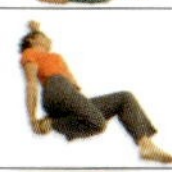
Abrollen an der Wand	S. 68	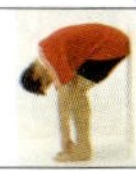
Seitliche Rumpfdehnung mit Armen	S. 64	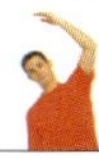
Stabheben	S. 60	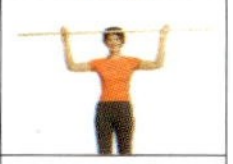
Stummer Diener	S. 56	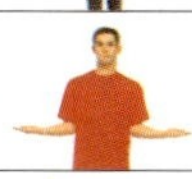
Knöchelkreisen	S. 44	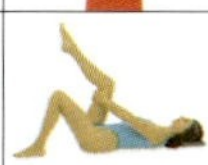
Kirschenpflücken	S. 191	
Pfeil	S. 70	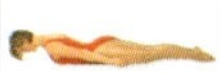
Ruheposition	S. 73	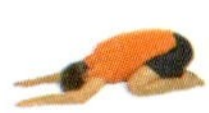
Öffnung der Arme oder Kreidekreis	S. 52 S. 138	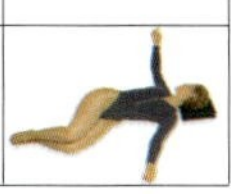

Schulterprobleme

Das Leben stellt uns vor viele Herausforderungen. Und bei den meisten Menschen schlägt sich die Anspannung im Nacken und in den Schultern nieder.

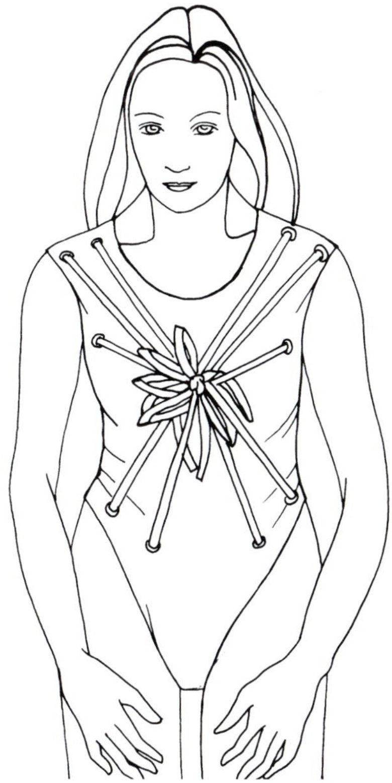

Wissen Sie eigentlich, dass Ihre Schultern mit jedem Tag der Woche Ihren Ohren näher kommen? Jeder neigt zu Schulterverspannungen. Wenn man den ganzen Tag über einen Schreibtisch gebeugt sitzt, wird die Brustmuskulatur vor der Schulter (Musculus pectoralis) extrem verspannt. Wenn man außerdem noch den Kopf nach vorn streckt, dann sind alle Muskeln des oberen Schulter- und Nackenbereichs – der obere Trapezmuskel, der Schulterblattheber, die vorderen Deltamuskeln, die Brustmuskulatur und die oberflächlichen Nackenmuskeln, besonders Brust- und Schlüsselbein – überbelastet.

Bei Pilates wird großer Wert auf die richtige Ausrichtung der Beine gelegt und das Bewusstsein dafür geschärft. Wer seine Knie nach hinten durchdrückt, ist sich dessen kaum jemals bewusst.

Das Kniegelenk ist das größte Gelenk des Körpers und sehr komplex aufgebaut: Es hat zwei funktionell getrennte Gelenkpfannen und dadurch ein breites Bewegungsspektrum, das vor allem zur Beugung eingesetzt wird. Da es sich hier um ein lasttragendes Gelenk handelt, ist sein Drehpotenzial begrenzt. Und weil sich das Kniegelenk am Ende zweier langer Hebel befindet, dem Oberschenkelknochen und dem Schienbein, und kaum durch Fett- oder Muskelgewebe geschützt wird, ist es sehr verletzungsanfällig.

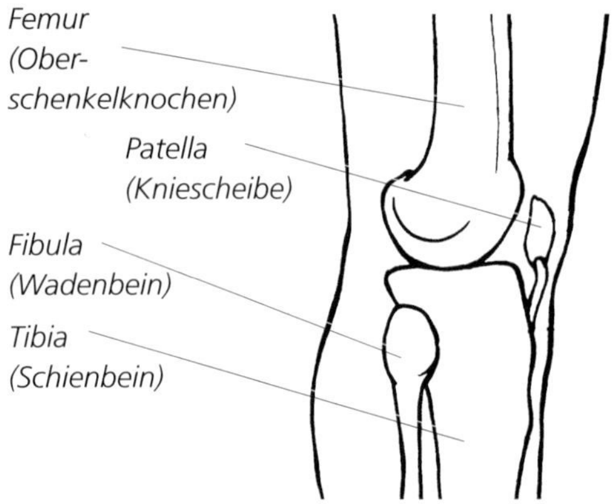

Seitenansicht des rechten Knies

Außer für akute Verletzungen, z. B. beim Sport, ist das Knie auch anfällig für Gelenkverschleiß (Arthrose) und Verletzungen am Meniskus. Sind die Muskeln, die das Knie umschließen, nicht im Gleichgewicht, kann sich die Kniescheibe verschieben.

Um diesen Beschwerden vorzubeugen, sollte die Stützmuskulatur des Knies im Hinblick auf ihre relative Kraft und Beweglichkeit immer kräftig und ausgeglichen sein. Die wichtigsten Stützmuskeln des Kniegelenks sind der innere Oberschenkelstrecker (Musculus vastus medialis) und der Kniekehlenmuskel (Musculus popliteus). Die folgenden Übungen dienen

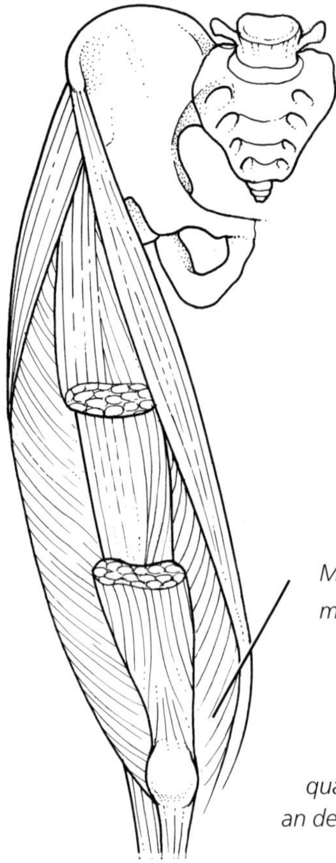

Der Musculus quadriceps femoris an der Oberschenkelvorderseite

der Kräftigung dieser Muskeln. Um die optimale Länge der Beinbeuger zu erhalten, sollten Sie außerdem Ihre tief liegende Gesäßmuskulatur stärken.

Zur Verhütung von Knieproblemen sollten Sie zusätzlich zu den für Ihren Haltungstyp empfohlenen die unten angegebenen Übungen machen. Wenn Sie einen Knieschaden haben, sollten Sie erst Ihren Arzt konsultieren, da manche Übungen für Sie ungeeignet sein könnten. Allgemein ist vom Zusammendrücken der Knie abzuraten, deshalb sollten Sie Übungen wie die „Ruheposition" vermeiden. Natürlich sollten Sie sich auch nicht hinknien bzw. in den Vierfüßlerstand gehen, wenn Ihnen das Schmerzen verursacht. Achten Sie weiterhin darauf, Ihr Gelenk nicht mit Übungen wie „Dehnung der Schenkelstrecker" oder „Dehnung der Beinbeuger" zu belasten.

Stabilisierung des Beckens	S. 38 ff.	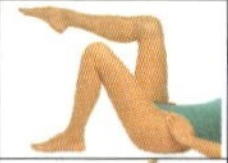
Stern	S. 116	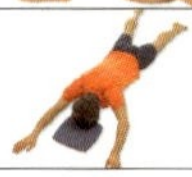
Gleiten an der Wand (ein kleines Kissen zwischen den Knien schützt den Musculus vastus medialis)	S. 66	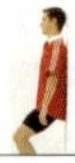
Passés Développés mit Beingewichten	S. 172	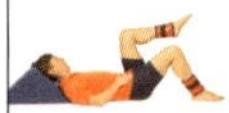
Übungen mit Beingewichten	S. 172 ff.	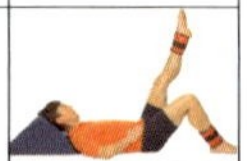
Dehnung der Beinbeuger im Liegen	S. 82	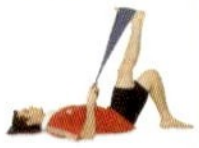
Heben und Senken der Füße mit Tennisball	S. 88	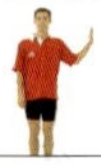
Dehnung der Schenkelstrecker und der Hüftflexoren in Seitenlage (Knie nicht zusammendrücken, Arzt befragen)	S. 84	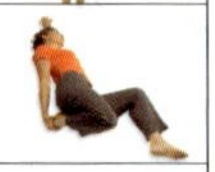
Dehnung der heranziehenden Muskeln	S. 80	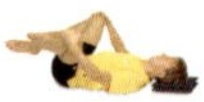
Kniepresse	S. 86	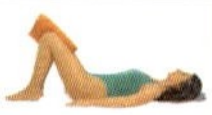

Kopfschmerzen

Es gibt höchst unterschiedliche Ursachen für Kopfschmerzen. Pilates ist die erfolgreichste Methode bei der Prävention und Behandlung von Spannungskopfschmerzen, besonders wenn diese im Zusammenhang mit einer schlechten Haltung auftreten.

Lynne Robinson ist eine Expertin für Spannungskopfschmerzen. Sie ist in sieben Jahren neunmal auf der ganzen Welt umgezogen, und zwar mit zwei Teenagern, zwei nervösen Katzen sowie mit Sack und Pack. Das hat sie natürlich sehr angespannt. Die Verspannung setzte sich dabei im Bereich der mittleren Brustwirbelsäule fest, kroch dann langsam nach oben und beeinflusste ihre Kieferbewegungen so sehr, dass sie nachts eine Klammer tragen musste, um den Kieferknochen zu lösen. Die daraufhin immer wieder auftretenden Spannungskopfschmerzen beeinflussten sogar ihr Sehvermögen und ihre Lust zu sprechen. Die Heilung von all diesen Problemen lag in der Befreiung der ineinander gepressten Wirbel der Brustwirbelsäule. Sie musste nicht nur das Zusammenspiel von Kopf und Hals verstehen lernen, sondern auch die richtigen Bewegung der Muskeln, die die Schultern nach hinten in den Rücken ziehen,

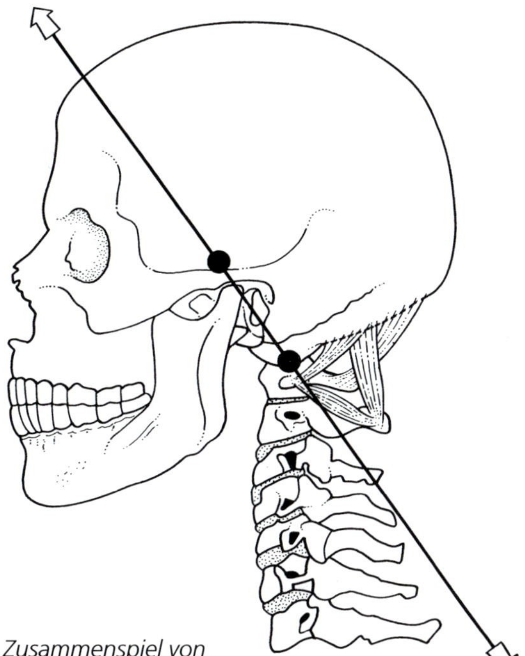

Zusammenspiel von Kopf und Hals

erlernen und sich eine Entspannungstechnik aneignen. So wurde sie von ihren Spannungskopfschmerzen befreit.

Die folgenden Übungen sollen die Entstehung von haltungsbedingten Spannungskopfschmerzen verhindern. Erweitern Sie das für Ihren Haltungstyp empfohlene Programm um diese Übungen:

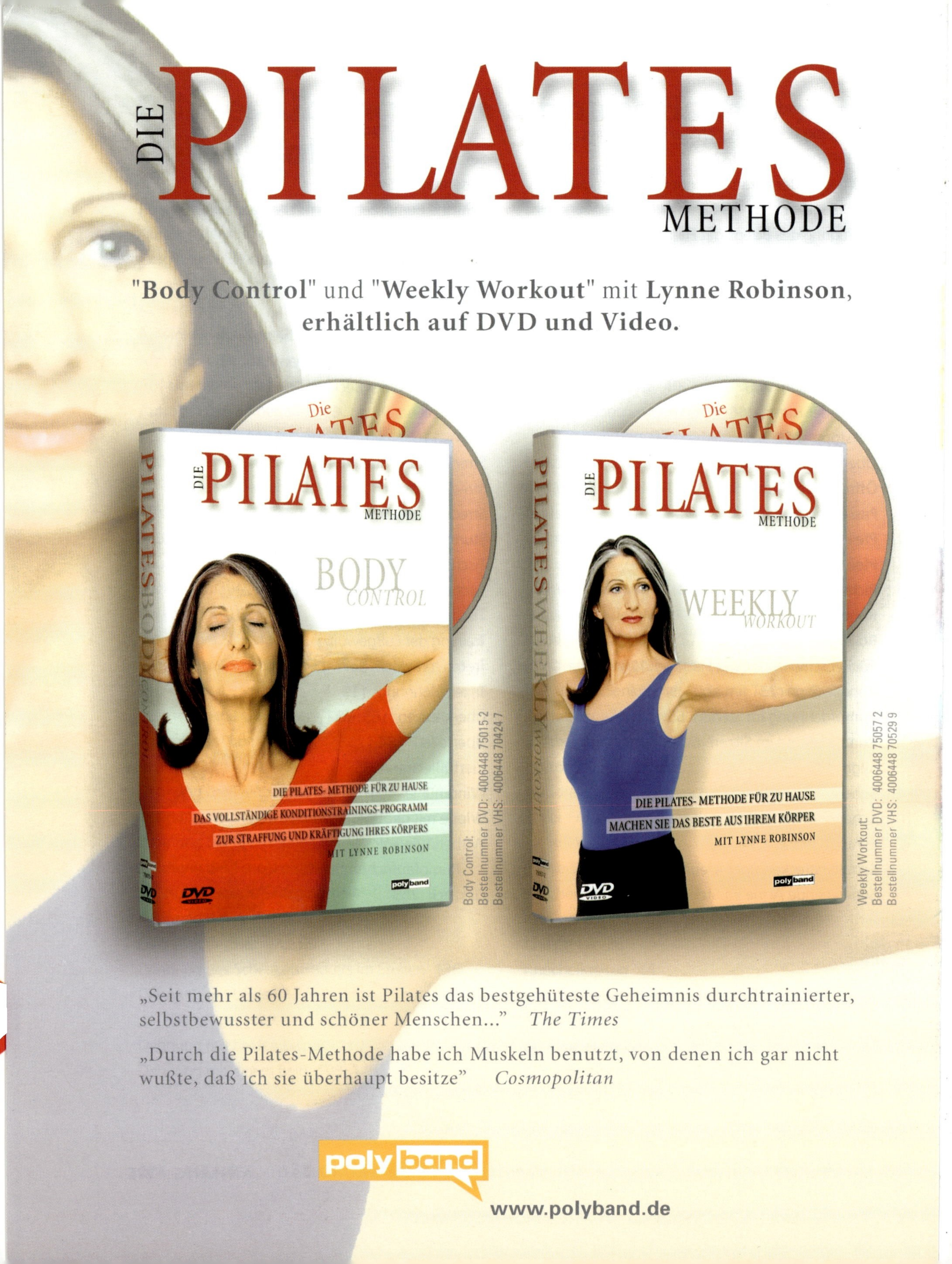
DIE PILATES METHODE
"Body Control" und "Weekly Workout" mit Lynne Robinson,
erhältlich auf DVD und Video.
DIE PILATES METHODE
BODY CONTROL
DIE PILATES- METHODE FÜR ZU HAUSE
DAS VOLLSTÄNDIGE KONDITIONSTRAININGS-PROGRAMM
ZUR STRAFFUNG UND KRÄFTIGUNG IHRES KÖRPERS
MIT LYNNE ROBINSON
Body Control:
Bestellnummer DVD: 4006448 75015 2
Bestellnummer VHS: 4006448 70424 7
DIE PILATES METHODE
WEEKLY WORKOUT
DIE PILATES- METHODE FÜR ZU HAUSE
MACHEN SIE DAS BESTE AUS IHREM KÖRPER
MIT LYNNE ROBINSON
Weekly Workout:
Bestellnummer DVD: 4006448 75057 2
Bestellnummer VHS: 4006448 70529 9
„Seit mehr als 60 Jahren ist Pilates das bestgehüteste Geheimnis durchtrainierter, selbstbewusster und schöner Menschen..." The Times
„Durch die Pilates-Methode habe ich Muskeln benutzt, von denen ich gar nicht wußte, daß ich sie überhaupt besitze" Cosmopolitan
polyband
www.polyband.de